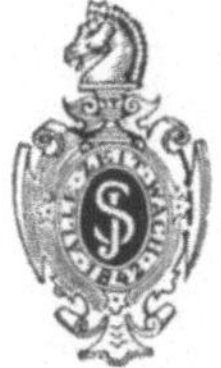

Uwe Bleyl

Arteriosklerose und Fibrininkorporation

Untersuchungen zur Pathogenese der Aortensklerose

Mit 70 Abbildungen

Springer-Verlag Berlin · Heidelberg · New York 1969

Privatdozent Dr. med. Uwe Bleyl,
Oberarzt am Institut für Allgemeine Pathologie und pathologische Anatomie
der Universität Heidelberg, 6900 Heidelberg, Berliner Straße 5

ISBN 978-3-642-85664-8   ISBN 978-3-642-85663-1 (eBook)
DOI 10.1007/978-3-642-85663-1

Die Wiedergabe von Gebrauchsnamen, Handelsnamen, Warenbezeichnungen usw. in diesem
Werk berechtigt auch ohne besondere Kennzeichnung nicht zu der Annahme, daß solche Namen
im Sinne der Warenzeichen- und Markenschutz-Gesetzgebung als frei zu betrachten wären
und daher von jedermann benutzt werden dürften.
Titel-Nr. 1585

Zum Geleit

Im Jahre 1963 hatte ich gemeinsam mit einem Kreise damaliger Schüler und Mitarbeiter die Überzeugung geäußert, daß *ein* tragendes Prinzip der Pathogenese der Arteriosklerose die Störung der Perfusion der flüssigen Phase des Blutes durch die Schlagaderwände sei. Getreu dem Grundsatze a potiori fit denominatio sprachen wir von einer *Perfusionstheorie* der Arteriosklerose. Sie kann und will nicht alle Formen sog. Gefäßsklerose einem Verständnis näherbringen — denn, was man Arteriosklerose nennt, ist dem Wesen nach nicht einheitlich. Wir glauben jedoch, daß bei der biotechnischen Realisation besonders der seneszenten Angiosklerosen die Störung der blutplasmatischen Perfusion eine Schlüsselstellung einnimmt.

Die Perfusionstheorie geht von den durch zahlreiche Befunde gestützten Beobachtungen aus, daß während der aufsteigenden Lebenskurve das, was über die Intima in die Arterienwände eintritt, transmedial d. h. schräg-longitudinal, und zwar ex centro in peripheriam et ab intima ad adventitiam austritt. Der Abtransport erfolgt über die Lymphbahnen des adventitiellen Bindegewebes und den venolären Schenkel der Vasa vasorum. Erst jenseits der Lebenswende wird das Molekularsieb der Grundsubstanz, vor allem in der Media, enger; jetzt kommt es zu einem Aufstau mit Ausbildung lang ausgezogener cylindermantelförmiger Ödemstraßen in der tiefen Intima — an der Intima-Media-Grenze. Je nach der stofflichen Zusammensetzung dieses Ödems ist die morphogenetische Leistung größer, folgenschwerer oder aber geringer. Über die Einzelheiten möge sich der Leser an Ort und Stelle (z. B. Handbuch der Allgemeinen Pathologie, Bd. III) unterrichten.

C. v. ROKITANSKY hatte vor mehr als 115 Jahren die These entwickelt, daß diejenigen Veränderungen, die wir heute Arteriosklerose nennen, durch Proteinkörperinkrustation der Innenhaut der Schlagadern, vor allem der Aorta, aus dem Blutstrom entstünden. Bekanntlich hat DUGUID in England an diese Vorstellungen angeknüpft und die Konzeption entwickelt, daß die Gefäßsklerosen durch mikrothrombotische Sedimentation d. h. durch Fibrininkorporation entstehen können. Diese Auffassung von DUGUID hat reichen literarischen Niederschlag gefunden.

Herr Dr. BLEYL ist meiner Anregung gefolgt, das Problem der etwaigen Aufnahme von Fibrin, Fibrinogen oder verwandter Stoffe mit moderner Methodik anzugehen. Er hat in jahrelangen Vorarbeiten fermenthistochemische Tatsachen erarbeitet und seit den Jahren seiner Kieler Inaugural-Dissertation (1961) fluorescenzmikroskopische Untersuchungen praktiziert. Er hat sich auf dem Gebiet der Erforschung der Gerinnungsstörungen einen anerkannten Namen erworben. So vorbereitet, mußten seine Bemühungen um die Darstellung der Cooperation zwischen plasmatischem Randblutstrom und Gefäßintima geeignet sein, die Duguidsche These einerseits zu prüfen, die Dignität der Perfusionstheorie andererseits auszuloten.

Tatsächlich ist es Herrn Dr. BLEYL gelungen, Neuland zu gewinnen. Von einer eigentlichen Fibrininkorporation kann nur unter besonderen Bedingungen gesprochen werden, von einer Perfusion des Fibrinogen jedoch grundsätzlich und im Fortgang des ganzen Lebens. So erfährt die These von DUGUID eine nicht unerhebliche Einengung. Sie behält aber unter *diesen* Bedingungen ihre Gültigkeit. Die Theorie von der Bedeutung der gestörten Perfusion erfährt durch Darstellung der transmuralen Wanderwege des Fibrinogen eine bisher nicht bekannt gewesene Akzentuation.

Die vorliegende Monographie mag als wichtige Anregung gelten, eingefahrene Geleise der Arterioskleroselehre zu verlassen und neue Tatsachen in Rechnung zu stellen. Sie ist eine echte *Originalarbeit*, die die Literatur weder erschöpfend behandeln kann noch will. Sie ist frei von historisierendem Determinismus, von undiszipliniertem Denken und ganz und gar auf die Mitteilung von Tatsachen ausgerichtet. Die Abhandlung des Herrn Dr. BLEYL stellt einen Beitrag zur Situationskritik aktueller Vorstellungen dar und besitzt eine weittragende heuristische Bedeutung.

Ich wünsche dem vorliegenden Werk eine gute Verbreitung und eine gründliche Beachtung.

Heidelberg, den 15. Februar 1969   W. DOERR

Inhalt

Einleitung

Die Untersuchungen zur Bedeutung einer Fibrininkorporation und Fibrinogenperfusion in der Pathogenese der Arteriosklerose wurden durchgeführt in der Überzeugung, daß die Physiosklerose und Arteriosklerose der Aorta das Ergebnis einer lebenslangen unmittelbaren Auseinandersetzung zwischen der Gefäßwand mit ihrem Eigenstoffwechsel und dem Blutplasma seien. Die gedanklichen Wurzeln dieser Untersuchungen waren die These DUGUIDs, die Arteriosklerose könne über eine Inkorporation auf dem Endothel sedimentierter Fibrin- und Thrombocyten-reicher Thromben, insbesondere Mikrothromben, initiiert und in ihrem Fortgang aggraviert werden, und die Perfusionstheorie (DOERR, 1963), Arteriosklerose sei letztlich Ausdruck und Folge einer ständigen, gerichteten, primär dem ernährenden Stoffan- und -abtransport dienenden plasmatischen Perfusion.

DUGUID (1946, 1948) hatte gemeint, das häufige Auftreten von Fibrin und Fibrinoid in Atheromen und fibrösen Plaques dahingehend deuten zu müssen, die Arteriosklerose könne prinzipiell auf dem Boden einer parietalen, fibrinreichen, mikrothrombischen Sedimentation entstehen, indem derartige intravasale Sedimentationen sekundär intramural inkorporiert würden und in der Aortenintima einer fettigen Degeneration unterlägen. Der hohe Trombocyten-Gehalt parietaler Thromben käme einer derartigen Degeneration entgegen. Die These DUGUIDs ist nicht ohne Widerspruch geblieben. Insbesondere BREDT (1958, 1961) hat eine ablehnende Haltung bezogen und ausgeführt, „daß das Fibrin im Gewebe humoral oder cellulär völlig abgedaut" werde. Endotheliale Fibrinsedimentationen seien letztlich nur aggravierendes und unter Umständen accelerierendes Akzidens, nicht aber Ursache der Arteriosklerose.

Auch DOERR sieht in der mikrothrombotischen Sedimentation und intramuralen Inkorporation vornehmlich eine lokalisierende und akzentuierende Dreingabe eines primär anders initiierten und charakterisierbaren arteriosklerotischen Wandumbaues. Uneingeschränkte Gültigkeit habe die Duguidsche These nur bei den sog. entzündlichen Sklerosen der Gefäßwände, insbesondere der mittelkalibrigen Arterien (DOERR, 1964).

DOERR mißt einem qualitativ oder quantitativ alterierten plasmatischen Perfusionsstrom entscheidende Bedeutung für die Entstehung der Arteriosklerose zu. Arteriosklerose sei „entgleiste Norm" (VIRCHOW), pathische Änderung einer ständig gegebenen Auseinandersetzung zwischen dem gefäßeigenen Stoffwechsel und einer intramural gerichteten, ernährenden plasmatischen Perfusion. Texturelle Besonderheiten in einzelnen Wandabschnitten, insbesondere im Bereiche der Media, seien dabei für das herdförmige Angehen der Arteriosklerose mitbestimmend. Die *auslösende* Noxe treffe zumindest bei der banalen, nicht entzündlichen Sklerose indessen immer die gesamte Gefäßwand.

Damit ist die Frage aufgeworfen, ob intramural nachweisbares Fibrin und Fibrinoid, denen von Duguid und seinen Mitarbeitern entscheidende Beweiskraft für die Fibrininkorporations-Theorie zugemessen wird, de facto als Fibrin inkorporiert wurden und somit die Bedeutung mikrothrombotischer Sedimentationen für die Entstehung der Arteriosklerose belegen und beweisen können, oder ob das plasmatische Protein in einer seiner möglichen Aggregations- und Polymerisationsformen an einer plasmatischen Perfusion teilhat, um erst intramural in eine unlösliche, geweblich gebundene molekulare Form überführt zu werden. Eng damit verbunden ist ein zweiter Fragenkomplex: Unter welchen Bedingungen, wo und wie in der Aortenwand fibrinolytische Vorgänge sichtbar und wirksam werden und unter welchen Bedingungen parietal sedimentiertes, sekundär inkorporiertes Fibrin einem derartigen fibrinolytischen Angriff unterliegt oder sich entzieht. Gleiche Fragen mußten gegenüber einem evtl. als Fibrinogen inkorporierten, erst intramural präcipitierten und polymerisierten plasmatischen Protein gelten. Diese Fragen haben mehr als nur theoretisches Interesse, denn Fibrinogen und seine Derivate könnten aufgrund vielfältiger Aggregierbarkeit und Polymerisierbarkeit maßgeblich in eine plasmatische Perfusion der Gefäßwand eingreifen und — unter Wechselbeziehung mit dem Eigenstoffwechsel der Gefäßwand — teilhaben an der Pathogenese einer durch quantitativ oder qualitativ gestörte plasmatische Perfusion initiierten Arteriosklerose.

Die vorliegenden Untersuchungen hatten deshalb *das Ziel, die Rolle und Bedeutung des Fibrinogen, des Fibrin und ihrer Derivate für die Arteriosklerose unter den besonderen Aspekten der Inkorporationstheorie Duguids und der Theorie der plasmatischen Perfusion zu analysieren.* Sie mußten demzufolge einerseits der Vielfalt intra- und extravasaler molekularer Aggregations- und Polymerisationsformen des Fibrinogen, des Fibrin und ihrer Derivate Rechnung tragen. Dem humoralen Abbau des Fibrinogen und Fibrin mußte andererseits besonderes Interesse gelten, da nur bei fehlendem oder fehlgesteuertem humoralem Abbau eine dauernde sklerogene Leistung erwartet werden konnte. Abb. 1 gibt eine orientierende Übersicht über die vielfältigen Möglichkeiten einer wechselseitigen Beeinflussung von Fibrinogen-Aggregation und Fibrin-Polymerisation einerseits und „spezifisch" fibrinolytischem bzw. „unspezifisch" proteolytischem Angriff des Plasmin an Fibrinogen und Fibrin.

In morphologischen, histochemischen, immunfluorescenzoptischen, gerinnungsanalytischen und biochemischen Untersuchungen wurden deshalb die folgenden Fragenkomplexe experimentell angegangen:

1. Kann intramural aufgenommenes Fibrinogen oder Fibrin von den cellulären Elementen der Aortenwand organisiert werden, oder ist es der Organisation durch Mangel an gerinnungsaktiven Faktoren entzogen?

2. Unterliegen parietal sedimentierte Abscheidungsthromben im Bereiche der Aorta einer vom Lumen, vom Gefäßendothel, von inkorporierten cellulären Elementen oder von sekundär in die Thromben vordringenden Ästen der Vasa vasorum initiierten Fibrinolyse? Welches sind die humoralen oder strukturellen Bedingungen, unter denen eine intramurale Lyse auftritt?

3. Lassen inkorporierte, nicht aufgelöste fibrinreiche Thromben eine „fettige Metamorphose" erkennen, die letztlich in einer intramuralen Atherombildung einmündet?

4. Ist eine plasmatische Perfusion der Aortenintima histochemisch oder mit den Methoden der Immunfluorescenz beweisbar, und welchen Gesetzen unterliegt eine derartige plasmatische Perfusion?

5. Welcher Anteil kommt dem Fibrinogen und seinen Derivaten im Rahmen einer plasmatischen Perfusion zu?

6. Ist durch plasmatische Perfusion inkorporiertes, sekundär polymerisiertes Fibrinogen zu einer sklerogenen Leistung im weitesten Sinne befähigt?

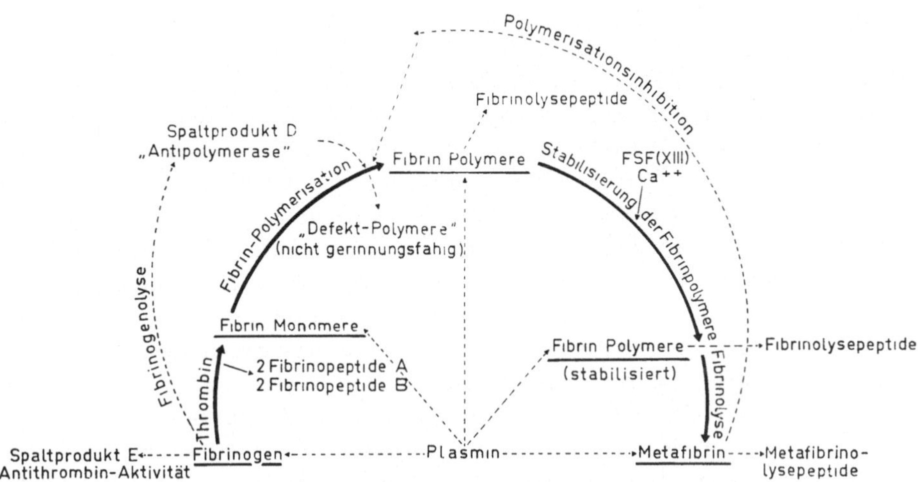

Abb. 1. Schematische Darstellung der Wechselbeziehungen zwischen Fibrin-Aggregation und -Polymerisation und der „spezifischen", Plasmin-bedingten Fibrinolyse

Die Fragen nach den Ursachen einer parietalen Thrombose konnte in den Untersuchungen nicht berücksichtigt werden, die thromboplastischen Aktivitäten der Aortenwand standen nur unter den besonderen Aspekten der fibrinolytischen Andaubarkeit von Fibrin und seiner morphogenetischen Potenz zur Diskussion. Die Untersuchungen konnten nicht oder nur bedingt Aspekten des intramuralen Stoffwechsels der Aortenwand, der cellulären, insbesondere aber der Faserelemente, und der Grundsubstanz gelten. Probleme des für die Arteriosklerose so eminent wichtigen, aber auch im Rahmen einer physiologischen und pathophysiologischen Fibrinolyse außerordentlich wesentlichen Fettstoffwechsels mußten zunächst ausgeklammert werden. Die experimentellen Fragestellungen bezogen sich ausschließlich auf die Bedeutung einer physiologischen und pathophysiologischen Fibrinolyse, einer endothelialen oder intramuralen Organisation und einer plasmatischen Perfusion für die Pathogenese der Arteriosklerose.

Untersuchungen zur Fibrininkorporation

I. Vorbemerkungen

Fibrinogen besteht aus 6 Polypeptidketten und liegt im Nativblut nach elektronenoptischen Strukturanalysen in Form von 4—5 aneinandergereihten „Knötchen" vor. Diese Knötchen besitzen in der Regel einen Durchmesser von 220 Å. Sie stellen nach neueren Untersuchungen von KÖPPEL (1967) Pentagon-Dodekaeder dar, deren Kanten durch jeweils zwei miteinander verbundene Polypeptidketten-Teile eines Fibrinogen-

Moleküles aneinander gelagert sind. 4 bis 5 dieser Fibrinogenmoleküle bilden unter Linear-Aggregation sog. Fibrinogenfäden. Wird Blut aus den Gefäßen entnommen, so tritt innerhalb von 2 min eine zweite Linear-Aggregation unter Zusammenschluß von 3 bis 8 Fibrinogenfäden (End-zu-End-Polymerisation unter linearer Aggregation der Pentagon-Dodekaeder Kante an Kante) auf. Erst der nächste Teilstrich, die „strukturhomologe Lateralassoziation" (Köppel) der intermediären Fibrinogen-Ketten zu Fibrin-Fasern, erfolgt sicher unter der Einwirkung von Thrombin, das pro Fibrinogen-Molekül je zwei der Fibrinopeptide A und B abspaltet. Die Moleküle sind dabei in Faserlängsrichtung Kante an Kante aggregiert, in Faserquerrichtung aggregieren dagegen mindestens zwei benachbarte Moleküle Fläche an Fläche. Durch „strukturhomologe Lateralassoziation" verbundene Fibrinmonomere unterliegen intravasal und extravasal einer weiteren Verfestigung und Polymerisation, die nur noch indirekt in Abhängigkeit vom Thrombin steht, indem dieses einen Fibrin-stabilisierenden Faktor (FSF) aktiviert, der Fibrin in eine stabilisierte, gegenüber proteolytischem und insbesondere fibrinolytischem Angriff resistentere Form überführt.

Untersuchungen der letzten Jahre haben gezeigt, daß gerade dem letzten Teilschritt, der Stabilisierung, entscheidendes Gewicht für die *Organisation* von Fibrin im Gewebe zukommt. Nicht-stabilisiertes Fibrin wird nicht oder nur unvollständig organisiert. Es unterliegt vielmehr einer außerordentlich raschen spezifisch-fibrinolytischen und unspezifisch-proteolytischen An- und Verdauung und verhindert damit die für die Organisation erforderliche celluläre Granulation und Proliferation. Unstabilisiertes Fibrin besitzt — ganz allgemein gesprochen — keine oder nur geringe morphogenetische Potenz.

Der plasmatische FSF unterliegt im Rahmen ausgedehnter intravasaler Gerinnungsvorgänge einer Verbrauchsreaktion. Lasch (1967) diskutiert aufgrund von gerinnungsanalytischen Untersuchungen zur generalisierten Verbrauchscoagulopathie (Lasch et al., 1961) beim generalisierten Sanarelli-Shwartzman-Phänomen die Frage, ob die rasche Wiederauflösung ubiquitärer intravasaler Gerinnsel in der peripheren Strombahn nach überschießender intravasaler Thrombinaktivität und reaktiver Plasminogen-Aktivierung (Margaretten et al., 1964; Beller u. Graeff, 1967) *Folge eines Verbrauchs an Faktor XIII mit konsekutiver mangelhafter Stabilisierung des Fibrin* sei. Studer u. Mitarb. (1964—1965) hatten nach Traumatisierung der Aortenintima und nachfolgender kontinuierlicher Thrombininfusion zwar ausgedehnte parietale Thromben an der Aortenintima hervorrufen können, diese parietalen Thromben waren jedoch in der Regel nicht organisiert worden, sondern innert Stunden wieder aufgelöst worden. Auch diese Beobachtung läßt daran denken, daß neben der reaktiven Plasminogenaktivierung nach Thrombininfusion (Beller et al., 1967; Graeff et al., 1968) ein FSF-Verbrauch als Ursache der mangelhaften organisatorischen Potenz der parietalen Fibrin- und Thrombocytensedimentationen anzusehen ist. Die eigenen Untersuchungen mußten deshalb zunächst klären, ob das Aortengewebe einen gewebseigenen FSF enthält, der parietal sedimentiertes Fibrin auch dann in eine lyseresistentere, organisierbare Form überführen kann, wenn der plasmatische FSF verbraucht oder zumindest hochgradig verringert ist.

Wenn Untersuchungen zum Wachstum von Fibroblasten in der Gewebekultur als Maßstab für die morphogenetischen Potenzen stabilisierten Fibrins gelten dürfen, ist nach einem Faktorenverbrauch im Rahmen einer lokal ausgedehnten oder generalisierten intravasalen Gerinnung eine Restaktivität des Faktor XIII von 20 bis 50% erforderlich, um das Fibroblastenwachstum zu normalisieren.

In Untersuchungen von BENZER, BLÜMEL u. PIZA (1966) hatte sich in der Aortenwand *kein gewebseigener FSF nachweisen lassen*. Das aber würde bedeuten, daß im Rahmen einer ausgedehnteren parietalen thrombotischen Sedimentation an der Aortenwand auftretende fibrinreiche Abscheidungsgerinnsel, wie sie STUDER et al. durch Thrombininfusion nach Intimatraumatisierung experimentell induziert hatten und wie sie wiederholt beim Menschen beschrieben worden waren, bei einem Verbrauch von Gerinnungsfaktoren des Plasma nicht durch einen gewebseigenen FSF stabilisiert werden könnten und damit morphogenetisch irrelevant blieben. Eine Überprüfung der Ergebnisse von BENZER, BLÜMEL u. PIZA erschien uns im Hinblick auf das Schicksal inkorporierten Fibrins und seine intramurale Organisation als pathogenetisch wesentlichen Momenten der Arteriosklerose dringend geboten.

II. Zur Existenz eines gewebseigenen Fibrin-stabilisierenden Faktors

1. Zur Biologie und Biochemie des Fibrin-stabilisierenden Faktors

1960 wurde in Zürich eine eigenartige hämorrhagische Diathese bei Kindern beobachtet, als deren Ursache ein kongenitaler Mangel an Fibrin-stabilisierendem Faktor festgestellt werden konnte. Drei Kinder aus der gleichen Familie zeigten bei normaler primärer Blutstillung 1—2 Tage nach aufgetretenen Verletzungen unstillbare Nasenblutungen, daneben Gelenkblutungen, Suffusionen nach stumpfen Traumen und eine stark verzögerte Wundheilung (DUCKERT et al., 1960; SHMERLING et al., 1960; BECK et al., 1961). Oberflächliche Hautverletzungen zeichneten sich durch ein eigenartig lockeres schwammiges Granulationsgewebe aus, welches bei kleinsten Läsionen immer wieder stark nachblutete. Die entstehenden Narben waren auffallend atrophisch. Plasmagerinnsel dieser Kinder waren in 5 M Harnstoff innerhalb von 2 Std total auflösbar und ließen damit ein gleiches Verhalten wie vollständig gereinigtes, in Gegenwart von Calcium zur Gerinnung gebrachtes Fibrinogen erkennen. Die Zürcher Arbeitsgruppe um DUCKERT postulierte aufgrund dieses pathologischen Löslichkeitsverhaltens des Fibrins einen kongenitalen Faktor XIII-Mangel als Ursache der hämorrhagischen Diathese.

Seit dieser Erstbeobachtung sind 24 weitere Fälle von hereditärem Faktor XIII-Mangel bekannt geworden. Es handelt sich offenbar um ein inkomplett recessives Erbleiden, dessen Symptomatik durch hämorrhagische Diathese mit Bevorzugung intrakranieller Blutungen, durch Störungen der Wundheilung und Narbenbildung, durch rezidivierende Aborte (mangelhafte Stabilisierung des Nitabuchschen Fibrinstreifens) gekennzeichnet ist (SHMERLING et al., 1961; MASURE, 1963; MANDELLI, 1963; JOSSO et al., 1964; AMRIS u. RANEK, 1965; BARRY u. DELAGE, 1965; HAMPTON et al., 1966; FISHER et al., 1966; IKKALA et al., 1964, 1968).

BECK et al. (1962) konnten am Plasma dieser Patienten zeigen, daß Fibroblastenkulturen auf FSF-freiem Plasma ein qualitativ und quantitativ gestörtes Wachstum entfalten. Das nicht stabilisierte Fibrin wurde durch proteolytische Zellfermente vorzeitig aufgelöst und verdaut und führte damit zu einem sehr unregelmäßigen, ungeordneten Zellwachstum mit raschem Übergang in Zellnekrose. Zum anderen zeichneten sich Fibroblasten auf Patientenserum durch eine gestörte *Fibrillogenese* als Ausdruck einer funktionellen Insuffizienz der proliferierenden Fibroblasten aus. BECK et al. konnten zeigen, daß die Störung der Wundheilung bei angeborenem FSF-Mangel auf einer mangelhaften Stabilität des Fibrin gegenüber proteolytischen Enzymen und einer daraus resultierenden gestörten Proliferation der Fibroblasten beruht.

Der genauere Wirkungsmechanismus des FSF im Rahmen der Gesamtgerinnung ist erst in den letzten Jahren weiter aufgeklärt worden. Faktor XIII ist eine an Fibrinogen gebundene Transglutaminase (LOEWY, 1968), Faktor XIII- und Fibrinogengehalt können indessen im Plasma dissoziieren. Die Transglutaminase wandert in der Papierelektrophorese bei pH 8,6 als β_2-Globulin und besteht überwiegend aus Aminosäuren, zu 5% daneben aus Kohlenhydraten (Neuraminsäure). In gerinnungsanalytischen Ansätzen mit FSF-freiem Fibrinogen und gereinigten isolierten FSF-Chargen konnten LORAND u. Mitarb. nachweisen, daß der FSF im Plasma normalerweise in inaktiver Form vorliegt und erst unter dem Einfluß von Thrombin in eine aktive Form überführt wird. Sowohl der Aktivierungsprozeß als auch das aktive Fibrin-stabilisierende Prinzip sind an die Gegenwart von Ca-Ionen gebunden (Abb. 2). Bei der Thrombin-

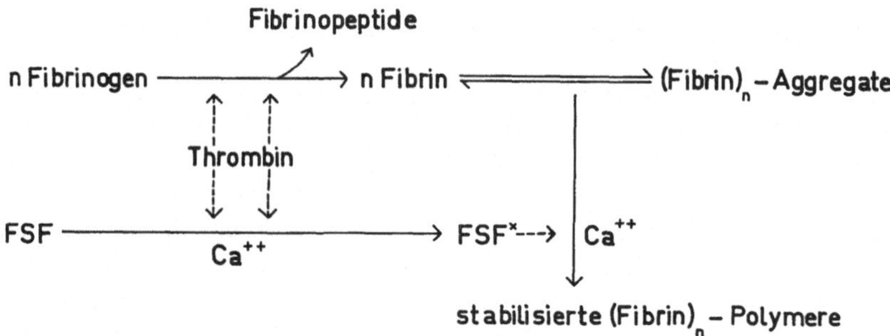

Abb. 2. Darstellung der Aktivierung des Fibrin-stabilisierenden Faktors und der Fibrinstabilisierung. (Nach LOEWY, 1968)

aktivierung von Faktor XIII tritt ein niedermolekulares Spaltprodukt auf, das immunologisch von dem inaktiven Enzym nicht zu unterscheiden ist.

Bei der Stabilisierung des Fibrins wirkt der aktivierte FSF (FSF$^+$) als Transglutaminase und führt damit zu einer Quervernetzung der Fibrinaggregate unter Ausbildung von —CO—NH-Bindungen unter den Fibrinaggregaten. Reaktionsträger sind dementsprechend im Fibrin ε-Aminogruppen von Lysyl-Resten als Donatoren und Amidgruppen von Glutaminylresten als Acceptoren. Bei der Reaktion wird NH$_3$ frei. DOOLITTLE u. FULLER (1967) konnten nachweisen, daß sich am N-terminalen Glycin und am Tyrosin während der Stabilisierungsreaktion keine Veränderungen abspielen. Entsprechend der Transglutaminierungsreaktion (Transamidation) haben sich für den FSF eine Reihe von Inhibitoren finden lassen, die als Amine anstelle der ε-Aminogruppen von Lysyl-Resten Verbindungen mit den Fibrin-Aggregaten eingehen.

Zu diesen gehören Glycin-Methylester, Glycin-Äthylester, Glycinamid, Glycyl-Glycin und Histamin. Auf der anderen Seite führen Inhibitoren vom Typ des Acetyl-α-Glutaminsäure-Diäthylesters zu einer Verbindung mit den ε-Aminogruppen und damit gleichfalls zur Blockade der Transamidierung. Derart inhibierter FSF$^+$ ist nicht mehr zur Quervernetzung der Fibrinaggregate befähigt, da die für die Reaktion notwendigen Verbindungen nicht mehr zur Verfügung stehen.

Der Fibrin-stabilisierende Faktor ist daneben als Enzym durch Sulfhydryl-Gruppen-Blockade hemmbar. p-Chlormercuribenzoat und andere Sulfhydryl-Grup-

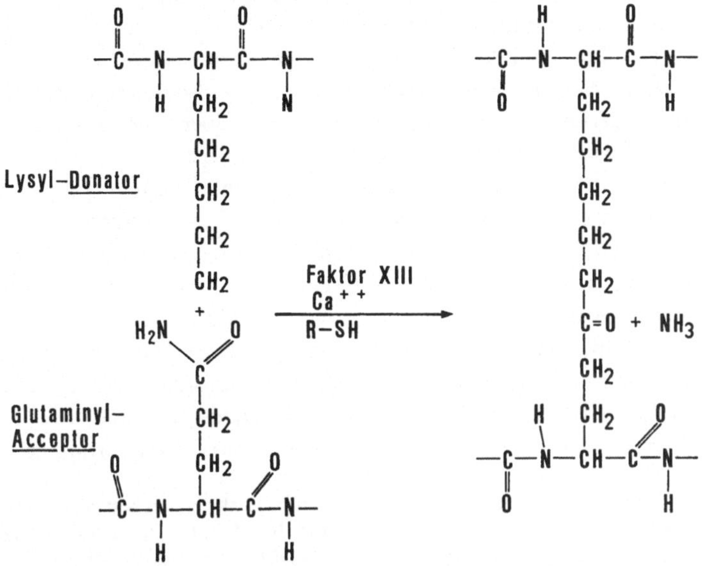

Abb. 3 a u. b. a Schematische Darstellung der Stabilisierung von Fibrin durch den Fibrin-stabilisierenden Faktor. (Nach LOEWY, 1968)

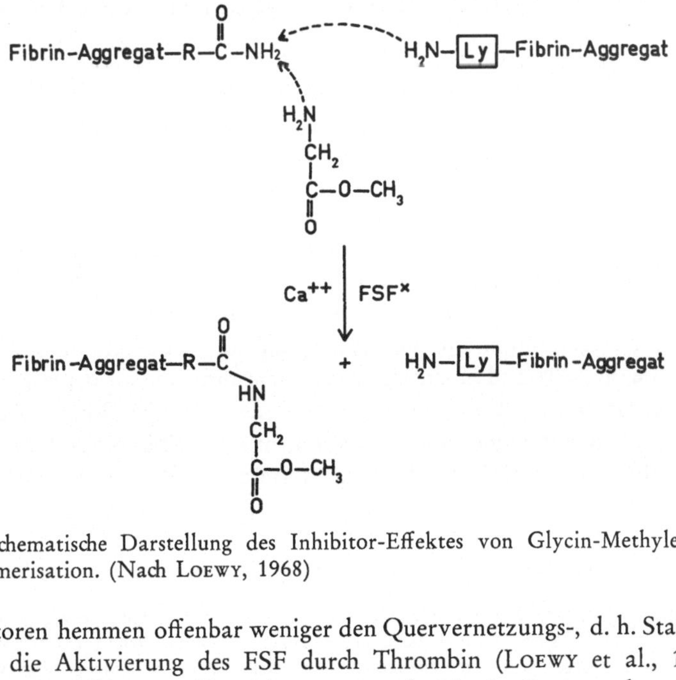

Abb. 3 b. Schematische Darstellung des Inhibitor-Effektes von Glycin-Methylester auf die Fibrin-Polymerisation. (Nach LOEWY, 1968)

pen-Inhibitoren hemmen offenbar weniger den Quervernetzungs-, d. h. Stabilisierungsprozeß als die Aktivierung des FSF durch Thrombin (LOEWY et al., 1961). Sulfhydrylgruppen-Inhibitoren, die nicht von vornherein in Reagenzglasgerinnseln in-

korporiert waren, erwiesen sich als Inhibitoren nach Zusatz von aktiviertem gereinig-
tem FSF zu Thrombin-induzierten, FSF-freien, instabilen Fibringerinnseln unwirk-
sam (GORMSEN et al., 1967). BULUK (1966) gelang der Nachweis, daß bei der Aktivierung des FSF durch Ca^{++}-Thrombin vorübergehend Sulfhydrylgruppen auftreten,
deren Maximum mit der maximalen Aktivität des FSF zusammenfällt. FOLK (1965)
hat mit Gewebetransglutaminase zeigen können, daß Ca^{++} im Molekül Sulfhydrylgruppen freisetzt. LOEWY (1968) diskutiert eine geometrische Transformation des
Moleküls, durch die SH-Gruppen eventeriert werden und dann reagieren können. Die
These, die Stabilisierung der Fibringerinnsel erfolge über eine Ausbildung von SS-
Bindungen (Disulfidaustausch), hat sich nicht bestätigen lassen.

Differenzen zwischen nicht-stabilisiertem und stabilisiertem Fibrin lassen sich
morphologisch nicht erfassen. Bei Abwesenheit von FSF und/oder Ca^{++} werden die
Fibrinmoleküle durch Wasserstoffbrückenbindungen zwischen Tyrosin und Histidin
zusammengehalten. Bei Einwirkung von FSF in Gegenwart von Ca^{++} werden darüber hinaus noch kovalente Bindungen zwischen den Molekülen der Fibrinfasern ausgebildet. Solche Differenzen finden elektronenoptisch bei der Strukturanalyse des
Makromoleküls und seiner Aggregations- und Polymerisationsformen kein morpho-
logisches Korrelat (KÖPPEL, 1967). Sie lassen sich jedoch aufgrund ihres unterschiedlichen Verhaltens gegenüber einer Harnstoff- bzw. Säuredenaturierung erfassen.

Harnstoff zeichnet sich durch eine außerordentlich starke Fähigkeit zur Ausbildung von
Wasserstoffbrücken aus. Daher konkurriert Harnstoff bei Zugabe zu Eiweißlösungen mit den
Peptidbindungen um die Ausbildung von Wasserstoffbrücken, es resultiert die Auflösung
dieser Wasserstoffbrücken. Bei der Säuredenaturierung induziert die Zugabe von H^+-Ionen
eine Protonenanlagerung vor allem an $-COO^-$-Gruppen mit Lösung elektrovalenter Bindungen. Protonenanlagerungen an den ungeladenen Imidazolrest des Histidins führen darüber
hinaus auch bei Säuredenaturierung zur Lösung der Wasserstoffbrückenbindungen.

Differenzierungen zwischen instabilem, durch Wasserstoffbrückenbindungen aggre-
giertem Fibrin-„s" (soluble) und unter dem Einfluß eines FSF^+ in Gegenwart von
Ca^{++} stabilisiertem Fibrin-„i" (insoluble) werden gewöhnlich mit 5 m Harnstoff, 2%
Essigsäure oder 1 bis 2% Monochloressigsäure durchgeführt. Wenn auch in der Löslichkeit der Fibrin-„s"-Formationen durch Harnstoff oder Säuren erhebliche Differenzen bestehen (GORMSEN et al., 1964), so haben Untersuchungen an nicht-stabilisierten
Fibrin-Aggregaten mit diesen Substanzen doch zu signifikanten und reproduzierbaren
Unterschieden gegenüber stabilisiertem Fibrin-„i" geführt. Ausgehend von der Bedeutung des Fibrin-stabilisierenden Faktors für den Ablauf und die funktionelle
Wertigkeit einer Organisation und Vernarbung haben wir deshalb die Frage zu klären
versucht, ob die Aortenwand einen eigenständigen, nicht mit dem plasmatischen FSF
identischen Faktor besitzt, der in der Lage wäre, zwischen den Schichten der aortalen
Intima sich einwühlendes oder parietal sedimentiertes FSF-armes Fibrin nach Gerinnung zu stabilisieren und damit der Organisation und Vernarbung zuzuführen.

2. Material und Methode

Die gerinnungsanalytischen Untersuchungen wurden an menschlichen Aorten in einer Zeit-
spanne von 12 Std nach dem Tode Obduzierter sowie an menschlichen Lebern durchgeführt.
Nach präparativer Entfernung der aortalen Adventitia unter der Stereolupe wurden 4 cm
lange Segmente der Aorta in kleine Gewebsfragmente zerschnitten und im Homogenisator

(Typ Potter-Elvehjem mit Teflon-Stempel) in steriler 0,9%iger NaCl homogenisiert. Das Homogenisat wurde bei 3000 U/min für 30 min zentrifugiert, der Überstand des Homogenates anschließend über 12 Std unter stündlichem Wechsel des Dialysebades bei 4° C in „visking"-Dialysierschläuchen (Wandstärke 0,02 mm) dialysiert.

Menschliches Fibrinogen (Fraktion I nach Cohn-Methode 6, Reinigung nach MORRISON et al., 1948) und Rinderfibrinogen (90% gerinnbar, SERVA, Heidelberg) wurden nach dem Vorgehen von TYLER u. LACK (1964) in getrennten Ansätzen mit p-Chlormercuribenzoat (Natriumsalz, $1 \cdot 10^{-4}$ M) bei pH 7,4 (Natrium-Tetraborat-Borsäure-Puffer nach HOLMES) in steriler 0,9%iger NaCl gelöst und zur Abtrennung nicht für die FSF-Blockade dieser Fibrinogenchargen benötigten überschüssigen p-Chlormercuribenzoats gegen 0,9% NaCl bei 4° C unter stündlichem Wechsel des Dialysebades 12 Std dialysiert. Als Thrombinpräparat diente Thrombinum purum (Behring-Werke, Marburg). Die gerinnungsanalytischen Versuchsansätze für die Prüfung der Existenz eines aortalen FSF sind der Tabelle 1 zu entnehmen.

Tabelle 1

Ansatz		I	II	III	IV	V
Holmes-Puffer pH 7,4	0,25 ml	+	+	+	+	+
Fibrinogen + p-Chlormercuribenzoat	0,1 ml	+	+	+	+	+
Thrombinum purum	2 NIH	+	+	+	+	+
CaCl₂ 0,1 M	0,05 ml	−	+	−	+	+
Gewebsextrakt	0,2 ml	−	−	+	+	+
p-Chlormercuribenzoat	0,1 ml	−	−	−	−	+

+ = im Ansatz enthalten; − = im Ansatz nicht enthalten.

Die gerinnungsanalytischen Ansätze wurden unmittelbar vor der Zugabe von Thrombinum purum zur Gerinnung in einem Wasserbad bei 37° C inkubiert. Jeweils 15 min nach erfolgter Gerinnung wurden die Proben mit 1 ml 2% Essigsäure, 1% Monochloressigsäure oder 5 M Harnstoff überschichtet und mit einem feinen Glashäkchen zur Verbesserung des Kontaktes mit dem Denaturierungsmittel vom Reagenzglasboden gelöst.

Zur Kontrolle der Versuche wurden die gleichen Ansätze mit Fibrinogen durchgeführt, in das anstelle des p-Chlormercuribenzoat 0,9% NaCl inkorporiert worden war. Schließlich wurden in einer dritten Versuchsserie auch die Überstände mit p-Chlormercuribenzoat versetzt, um auch einen möglicherweise in der Überstand-Fraktion enthaltenen FSF zu inhibieren.

3. Ergebnisse und Schlußfolgerungen

Die zur Kontrolle aller gerinnungsanalytischen Versuchsansätze stets mitgeführten Gewebsextrakt-freien Inkubationen von Fibrinogen in Gegenwart von p-Chlormercuribenzoat und Holmes-Puffer zeigten nach Kontamination mit Thrombin und anschließender artefizieller Lyse in 5 M Harnstoff, 2% Essigsäure und 1% Monochloressigsäure eine konstante, innerhalb von 10 min abgeschlossene, komplette Auflösung der Fibringerinnsel. p-Chlormercuribenzoat hatte demnach in allen Versuchsansätzen zu einer vollständigen Hemmung der Aktivierung des in der Fibrinogen-Fraktion enthaltenen FSF durch Thrombin geführt (Versuchsansätze I). Calciumionen hatten auf die Löslichkeit der in Gegenwart von p-Chlormercuribenzoat aggregierten Fibrincoagel nur einen geringfügig verzögernden Effekt.

Dieser geringfügige „stabilisierende Effekt" von Ca⁺⁺ tritt offenbar auch bei totaler Blockade des plasmatischen FSF durch p-Chlormercuribenzoat auf. Zur Kontrolle dieses Effektes durchgeführte Untersuchungen im Thrombelastographen nach HARTERT zeigten, daß die Calcium-haltigen Gerinnsel nach Zusatz von Thrombin eine verzögert auftretende Amplitude entwickeln, aber doch in Abhängigkeit von der Versuchsdauer ausreichende Scherelastizität erreichen, um die Küvettenbewegungen auf den Stempel des Thrombelastographen zu übertragen. Die Amplitude derartiger Gerinnsel ist allerdings stark verschmälert. Die Scherelastizität Calcium-freier Inkubate reicht im Gegensatz dazu nicht aus, den Stempel in gleichsinnige Bewegungen mit der Küvette zu bringen, im Thrombelastogramm wird keine Amplitude ausgebildet. Worauf dieser „stabilisierende Effekt" der Calcium-Ionen bei vollständiger Hemmung des plasmatischen FSF beruht, ist unbekannt.

Nach Zugabe des dialysierten Homogenatüberstandes von *Lebergewebe* zum p-Chlormercuribenzoat-haltigen Fibrinogen wurde das durch Thrombin zur Gerinnung gebrachte Gerinnsel in den Versuchsansätzen III und V gleichfalls innerhalb von 10 min wieder vollständig aufgelöst. Das unter dem Einfluß von Thrombin in Gegenwart von Lebergewebsextrakten entstehende Fibrin ist dementsprechend weder bei Fehlen von Ca-Ionen (Ansatz III) noch in Gegenwart von überschüssigem p-Chlormercuribenzoat zur Hemmung einer stabilisierenden gewebseigenen Aktivität stabilisiert. Dagegen war das im Versuchsansatz IV, d. h. nach Inkubation von dialysiertem FSF-inhibiertem Fibrinogen mit Lebergewebsextrakt in Gegenwart von Ca^{++} unter dem Einfluß von Thrombin gebildete Fibringerinnsel in 5 M Harnstoff, 2^0/o Essigsäure oder 1^0/o Monochloressigsäure nicht mehr löslich. Unsere Kontrollversuche mit Lebergewebsextrakten zeigten damit in Übereinstimmung zu den Ergebnissen von TYLER u. LACK (1964), daß im Überstand von homogenisiertem menschlichem Lebergewebe eine durch p-Chlormercuribenzoat als Sulfhydrylgruppen-blockierendem Inhibitor hemmbarer, an die Gegenwart von Ca-Ionen gebundener Faktor nachweisbar wird, der (Fibrin)$_n$-Aggregate unter Quervernetzung in Fibrin-Polymerisate zu überführen vermag und damit gegenüber einer artefiziellen Lyse stabilisiert.

Adventitia-freie Aortenwandextrakte führten zunächst zu einem abweichenden Ergebnis. In den Ansatzgruppen III und IV trat ein gegenüber artefizieller Lyse stabilisiertes Fibringerinnsel auf. Nur in Ansatzgruppe V bildete sich — abgesehen von den Kontrollgruppen I und II — ein in 5 M Harnstoff, 2^0/o Essigsäure oder 1^0/o Monochloressigsäure innerhalb von 10 min lösliches Fibrin-Aggregat aus (Tab. 2).

Tabelle 2

Ansatz	Leber	Aorta ohne Ca^{++}-Entzug	Aorta nach Ca^{++}-Entzug
I	—	—	—
II	—	—	—
III	–	+	—
IV	+	+	+
V	—	—	—

Durch 24stündige Dialyse des Überstandes von homogenisierten Aortenwandextrakten gegen 0,9^0/o NaCl ließ sich dieses Reaktionsergebnis nicht beeinflussen. Wurden allerdings Aortenwand- und Lebergewebsextrakte in ein und demselben Dialysebad dialysiert, so zeigte sich, daß der in Ansatz III der Aortenwandserie wirksam werdende Faktor partiell dialysierbar war, denn nach derartiger gemeinsamer Dialyse traten auch in den Ansätzen III der Leberextrakt-Gruppe stabilisierte, durch Harnstoff- oder Säurebehandlung nicht mehr auflösbare Fibrin-Präcipitate auf.

In der Annahme, daß für die Fibrin-„i"-Bildung in Ansatz III der hohe Calcium-Gehalt menschlicher Aorten verantwortlich sei, wurde der Überstand der homogeni-

sierten Aortenwand gegen Äthylen-Diamin-Tetra-Essigsäure (EDTA) als Chelat-
bildner und Calciumfänger nach pH-Stabilisierung (Tris Puffer/HCl, 0,05 M, pH 7,4)
in $1 \cdot 10^{-4}$ M-Konzentration dialysiert. Erst nach derartiger Dialyse traten auch in der
Ansatzgruppe III trotz Zusatz von Aortenwandextrakten lösliche Fibrin-Aggregate
auf. Damit ist bewiesen, daß die menschliche Aorta einen gewebseigenen, durch Sulfhydryl-Gruppen-Blockade hemmbaren bzw. nicht zu aktivierenden FSF besitzt. Dieser aortale FSF überführt in Gegenwart von Ca^{++} nicht stabilisierte, durch Wasser-
stoffbrückenbindung aggregierte Fibrin-„s"-Formationen in unlösliche, „stabilisierte"
Fibrin-Polymere. Die Fibrin-Polymerisation wird durch den hohen Ca^{++}-Gehalt
menschlichen Aortengewebes wesentlich beeinflußt.

III. Zur Beziehung zwischen Fibrin-stabilisierendem Faktor und der Vasculokinase

1. Vorbemerkungen

Bekanntlich hat MURRAY (1961) in der menschlichen Aorta durch Extraktion in 0,1 M
Acetatpuffer bei pH 4,6 einen zweiten gerinnungsaktiven Faktor nachweisen können,
der in die Endphase der Gerinnung eingreift. Dieser besitzt eine Thrombin-ähnliche
Aktivität und vermag — wenngleich in wesentlich geringerer Reaktionsgeschwindigkeit als Thrombin — Fibrinogen in Fibrin umzuwandeln. Der unter dem Namen
„Vasculokinase" in die Literatur eingeführte Faktor ist wie der FSF an das Auftreten
von Ca-Ionen gebunden. Die Identität der Vasculokinase mit einem gewebe-
gebundenen Thrombin konnte von MURRAY durch Zugabe von Antithrombin zum
gerinnungsanalytischen Ansatz ausgeschlossen werden.

Die Bedeutung dieser Vasculokinase für die *Hämostase* ist bislang unbekannt.
MÜLLER-BERGHAUS u. LASCH (1963) beobachteten mit Vasculokinase das Auftreten
einer außerordentlich raschen viscösen Metamorphose von Thrombocyten. Gleichzeitig
fiel der ATP-Gehalt der Plättchen stark ab. Der Effekt der Vasculokinase auf
Thrombocyten entsprach weitgehend dem des Thrombin. Auch dieses ist an die Gegenwart von Ca-Ionen gebunden, SALZMAN (1963) konnte Thrombocyten nach Ca^{++}-
Entzug mit EDTA von Glasoberflächen wieder ablösen. Im Ca^{++}-freien Milieu vermag Thrombin die Thrombocyten nicht zu aggregieren, selbst wenn gleichzeitig die
Ca^{++}-unabhängige Fibringerinnung in Gang kommt (ALEXANDER u. Mitarb., 1954;
ZUCKER u. BORELLI, 1955, 1959; LÜSCHER, 1956; BOUNAMEAUX, 1955, 1959 u. a.).

PFLEIDERER (1966) diskutiert Beziehungen zwischen der Vasculokinase und der
Wirkung von *Kollagen* auf die Plättchenklebrigkeit und viscöse Metamorphose.
Kollagen führt bei Kontakt mit Thrombocyten zu einer außerordentlich raschen
Thrombocyten-Aggregation. Auch dieser Kollageneffekt ist an die Gegenwart von
Ca^{++} gebunden, EDTA und EGTA hemmen die Adhäsion von Thrombocyten nach
Kontamination mit Kollagen (HOVIG, 1964). Auf die Fibringerinnung nehmen
Kollagensuspensionen andererseits keinen Einfluß, eine Polymerisation des Fibrinogen
mit Abspaltung der Fibrinopeptide findet nicht statt (HOVIG, 1962). Die Vasculokinase induziert dagegen in Gegenwart von Ca-Ionen eine echte Fibrin-Polymerisation.

Auch mit einem *zweiten*, aus Aortenwandextrakten bei pH 7,4 (Trismaleat-Puffer)
eluierbaren *gerinnungsaktiven Prinzip* scheint die Vasculokinase nicht identisch zu

sein. Der im Neutralbereich extrahierbare wäßrige Extrakt zeigt thromboplastische Aktivitäten und vermag die Recalcifizierungszeit von Oxalat- und Citratplasma zu verkürzen (SCHIMPF, 1967). In den Untersuchungen von SCHIMPF steigerte dieser wäßrige Extrakt auch den plasmatischen Antithrombin-III-Effekt und konnte dabei durch Protaminsulfat gehemmt werden. Die anticoagulative Aktivität ist indessen zu gering, um die Thrombinzeit zu beeinflussen. Der procoagulative Effekt erwies sich in den Versuchen von SCHIMPF als nicht thermolabil und wurde selbst nach 30 min Inkubation bei 100° C nicht unterdrückt. Dagegen läßt sich die Vasculokinase bereits bei 70° C komplett inaktivieren.

Die funktionelle Verwandtschaft von FSF und Vasculokinase im Rahmen der Endphase der Gerinnung gegenüber Fibrinogen und Fibrin gab Veranlassung zur Prüfung der Fragen:

1. Ist die Vasculokinase MURRAYs als solche in der Lage, Fibrin „s" in ein Lyseresistentes Fibrin „i" zu überführen?

2. Ist der FSF des Gewebes in der Lage, Fibrinogen in Fibrin-Formationen zu überführen?

3. Läßt sich die Vasculokinase MURRAYs ebenfalls durch SH-Gruppen blockierende Substanzen hemmen?

2. Material und Methode

Die gerinnungsanalytischen Untersuchungen wurden wiederum an Aorten von bis zu 12 Std nach dem Tode Obduzierten beiderlei Geschlechtes und verschiedenen Lebensalters durchgeführt. Bezüglich des methodischen Ansatzes zum Nachweis des FSF der menschlichen Aorta sei auf die obigen Ausführungen verwiesen.

Die Vasculokinase wurde nach den Angaben MURRAYs durch Extraktion von Aortenwandsegmenten hergestellt. Die Stücke waren nur mäßiggradig im Sinne einer Arteriosklerose verändert. Die Adventitia wurde unter der Stereolupe sorgfältig abpräpariert. Die zerkleinerten Reststücke wurden homogenisiert und mit 0,1 M Acetatpuffer bei pH 4,6 eluiert. Nach Fällung in 30% Ammoniumsulfat (Gew./Vol.) wurde zur Prüfung der Hemmbarkeit der Vasculokinase durch SH-Gruppen-Blockade in einem Teil der Versuchsansätze das Gefäßextrakt mit p-Chlormercuribenzoat ($1 \cdot 10^{-4}$ M Endkonzentration) versetzt und nach erschöpfender Dialyse gegen 0,9% NaCl (24 Std, stündlicher Wechsel des Dialysebades, 4° C) zur Abtrennung nicht gebundenen p-Chlormercuribenzoats im Verhältnis 2 : 1 mit 0,1 M CaCl$_2$ vermischt.

„Fibrinogen vom Rind" (Behring-Werke, 1% in 0,9% NaCl, steril) und menschliches Fibrinogen (EGA-Chemie, Steinheim) wurden vor der Versetzung mit CaCl$_2$ zwecks Inaktivierung des plasmatischen FSF mit $1 \cdot 10^{-4}$ M p-Chlormercuribenzoat vermischt und unmittelbar anschließend bei 4° C zur Abtrennung nicht gebundenen Benzoats in „visking"-Dialysierschläuchen erschöpfend gegen 0,9% NaCl dialysiert. 0,5 ml 1% Fibrinogen „s" bzw. Fibrinogen „i" wurden mit 0,3 ml des Gemisches aus Aortenextrakt (in Barbital-Natrium-Puffer nach MICHAELIS 1:10 gelöst) und CaCl$_2$ versetzt und bei pH 7,4 der Coagulation ausgesetzt. Mehrere Versuchsansätze wurden in Gegenwart von Trasylol (Bayer, Leverkusen) als Proteinase-Inhibitor (1000 KIE/ml Endkonzentration) inkubiert.

Nach erfolgter Coagulation wurden die Gerinnsel mit einem feinen Glashäkchen vom Reagenzglasboden gelöst und erneut mit 2% Essigsäure, 1% Monochloressigsäure oder 5 M Harnstoff überschichtet, um zu prüfen, ob unter dem Einfluß der Vasculokinase ein Fibrin „s" oder ein Fibrin „i" gebildet wurde. In 5 weiteren Versuchsansätzen wurde das Vasculokinase-bedingte menschliche Fibrin mit 5000 E Streptokinase (Streptase, Behring-Werke) inkubiert, um zu prüfen, ob das gebildete Fibrin gegenüber Plasmin eine verminderte Resistenz aufweist. Als Kontrolle dieser Lyseversuche dienten Thrombin-induzierte Fibringerinnsel mit und ohne Ca-Ionen-Zusatz.

Zur Prüfung der Frage, ob auch der gewebseigene FSF die Fähigkeit zu enzymatischer Polymerisation von Fibrinogen zu Fibrin besitzt, wurde Fibrinogen (0,1 ml) nach Blockade der plasmatischen FSF-Aktivität durch p-Chlormercuribenzoat und erschöpfender Dialyse mit dem Überstand von Aortensegmenten (0,2 ml), die nach TYLER u. LACK homogenisiert und zentrifugiert worden waren, bei pH 7,4 versetzt. Vasculokinase-Verunreinigungen im Tyler-Lack-Extrakt lassen sich durch 30% Ammoniumsulfat-Zentrifugierung abtrennen. In einigen Versuchen wurde zusätzlich Ca^{++} (0,05 ml, 0,01 M) angeboten. Reaktionskontrollen wurden erneut mit p-Chlormercuribenzoat im Überschuß durchgeführt.

3. Ergebnisse und Schlußfolgerungen

Die gerinnungsanalytischen Untersuchungen zur Aktivität und Spezifität der Vasculokinase und des FSF sind in Tabelle 3 zusammengefaßt dargestellt.

Sie zeigen eindeutig, daß den beiden enzymatischen Aktivitäten eine spezifische, Substrat-gebundene, daher einander nicht überschneidende Funktion zukommt. Die Vasculokinase MURRAYS ist nicht in der Lage, bei Hemmung des plasmatischen FSF unlösliche bzw. Plasmin-resistente Fibrin-„i"-Formationen zu bilden, die Vasculo-

Tabelle 3

Ansatz	Vasculokinase		FSF	
	mit p-Chlormercuribenzoat	ohne p-Chlormercuribenzoat	mit p-Chlormercuribenzoat	ohne p-Chlormercuribenzoat
$CaCl_2$	∅	∅	∅	∅
Fibrinogen	∅	∅	∅	∅
$CaCl_2$ + Fibrinogen	−×	−×	∅	∅
$CaCl_2$ + Fibrinogen + p-Chlormercuribenzoat	+	+	∅	∅
Fibrinogen + p-Chlormercuribenzoat	∅	∅	∅	∅
$CaCl_2$ + Thrombin	∅	∅	∅	∅
$CaCl_2$ + Fibrinogen + Thrombin	−×	−×	−×	−
$CaCl_2$ + Fibrinogen + p-Chlormercuribenzoat + Thrombin	+	+	+	−
Fibrinogen + p-Chlormercuribenzoat + Thrombin	+	+	+	+

+ = Fibrin s; − = Fibrin i; −× = Fibrin i-Bildung durch plasmatischen FSF; ∅ = keine Fibrinbildung.

kinase-Coagel sind innerhalb von 10 min vollständig in 2% Essigsäure oder 5 M Harnstoff löslich. Streptokinase-Zusatz zum Inkubationsgemisch und Fibrinolysin-Lyovac-Zugabe führen gleichfalls nach Ausschaltung des plasmatischen FSF zu rascher und totaler Auflösung der Gerinnsel. Andererseits besitzt der gewebseigene FSF des Aortengewebes nicht die Fähigkeit zur Thrombin-artigen Umwandlung von Fibrinogen in Fibrin. Hemmungsversuche mit p-Chlormercuribenzoat zeigen schließlich, daß der FSF des Plasma wie des Gewebes vollständig blockierbar ist, die Vasculokinase dagegen bei Anwesenheit des SH-Gruppen-Blockers voll funktionsfähig bleibt und in unveränderter Reaktionsgeschwindigkeit Fibrinogen in Fibrin-„s" umzuwandeln vermag.

Parallel gerichtete Untersuchungen zur Frage einer direkten Beeinflussung der Thrombocyten-Aggregation durch Tyler-Lack-Extrakte wurden nicht durchgeführt. SH-Gruppen-Inhibitoren hemmen nicht nur den FSF, sondern auch die Agglutinabilität von Thrombocyten (FANTL, 1963; RODMAN u. Mitarb., 1963) durch ADP und Thrombin.

Fassen wir die vorliegenden gerinnungsanalytischen Untersuchungen zur Existenz eines FSF und einer Thrombin-artigen Aktivität in der Aortenwand zusammen, so ergibt sich, daß die Aortenwand durchaus in der Lage ist, aufgrund *eigener* gerinnungsaktiver Faktoren Fibrinogen zu aggregieren und Fibrinaggregate zu stabilisieren, damit aber zugleich einer Organisation und Vernarbung zugänglich zu machen. Nach Untersuchungen von DUCKERT (1968) normalisieren bereits Faktor XIII-Aktivitäten von 1—2% in einfachen Löslichkeitstesten, wie sie in den vorliegenden Untersuchungen verwendet wurden, die Löslichkeitsunterschiede zwischen Fibrin-„s" und Fibrin „i"-Formationen. Im Thromboelastogramm genügen noch kleinere FSF-Mengen zu progressiver Normalisierung.

Mit der Existenz eines gewebseigenen Fibrin-stabilisierenden Faktors in der Aortenintima dürfen für die Organisation einerseits, für die fibrinolytische Andaubarkeit fibrinreicher parietaler Sedimentationen andererseits, stets gleichbleibende Verhältnisse angenommen werden, wenn nicht gleichzeitig eine überschießende Aktivierung des fibrinolytischen Potentials statthat wie beim tierexperimentellen Sanarelli-Shwartzman-Phänomen (McKAY, 1966). Eine solche ist indessen, nach allem, was wir wissen, bei lokalen Gerinnungsvorgängen, wie sie parietale Abscheidungsthrombosen darstellen, nicht gegeben.

Unsere Untersuchungen waren davon ausgegangen, daß die Inkorporation parietal sedimentierten Fibrins nur als Quintessenz einer wie auch immer gearteten Relation zwischen der thromboplastischen und morphogenetischen Potenz der Aortenwand einerseits und dem humoralen oder cellulären fibrinolytischen Angriff an parietal sedimentiertem Fibrin in Mikrothromben verstanden werden könne. Wir hatten prüfen wollen, ob die Aortenwand eigenständige Faktoren besitzt, die das Fibrin einem raschen proteolytischen oder fibrinolytischen Zugriff entziehen können. Die Existenz derartiger Faktoren konnte in den voraufgegangenen Untersuchungen bestätigt werden. Die nachfolgenden Untersuchungen werden demnach prüfen müssen, ob, und wenn ja, wie und wo, parietal sedimentierte Thromben einer fibrinolytischen An- und Verdauung unterliegen und welche Aorten- und Gerinnsel-eigenen, humoralen oder cellulären Faktoren eine derartige Fibrinolyse initiieren. Den eigenen, morphologischen, histochemischen und gerinnungsanalytischen Untersuchungen wurde eine gedrängte Darstellung *theoretischer Grundlagen einer Fibrinolyse vorausgestellt*. Dabei konnten im gegebenen Rahmen indessen nur diejenigen Aspekte einer humoralen oder cellulären Fibrinolyse berücksichtigt werden, die für das Verständnis der eigenen morphologischen und gerinnungsanalytischen Untersuchungen notwendig waren. Die Darstellung kann und will mithin keinen Anspruch auf Vollständigkeit erheben.

IV. Theoretische Grundlagen der Fibrinolyse

1. Zur Biologie und Biochemie des Plasminogen-Plasmin-Systems

Das Phänomen der Fibrinolyse ist seit Jahrhunderten bekannt, in seinen vielfältigen physiologischen und pathophysiologischen Teilaspekten indessen auch heute noch nicht geklärt, obwohl die enge Verzahnung mit der Erforschung des Gerinnungsablaufes zu einer wesentlichen Intensivierung der Analyse derartiger Teilaspekte beigetragen hat. Gerinnung und Fibrinolyse stehen im Interesse der Liquidität des Blutes einerseits, der Abdichtung und Permeabilität der Gefäßwand andererseits wahrscheinlich in einem dynamischen Gleichgewicht, die „latente Gerinnung" (LASCH) als ununterbrochener physiologischer Gerinnungsvorgang wird notwendigerweise ergänzt und kompensiert durch eine „latente Fibrinolyse".

Wirksames Prinzip der intravasalen physiologischen Fibrinolyse ist *Plasmin*, eine Protease (MG 89 000) mit hoher Affinität zu Fibrin. Das Plasminmolekül (Monomer) besteht aus 2 Polypeptidketten, die durch eine einzelne Disulfidbrücke miteinander verbunden sind. Wird diese Disulfidbrücke — bei pH 9 in 8 M Harnstoff — aufgebrochen, so resultiert ein vollständiger Verlust an enzymatischer Aktivität (ROBBINS, SUMMARIA, HSIEH u. SHAH, 1967), während die Reduktion anderer im Molekül und seinen Polypeptidketten vorhandener Disulfidgruppen (bei pH 3) nur zu schrittweiser Verminderung der fibrinolytischen Aktivität führt. Die beiden Polypeptidketten (α- und β-Kette) zeigen in der Gelelektrophorese ein unterschiedliches Verhalten, die leichtere β-Kette besitzt ein Molekulargewicht von 25 700, die schwerere α-Kette ein solches von 57 200 (SUMMARIA et al., 1967).

Freies Plasmin tritt im Blut nur unter gewissen pathologischen Zuständen auf, da neugebildetes Plasmin sich außerordentlich rasch mit sog. Antiplasminen verbindet und dadurch inaktiviert wird. Erst nach Entfernung der Inhibitor-haltigen Serumfraktion ist die „unspezifisch"-proteolytische und „spezifisch"-fibrinolytische Aktivität der Plasmin-haltigen Globulinfraktion mit Fibrin als Substrat bestimmbar. Daneben kommen unter diesen Bedingungen Casein, Azocasein, Harnstoff-denaturiertes Hämoglobin und synthetische Substrate zur Verwendung. Tritt aber Fibrin im Plasma auf, so verbindet sich neugebildetes Plasmin wesentlich rascher mit diesem Fibrin als mit den Antiplasminen. Diese *selektive Bindung an Fibrin* wird dadurch begünstigt, daß auch die proteolytisch und fibrinolytisch inaktiven Vorstufen des Plasmins, das Plasminogen und die Plasminogen-Aktivatoren, am Fibrin adsorbiert werden können (QUINAN, BOND u. GUEST, 1967). Die sog. Antiplasmine des Plasma werden dagegen unter physiologischen Bedingungen an den Fibrinfasern nicht angereichert und können damit einer fibrinolytischen Aktivität am Fibrin als Substrat nicht entgegenwirken.

Freies Plasmin tritt im Blut nur dann auf, wenn die Konzentration des Plasminogen-Aktivators den physiologischen Spiegel übersteigt und die daraus resultierende Plasmin-Bildung durch den Antiplasmin-Gehalt des Serums, der um das 30fache höher liegt als die physiologische Plasmin-Aktivität, nicht mehr kompensiert und paralysiert werden kann. Dann entfaltet Plasmin neben seiner „spezifisch"-fibrinolytischen eine „unspezifisch"-proteolytische Aktivität und „verdaut" neben Fibrin auch Fibrinogen und eine Reihe weiterer, im Rahmen der Gerinnung und Fibrinolyse wesentlicher, weil in das dynamische Gleichgewicht eingreifender Substrate (Faktor V, VIII, Prothrombin, JUNG u. DUCKERT, 1960). Daneben werden unter derartigen Bedingungen auch einige andere, im Rahmen von Gerinnung und Fibrinolyse inaktive Faktoren proteolytisch gespalten, so einige Komponenten des Komplements, Wachstumshormone, ACTH und Glucagon (FLETCHER et al., 1959; DONALDSON, 1960; MCNICOL et al., 1962).

Die Affinität des Plasmin zu *Fibrinogen* ist etwa 30fach geringer als zu Fibrin. Bei der proteolytischen Spaltung von Fibrinogen („Fibrinogenolyse") entstehen in Abhängigkeit von der Dauer und Intensität der Proteolyse 3 charakteristische plasminresistente Spaltprodukte. NIEWIAROWSKI u. KOWALSKI beschrieben 1958 erstmals ein Spaltprodukt D mit einem MG von 83 000 und ein Spaltprodukt E (MG 35 000) sowie verschiedene Peptide. Das Spaltprodukt D wirkt in einer pH-empfindlichen Frühreaktion als Antithrombin (Antithrombin VI) und hemmt damit die Umwandlung von Fibrinogen in Fibrin unter Verlängerung der Thrombinzeit. In einer pH-unempfindlichen Spätreaktion greift das Spaltprodukt D in die Aggregation des Fibrin ein, indem es gleichsam „betrügerisch" in Fibrin-Polymere eingebaut wird und damit die Ausbildung sog. „Defektpolymere" mit mangelhafter funktioneller Wertigkeit bewirkt. NANNINGA u. Mitarb. (1967) konnten überdies nachweisen, daß Fibrinogenspaltprodukte mit Antithrombin-Aktivität zugleich antifibrinolytische und antifibrinogenolytische Aktivität besitzen und durch Plasmin nicht weiter zerschlagen werden. Derartige Fibrinogen-Spaltprodukte (FSP) treten allerdings schon normalerweise in Spuren im Plasma auf und können durch immunologische Nachweismethoden als nicht mehr gerinnbare Fibrinogen-Derivate erfaßt werden. Unter pathologischen Bedingungen eines excessiven Fibrinogen-Verbrauchs konnten MERSKEY et al. aber bis zu 10% FSP, bezogen auf den normalen Fibrinogengehalt des Plasma, feststellen. LIPINSKI et al. (1967) zeigten eine FSP-Fraktion auf, die zwar in das Fibrin-Gerinnsel inkorporiert wird, zugleich aber das Fibrin löslich und das lösliche Fibrin ungerinnbar macht. Die Autoren diskutieren, daß die Bildung von löslichen Komplexen zwischen Fibrinogen, Fibrinmonomer und anderen Intermediärprodukten der Fibrinogen-Fibrinumwandlung eine entscheidende Bedeutung für die Entstehung des hämo-statischen Defektes besitzen. BARNHART et al. (1967) haben neuerdings die Frage aufgeworfen, ob derartige FSP nicht maßgeblich seien für die Plättchen- und Leuko-cytenklebrigkeit an endothelialen Zellen.

TRIANTAPHYLLOPOULOS u. TRIANTAPHYLLOPOULOS haben unlängst (1967) auch die mikro-molekularen Fragmente der Fibrinogenspaltung einer detaillierten Untersuchung unterzogen. Dabei ließen sich neben großen Mengen Glycin, Lysin und Arginin mindestens 11 Peptide nachweisen. Plasmin spaltet im Fibrin-Molekül im Gegensatz zu Thrombin offenbar zahlreiche Peptidbindungen auf, Antithrombin- oder Antipolymerase-Aktivitäten besitzen diese nieder-molekularen Peptide nicht.

Ob auch die bei der Spaltung von Fibrin entstehenden Spaltprodukte (Fibrino-lyse-Peptide, Metafibrinolyse-Peptide) als Antipolymerase in den Polymerisations-prozeß der Fibrinmonomere eingreifen können (ALKJAERSIG et al., 1962) oder in der Polymerisation nicht mehr wirksam werden, war lange umstritten. SEEGERS, NIEFT u. VANDENBELT (1945) zeigten, daß die Eigenschaften von Spaltprodukten der Fibrinolyse immunelektrophoretisch den FSP außerordentlich ähnlich sind. MITCHELL (1968) erbrachte den Nachweis, daß sich Fibrinogen- und Fibrinspaltprodukte auch in vivo beim Kaninchen identisch verhalten: Im TEG ließen sich sowohl Gerinnungs-hemmung als auch Polymerisationshemmung nachweisen. Die Halbwertszeiten von Fibrin- und Fibrinogenspaltprodukten waren in vivo identisch.

Aus dem Voraufgegangenen wird klar, daß das Ausmaß der Fibrinolyse wesent-lich bestimmt wird durch den Gehalt des Blutes an Plasminogen. Plasminogen, die proteolytisch inaktive Vorstufe des Plasmin, ist ein β-Globulin mit einem Molekular-gewicht von gleichfalls 89 000. Ältere Angaben über ein Molekulargewicht von 143 000 für Plasminogen und 108 000 bis 127 000 für Plasmin (SHULMAN et al., 1958) beruhten offenbar noch auf Verunreinigungen, die von ROBBINS et al. (1965) angegebenen Werte für Plasmin und Plasminogen um 90 000 dürften dagegen repräsentative sein, wenn auch hier noch geringe Verunreinigungen beschrieben werden (ROBBINS et al., 1967). Menschliches Plasminogen und Plasmin haben eine identische Aminosäure-Sequenz, die Aktivierung des proteolytischen Enzyms durch Urokinase (ROBBINS et al.,

1967) oder Streptokinase (SUMMARIA et al., 1967) erfolgt allein über eine hydrolytische Spaltung einer Arginyl-Valin-Bindung zwischen der schwereren α- und der leichteren β-Polypeptidkette. Chemisch unterscheiden sich Plasminogen und Plasmin

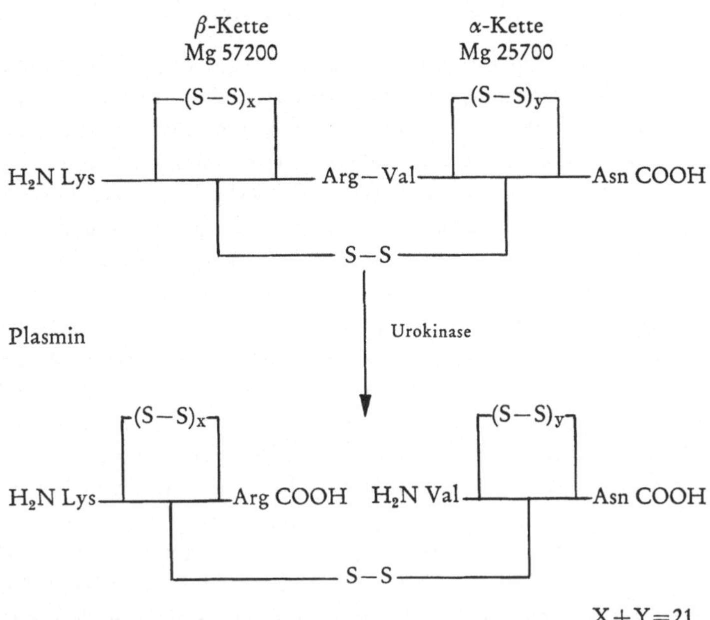

Abb. 4 a. Biochemie der Aktivierung von menschlichem Plasminogen zu Plasmin durch Urokinase. (Nach ROBBINS et al., 1967)

damit wahrscheinlich nur durch das Auftreten eines amino-terminalen Valinrestes und eines carboxyl-endständigen Argininrestes voneinander (Abb. 4 a), ein N-terminales Peptid (BERGSTRÖM, 1964) scheint nicht abgespalten zu werden.

Bei pH 2 wird Euglobulin-Plasminogen allerdings in relativ kurzer Zeit in ein Pseudoglobulin umgewandelt. Dieses Pseudoglobulin unterscheidet sich vom Euglobulin durch reduzierte Löslichkeit und eine ausgeprägte Tendenz zur Aggregation der Moleküle. Nach Aktivierung zu Plasmin besitzt das Pseudoglobulin überdies eine um 40⁰/₀ reduzierte caseinolytische Aktivität. Da Pseudoglobulin das gleiche Molekulargewicht wie Euglobulin besitzt, dürfte eine strukturelle Umformung für diesen Aktivitätsverlust verantwortlich sein.

Bei physiologischem pH ist Plasminogen unlöslich und unstabil, wird aber bei einem pH von 2 in verdünnter Salzsäure löslich und bei 4° C für längere Zeit stabil. Einen Stabilisierungseffekt haben auch Lysin, ε-Aminocapronsäure (EACA) und Substrate. Bei der Cohn-Fraktionierung von menschlichem Plasma tritt Plasminogen sowohl in Fraktion I als auch in Fraktion III auf. Daraus resultiert, daß auch weitgehend gereinigte Fibrinogenpräparate noch Plasminogen in erheblicher Menge enthalten. Für die Herstellung gereinigter Plasminogenpräparate dienen im allgemeinen Fraktion III und Fraktion P (KLINE, 1953; ROBBINS u. SUMMARIA, 1963; HAGAN et al., 1960; KEKWICK u. McKAY, 1954). Plasminogen findet sich angereichert im

Retroplacentarblut, im Graafschen Follikel, im Cervixschleim und in Placentar-
extrakten (v. KAULLA u. SHETTLES, 1953, 1954; REMMERT u. COHEN, 1949). Plasminogen fehlt dagegen in der Regel in Geweben, die Aktivatoren des Plasminogen enthalten.

2. Humorale und celluläre Plasminogen-Aktivierung

Unsere Kenntnisse über den *biologischen Aktivierungsprozeß* des Plasminogens sind
nicht frei von Widersprüchen. Die spontane Aktivität des menschlichen und tierischen
Blutes beruht auf der Existenz eines *plasmatischen* Plasminogen-Aktivators, der sich
durch seine leichte Löslichkeit und Labilität von Gewebsaktivatoren unterscheidet.
1960 berichtete FLUTE über die papierelektrophoretische Identifizierung eines plasmatischen, nicht mit Plasmin identischen Plasminogen-Aktivators. In normalem Blut läßt
sich dieser Aktivator nur nach Verdünnung nachweisen, wobei offenbar ein Aktivator-
Inhibitor-Komplex dissoziiert. VON KAULLA (1967) diskutiert eine Dissoziation des
Aktivator-Inhibitor-Komplexes als mögliche Ursache für die fibrinolytische Aktivität
einer Reihe von synthetischen Fibrinolyse-Aktivatoren (3-substituierte Salicylsäure,
Phenylbutazon, Indomethacin) im Plasma, die selbst keine Plasminogen-Aktivator-
Aktivität besitzen. Die von derartigen synthetischen „Aktivatoren" induzierte Fibri-
nolyse bleibt wesentlich länger erhalten als fibrinolytische Aktivitäten nach enzyma-
tischer Aktivierung. Ähnliches gilt offenbar für die „Aktivator"-Aktivität von
Chloroform.

Die Hauptquelle dieses plasmatischen Aktivators ist offenbar das *Endothel von
Venen und Venolen* und die Gesamtheit der Capillarendothelien (TODD, 1958—1964;
WARREN, 1963, 1964). Traumatische Endothelläsionen, Schock- und Stress-Mechanis-
men, die Hypoxie und eine Reihe von Vasodilatatoren führen zu einer gesteigerten
Abgabe fibrinolytischer Aktivität aus den Endothelien. Dabei scheint die plötzliche
Eröffnung zuvor funktionell ausgeschalteter Capillargebiete zu einem vermehrten
Einstrom endothelialer Plasminogen-Aktivatoren in den Kreislauf führen zu können.
Unter physiologischen Bedingungen einer „normalen" körperlichen Belastung sind
95% des Capillarbettes von der Zirkulation ausgeschlossen. HOLEMANS et al. (1967)
konnten wahrscheinlich machen, daß von der Durchströmung ausgeschlossene Capillargebiete (sog. ruhende Capillaren) eine reiche und effektive Quelle endothelialen Plasminogen-Aktivators darstellen und für die Steigerung fibrinolytischer Aktivitäten im
Plasma bei Wiedereröffnung infolge Hypoxie, Schock- und Stress-Situationen und
Vasodilatation wesentlich verantwortlich sind. Adrenalin und körperliche Anstren-
gung induzieren gleichfalls eine Freisetzung von Plasminogen-Aktivatoren (FEARNLEY
u. LACKNER, 1955). Die spontane fibrinolytische Aktivität zeigt darüber hinaus nächt-
liche Schwankungen, die unabhängig von körperlicher Aktivität auftreten (FEARNLEY
et al., 1957; BILLIMORIA et al., 1959; BUCKELL u. ELLIOT, 1959).

Im *Gewebe* lassen sich *zwei verschiedene Aktivatoren* nachweisen, ein löslicher,
labiler, der möglicherweise dem bluteigenen Plasminogen-Aktivator entspricht, und
ein stabiler, der nur im Gewebe vorkommt und offenbar an die Mikrosomenfraktion
des Cytoplasmas gebunden ist (TAGNON u. PALADE, 1950). Labile Aktivatoren kommen vor im Urin (ASTRUP u. STERNDORFF, 1952), in der Samenblasenflüssigkeit bzw.
im Sperma (v. KAULLA u. SHETTLES, 1953; LUNDQUIST et al., 1955), im Cervixschleim
und in der Flüssigkeit der Follikel des Ovars (v. KAULLA u. SHETTLES, 1953, 1954).

Astrup u. Sterndorff fanden einen Plasminogen-Aktivator in der Milch, Storm (1955) einen solchen in der Tränenflüssigkeit. Albrechtsen u. Hess-Thaysen (1955) beobachteten fibrinolytische Aktivität im Speichel. Es wird diskutiert, ob solche labilen Aktivatoren die Aufgabe haben, einer Verstopfung der Ausführungsgänge sog. „Gangorgane" durch Fibrinausfällung entgegenzuwirken.

Die cellulär gebundenen *unlöslichen* Aktivatoren des Gewebes sind dagegen im wesentlichen für eine gewebliche Fibrinolyse verantwortlich. Ihre Freisetzung erfolgt bei Zellschädigung verschiedenster Art, bei Beeinflussung der Zelloberfläche durch sog. „zellaffine Substanzen" (Pyrogene, Allergene, Antigene), bei autolytischen Prozessen. Experimentell läßt sich der cellulär gebundene Gewebsaktivator in Gegenwart von 2 M Caliumthiocyanat, Harnstoff oder bei saurem pH-Wert freisetzen. Nach Bachmann et al. (1964) ist dieser Aktivator ein Protein mit einem Sedimentationskoeffizienten von 3 S, Stabilität und Löslichkeit sind zwischen pH 2 und 4 optimal. Der Aktivierungsmechanismus des Gewebsaktivators entspricht weitgehend dem eines im menschlichen Urin auftretenden, isolierbaren und inzwischen auch in hochgereinigter, kristalliner Form vorliegenden Aktivators, der sog. Urokinase (MacFarlane u. Pilling, 1947; Lesuk, Terminiello u. Traver, 1965).

Urokinase besitzt ein Molekulargewicht von 54 000, das Enzym ist stabil und temperaturunempfindlich. Es besitzt Esterase-Aktivität und hydrolysiert Arginin- und Lysinester. Die Ester sind zugleich potente Inhibitoren der Plasminogenaktivierung durch Urokinase. Neben diesem Urokinase-Molekül mit einem MG von 54 000 sind im menschlichen Urin noch Urokinase-Aktivitäten eines Moleküls mit einem MG von 27 000—35 000 nachgewiesen worden. Lesuk u. Mitarb. (1967) konnten den Beweis erbringen, daß es sich bei diesen niedermolekularen Urokinase-Aktivitäten um noch enzymatisch aktive proteolytische Fragmente nach Kontakt mit Urin- bzw. bakteriellen Proteinasen handelt.

Fletcher et al. vertreten die Ansicht, der Gewebe-Aktivator sei die primäre Ausgangsform der im Organismus auftretenden Aktivatoren, der plasmatische Aktivator die für die Liquidität des Blutes verantwortliche Zwischenform und Urokinase die im Urin ausgeschiedene Form. Alle drei Aktivatoren seien bezüglich ihrer Provenienz letzlich identisch. Die Beobachtung von Painter (1961), daß Hunde- und Affennierenepithelien in der Gewebekultur Urokinase zu bilden in der Lage sind, hat erhebliche Zweifel an dieser Interpretation aufkommen lassen.

Es ist darüber hinaus wiederholt die Frage diskutiert worden, ob Urokinase als *die* plasmatische Plasminogen-Aktivator-Aktivität in das renale Capillarsystem abgegeben werden könne. Buluk u. Mitarb. (1962, 1964) konnten nachweisen, daß Nierengewebe unter normalen Bedingungen einen Aktivator in das Nierenvenenblut abgibt, der wahrscheinlich in Tubulusepithelien, vor allem in den Henleschen Schleifen, gebildet wird. Niewiarowski et al. (1964) konnten nach Sublimatvergiftung der Tubulusepithelien beim Hund eine Abnahme der fibrinolytischen Aktivität im Nierenvenenblut registrieren. Urokinase wird — wie experimentelle Untersuchungen mit kristallinen menschlichen Präparaten gezeigt haben (Lazer u. Barlow, 1967) — im Serum spezifisch an Proteine gebunden und zeigt dann, abweichend vom Urokinase-Präparat, eine elektrophoretische Bande im α_2-Globulinbereich. Der Serum-Urokinase-Komplex ist unverändert biologisch aktiv und vermag Fibringerinnsel wie das kristalline Enzym aufzulösen. Während aber Urokinase in wäßriger Lösung relativ stabil ist, fällt die Aktivität des Serum-Aktivators innerhalb von Minuten ab (Kaller, 1968). Kwaan u. Astrup (1967) haben in Untersuchungen mit Gewebekulturen von Nierenendothelien gezeigt, daß auch Nierenendothelien bis zu 12 Wochen lang Plasminogen-Aktivatoren in das Kulturmedium sezernierten und damit gleichfalls als potente Produzenten des im Nierenvenenblut beobachteten erhöhten fibrinolytischen Potentials angesehen werden müssen. Auch HOLEMANS u. Mitarb. (1967) haben sich aufgrund ihrer Untersuchungen mit pharmakologischen Vasodilata- toren (s. o.) an isoliert perfundierten Hundenieren gegen eine Identität der Urokinase mit dem plasmatischen Plasminogen-Aktivator ausgesprochen. Die Diskussion ist bislang nicht ab- geschlossen.

Ungeklärt ist auch die Frage nach Wesen und Bedeutung eines plasmatischen Pro- aktivators. Vergleichende Untersuchungen mit dem bakteriellen Plasminogen-Akti- vator *Streptokinase* aus hämolytischen Streptokokken führten zu dem Ergebnis, daß dieser bakterielle Aktivator Plasminogen nicht direkt, sondern erst unter Verbindung mit einem „Streptokinase-Cofaktor", einem *Proaktivator*, aktiviert. Nach ASTRUP u. MÜLLERTZ (1952), MÜLLERTZ u. LASSEN (1953) u. a. wird durch Streptokinase ein im menschlichen Plasma eigenständiger Proaktivator in einen Plasminogen-Aktivator überführt. Rinderplasma besitzt diesen Proaktivator offenbar nicht, Streptokinase vermag das im Rinderfibrin adsorbierte Plasminogen nicht zu aktivieren. Das von ASTRUP und seiner Schule vertretene Aktivierungssystem der Fibrinolyse ist in der schematischen Abb. 4 b wiedergegeben.

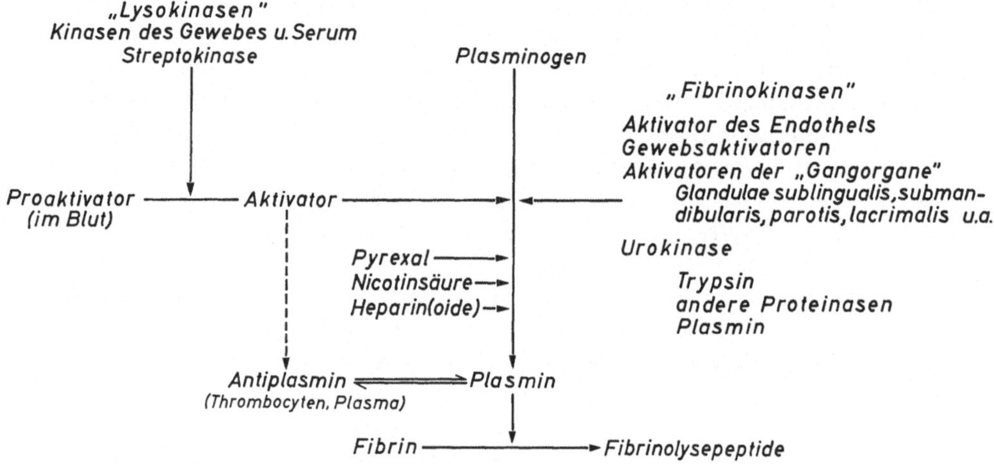

Abb. 4 b. Aktivierung der Fibrinolyse. (Nach ASTRUP)

Gegenüber der Existenz eines eigenständigen plasmatischen Proaktivators bestehen erhebliche Zweifel (KLINE, 1961, 1963; BAUMGARTEN u. COLE, 1961; HEIMBURGER, 1962; SCHWICK, 1964). Alle Bemühungen, Proaktivator-freies Plasminogen oder Plasminogen-freie Coaktivatoren aus Plasma zu isolieren, verliefen erfolglos. KLINE postulierte aufgrund seiner Untersuchungen ein sog. Einkomponentensystem der Plas- minogen-Aktivierung, bei dem das Plasminogen eine im Rinderplasminogen fehlende Molekülsequenz enthält, kraft deren es in Gegenwart von Streptokinase zu Plasmin aktiviert wird. Das Einkomponentensystem nach KLINE (1961) ist mit einer zweiten von KLINE (1963) in Abb. 5 wiedergegeben.

HEIMBURGER (1962) und SCHWICK (1964) nehmen ähnlich wie KLINE die Existenz eines bestimmten Molekülbezirks am Plasminogen als Ursache für die Streptokinasebindung und Plasminogenaktivierung an und sprechen in diesem Sinne von einem nicht auftrennbaren Proaktivator-Plasminogen-Komplex (PP-Komplex), mit dem Streptokinase eine äquimolare Bindung eingeht. Plasminogen-Streptokinase-komplexe lassen sich, gekennzeichnet durch ihre Aktivator-Eigenschaft, sowohl mittels Fibrinagarelektrophorese als auch in der Ultrazentrifuge (BAUMGARTEN u. Mitarb., 1961) darstellen. Der Streptokinase-PP-Komplex ist durch ε-Aminocapronsäure

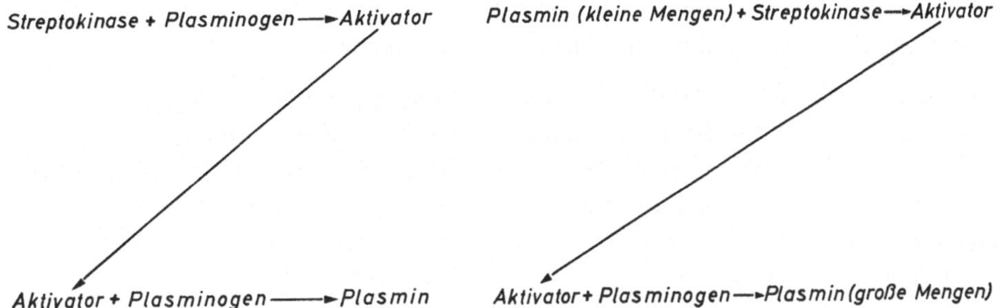

Abb. 5. Einkomponenten-Systeme der Plasminogen-Aktivierung. (Nach KLINE)

(EACA) aufspaltbar, da EACA eine größere Affinität zum PP-Komplex besitzt als Streptokinase. Streptokinase ist nach Verdrängung aus dem PP-Komplex im α_2-Globulinbereich präcipitierbar (Abb. 6).

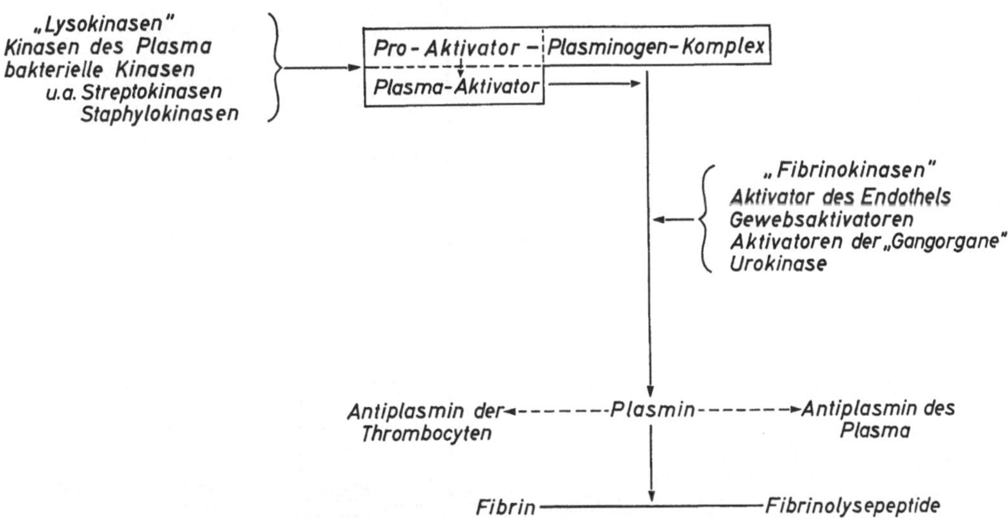

Abb. 6. Darstellung der Fibrinolyse-Aktivierung. (Nach HEIMBURGER)

Substanzen, die wie Streptokinase den von ASTRUP u. Mitarb. postulierten Proaktivator des Plasma in einen plasmatischen Aktivator des Plasminogen überführen, werden nach ASTRUP als Lysokinasen bezeichnet, eine Nomenklatur, die auch von HEIMBURGER u. SCHWICK übernommen wurde. Durch Lysokinasen aktivierbare Proaktivatoren wurden vor allem im Plasma, daneben aber auch in menschlicher Amnionflüssigkeit, in der Lymphe, in der Synovialflüssigkeit und im Ascites nachgewiesen (v. KAULLA et al., 1953; ALBRECHTSEN, STORM u. TROLLE, 1955; ALBRECHTSEN, STORM u. CLAASEN, 1958; KWAAN, 1964). Charakteristisch für alle diese Proaktivatoren ist, daß sie allein fibrinolytisch inaktiv waren, nach Kontamination mit Streptokinase aber Plasminogen zu aktivieren vermochten.

Körpereigene Lysokinasen haben sich erstmals im Ascites nachweisen lassen. Die Kinase aus Ascites verflüssigt Proaktivator-reiches Humanfibrin, nicht dagegen Proaktivator-armes Rinderfibrin (ALBRECHTSEN et al., 1958).

3. Biologische und synthetische Fibrinolyse-Inhibitoren

Bereits oben wurde auf die Existenz von Inhibitoren der Plasmin-Aktivität und auf ihre wichtige Rolle bei der Regulation einer physiologischen Fibrinolyse und bei der Inaktivierung spontan auftretender Plasmin-Aktivitäten verwiesen. Bei dem vielstufigen Aktivierungsmechanismus des Plasmin wird verständlich, daß der Hemmung dieser Aktivierungsstufen und der aus ihnen resultierenden fibrinolytischen Aktivitäten im Rahmen eines geordneten Ineinandergreifens von „latenter Gerinnung" und „latenter Fibrinolyse" erhebliche Bedeutung zukommt. Eine Übersicht über die wesentlichsten Inhibitoren gibt Abb. 7.

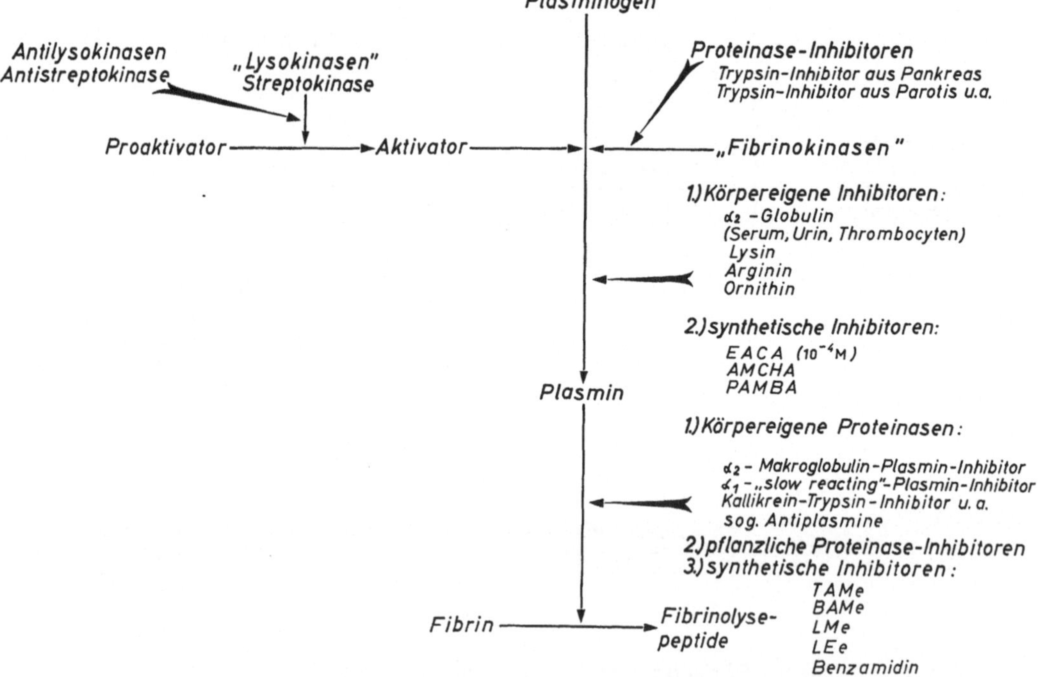

Abb. 7. Natürliche und synthetische Inhibitoren der Plasminogen-Aktivierung und Plasmin-Proteolyse

Aus der großen Gruppe der aus Blutserum isolierbaren Proteinasen-Inhibitoren mit teils polyvalenter, teils spezifischer Inhibitor-Funktion gegenüber körpereigenen Proteinasen sind es vornehmlich ein in der α_2-Globulinfraktion wandernder sog. α_2-Makroglobulin-Plasmin-Inhibitor und ein in der α_1-Fraktion von NORMAN sowie NORMAN u. HILL (1958) aufgefundener Plasmin-Inhibitor, die wirksam in die Hemmung fibrinolytischer Aktivitäten eingreifen. Während der α_2-Makroglobulin-Plasmin-Inhibitor (NORMAN, 1958) eine starke und augenblicklich wirksame Aktivität gegenüber Plasmin besitzt, ist die Inhibitor-Aktivität des α_1-Plasmin-Inhibitors nur in Zeitreaktion wirksam („slow-reacting" Plasmin-Inhibitor). Die Verbindung zwischen Plasmin und dem α_2-Makroglobulin ist stöchiometrisch und reversibel, die Verbindung zwischen Plasmin und dem „slow-reacting" Plasmin-Inhibitor dagegen irreversibel. Ob der α_1-Plasmin-Inhibitor zu einem enzymatischen Abbau von Plasmin führt, ist umstritten. Der Komplex aus Plasmin und α_2-Makroglobulin-Inhibitor wird als *das* Plasmindepot des Serum diskutiert für jedes Substrat, das höhere Affinität zum Plasmin als dieser Inhibitor besitzt.

Aus menschlichem Harn ist daneben eine Inhibitor-Aktivität für Plasmin nachgewiesen worden, die als Minginin von ASTRUP u. NISSEN (1964) in die Literatur eingeführt wurde. Minginin hemmt vorwiegend Trypsin und Chymotrypsin, besitzt aber auch ein geringes Inhibitorpotential gegenüber Plasmin. Urokinase, der Plasminogen-Aktivator des Harnes wird durch Minginin nicht gehemmt (ASTRUP u. NISSEN, 1964).

Aus der großen Gruppe der *polyvalenten Proteinase-Inhibitoren* des tierischen Organismus besitzen insbesondere der Pankreas-Inhibitor des Rindes von KUNITZ (1936) bzw. der Kallikrein-Trypsin-Inhibitor vom Rind nach WERLE u. Mitarb. (1959) aus Parotis, Leber und Lunge hohe Plasmin-Inhibitor-Kapazität, die neuerdings bei pathologischen Zuständen einer Hyperfibrinolyse therapeutisch genutzt wird. Ein von WERLE et al. (1964) aus menschlichem Pankreasgewebe isolierter Proteinase-Inhibitor hat dagegen keinen Effekt auf Plasmin, sondern hemmt ausschließlich Trypsin. Auch der in der α_1-Globulin-Fraktion des menschlichen Serums auftretende Trypsin- und Chymotrypsin-Inhibitor sowie der spezifische α_1-Chymotrypsin-Inhibitor zeigen keine Plasmin-hemmende Wirkung. Plasmin-Inhibitor-Aktivitäten besitzen dagegen der aus Nasen- und Bronchialschleimhaut von Mensch und Säugetieren isolierte Inhibitor sowie die Proteinasen-Inhibitoren aus Samenblasen und Sperma von Mensch und Tier (HAENDLE et al., 1965; VOGEL, TRAUTSCHOLD u. WERLE, 1966).

Unter den pflanzlichen Proteinasen-Inhibitoren sind vornehmlich der Sojabohnen- und der Limabohnen-Inhibitor gegenüber Plasmin aktiv, auch ein aus Kartoffeln gewonnener Trypsin-Inhibitor zeigt antifibrinolytische Aktivität (RABEK u. MANSFELD, 1963). Neben dieser gegen Plasmin gerichteten Aktivität besitzen Proteinase-Inhibitoren auch eine Inhibitor-Aktivität gegenüber einer durch unspezifische körpereigene Proteinasen induzierten Plasminogen-Aktivierung. Die hierfür in Betracht kommenden Inhibitoren umfassen praktisch alle bisher bekanntgewordenen pflanzlichen und tierischen Proteinasen-Inhibitoren, ihre Wirksamkeit steht in Korrelation zur Art der als Aktivatoren auftretenden proteolytischen Enzyme.

Den *synthetischen* Plasmin-Inhibitoren Tosylarginin-methylester (TAMe), Benzoylarginin-methylester (BAMe), Lysinmethylester (LMe) und Lysinäthylester (LEe) kommt vornehmlich theoretisches Interesse zu.

Praktische Bedeutung haben dagegen *synthetische Inhibitoren der Plasminogen-Aktivierung*. Nach der Aufdeckung der Hemmwirkung der ε-Aminokapronsäure (EACA) auf eine Aktivierung von Plasminogen zu Plasmin (ALKJAERSIG et al., 1959) haben sich in den Untersuchungen von OKAMOTO u. OKAMOTO (1962) und LOHMANN, MARKWARDT u. LANDMANN (1963) eine Reihe weiterer synthetischer Hemmkörper mit gegen den Aktivierungsprozeß gerichtetem Inhibitorpotential nachweisen lassen: p-Aminomethyl-Benzoesäure (PAMBA), 4-Aminomethyl-Cyclohexan-Carbonsäure

(AMCHA), p-Aminomethyl-Benzolsulfonsäure. Offenbar ist für den Inhibitoreffekt dieser Hemmkörper der Abstand der Carboxyl- und Aminogruppen entscheidend. Der einfachste Hemmkörper dieser Art wäre Lysin, dessen Inhibitor-Effekt von MÜLLERTZ (1955) sowie von COHN u. WARREN (1960) nachgewiesen wurde. Die Inhibitor-Aktivität von Lysin, Arginin und Ornithin ist allerdings zu gering, um von therapeutischem Nutzen zu sein. HEIMBURGER (1962) konnte zeigen, daß der chemische Angriffspunkt der Plasminogen-aktivierenden Streptokinase die Lysingruppierungen im Plasminogen sind. Werden diese blockiert oder markiert, so unterbleibt die Aktivierungsreaktion. Streptokinase kann durch EACA — wie bereits oben erwähnt — aus seiner Bindung an Plasminogen verdrängt werden. Andererseits ist auch die Bindung von EACA am Plasminogen reversibel, d. h. kompetitiv.

Die Inhibitoren der Plasminogen-Aktivierung EACA und AMCHA zeigen andererseits in höheren Konzentrationen auch Plasmin-Inhibitor-Aktivitäten (ALKJAERSIG et al., 1959; DUBBER, McNICOL u. DOUGLAS, 1964), während niedrigere Konzentrationen die proteolytische Aktivität von Plasmin eher steigern.

Fassen wir die vorliegende Darstellung der theoretischen Grundlagen fibrinolytischer Aktivität im Blut, aber auch im Extravasalraum, zusammen, so muß gesagt werden, daß eine Fibrinolyse thrombotischer Sedimentationen aus einer Vielzahl ineinandergreifender, sich aktivierender oder inhibierender Teilschritte resultiert. Die günstigsten Bedingungen bestehen, das läßt sich aus dem Vorausgegangenen schließen, dann, wenn Fibrin intravasal in relativ reiner, nicht von cellulären Elementen durchsetzter Form vorliegt. Derartige Bedingungen bestehen etwa beim tierexperimentellen Sanarelli-Shwartzman-Phänomen und seinen humanpathologischen Äquivalentbildern. Fibrin ist hier Hauptsubstrat, die räumliche Nähe zwischen Fibrin-Präcipitaten und dem in ihnen adsorbierten Plasminogen und die dichte, engmaschige Substratvernetzung begünstigen den lytischen Angriff ohne wesentliche Hemmung durch celluläre Antiplasmine (FLETCHER et al., 1959; ALKJAERSIG et al., 1959; GRAEFF, KUHN u. BLEYL, 1967). Die im Gefolge überschießender intravasaler Thrombin-Aktivität auftretenden generalisierten intravasalen Fibrin-Präcipitate des Sanarelli-Shwartzman-Phänomens sind auf Grund einer unspezifischen, der Gerinnung vorausgehenden intravasalen Thrombocyten- und Leukocyten-Aggregation überwiegend zellarm und damit einer spontanen oder artefiziellen medikamentös-therapeutischen Fibrinolyse oder Thrombolyse eher zugänglich als Gerinnungs- und insbesondere Abscheidungsthromben.

Die nachfolgenden Untersuchungen hatten das Ziel, die morphologischen Bedingungen einer *Fibrinolyse* und — im weiteren Sinne — *Thrombolyse an thrombotischen Sedimentationen in der menschlichen Aorta* zu analysieren und den morphologischen Äquivalentbildern einer Fibrinolyse und unspezifischen Proteolyse nachzugehen. Vor dem Hintergrund derartiger Äquivalentbilder mußten in gerinnungsanalytischen und histochemischen Untersuchungen die speziellen Bedingungen einer vitalen Fibrinolyse und Thrombolyse von endothelial sedimentierten und intramural inkorporierten Abscheidungsthromben festgestellt werden.

V. Morphologische Untersuchungen an parietalen Thromben der Aorta

1. Material und Methode

Die morphologischen Untersuchungen wurden an insgesamt 104 Aorten mit teils uniloculären, teils multizentrischen parietalen Thromben durchgeführt. Diese wurden mitsamt der darunterliegenden Aorta auf Korkplatten aufgespannt, in toto in 10% Formalin fixiert und nach Paraffineinbettung als Längsschnitte aufgearbeitet (Schnittdicke 4 μ). Färbungen: Hämatoxylin-Eosin, Masson-Goldners Trichrom, Azan, Elastica-van Gieson, Elastica-Masson-Goldner, Versilberung, Astrablau, pH 2, pH 3, Alcianblau-PAS. Fibrinfärbungen: Weigert, Phosphorwolframsäure-Hämatoxylin nach MALLORY, Picro-Mallory V, Martius-Scarlet-Blue, Masson 44/41 und sog. Obadiah-Färbung nach LENDRUM et al. (1962).

2. Befunde

A. Zur Morphologie parietaler Thromben der Aorta

Die Aortenschnitte mit parietaler thrombotischer Sedimentation ließen sich in 3 große Gruppen aufteilen: 1. Thromben auf Atheromen nach atheromatösem Intimaaufbruch, 2. Thromben im Bereich gereinigter arteriosklerotischer Intimaexulcerationen und 3. Thromben bei sog. entzündlicher Sklerose der Aorta.

Thromben auf Atheromen nach atheromatösem Intimaaufbruch

Die histologischen Befunde frischer thrombotischer Sedimentationen über Atheromen sind im Längsschnitt einigermaßen charakteristisch: Atheromatöse Felder mit oberflächlichen, dicht gepackten Cholesterinnadeln über ödematös aufgelockerten, von Quellungsnekrosen und histolytischen Arealen durchsetzten Schichten werden von korallenstockartig aufgeschichteten thrombotischen Massen bedeckt, die die Charakteristika typischer Abscheidungsthromben aufweisen: feinkörnig strukturierte, zu Balken zusammengelagerte Thrombocyten-Aggregate, die umgeben sind von mehr oder weniger breiten Fibrinnetzen mit Erythrocyten-Massen und Leukocyten in wechselnder Intensität in den Maschen dieser Netze (Abb. 8 a). Atherome und Thromben sind in der Regel außerordentlich eng verflochten und vernetzt, das thrombotische Material füllt die kleinsten Lücken und Nischen zwischen den atheromatösen Massen aus, Cholesterinnadeln ragen riffartig in die thrombotischen Massen hinein. Diese lassen insbesondere dann, wenn das thrombotische Material in breiter Lage über mehrere Atheromfelder und -aufbrüche ausgedehnt ist, eine etagierte Schichtung erkennen, bei der die einzelnen Thrombuslamellen z. T. noch die Verlaufsrichtung laminarer Blutströmungen und zwischen den Atheromfeldern auftretender Wirbelströme aufweisen (Abb. 8 b). Mitunter reichen histolytische Areale bis unmittelbar an die Haftstellen der thrombotischen Sedimentationen, andererseits erscheinen auch die oberflächlichen Cholesterinnadeln und das zwischen ihnen ausgebildete amorphe Material plasmatisch durchtränkt (Abb. 9): im Masson 44/41- und Obadiah-Präparat blauschwarz, im Masson-Goldner-Präparat karminrot, nach Phosphorwolframsäure-Hämatoxylin dunkelblau bis violett, nach Martius-Scarlet-Blut und Picro-Mallory V wiederum karminrot.

Ältere thrombotische Sedimentationen zeigen eine weitgehende Homogenisation, die Thrombocyten-Balken und Fibrinmassen sind zusammengesintert, hyalinisiert und zuweilen von schmalen Spalten und Rissen durchzogen (Abb. 10). Eine Cellulation wird nicht mehr sichtbar, aber auch Zeichen einer Organisation fehlen in solchen hyalinisierten thrombotischen Sedimentationen zwischen atheromatösen Massen. Eine Endothelialisierung wird über homogenisierten zusammen-

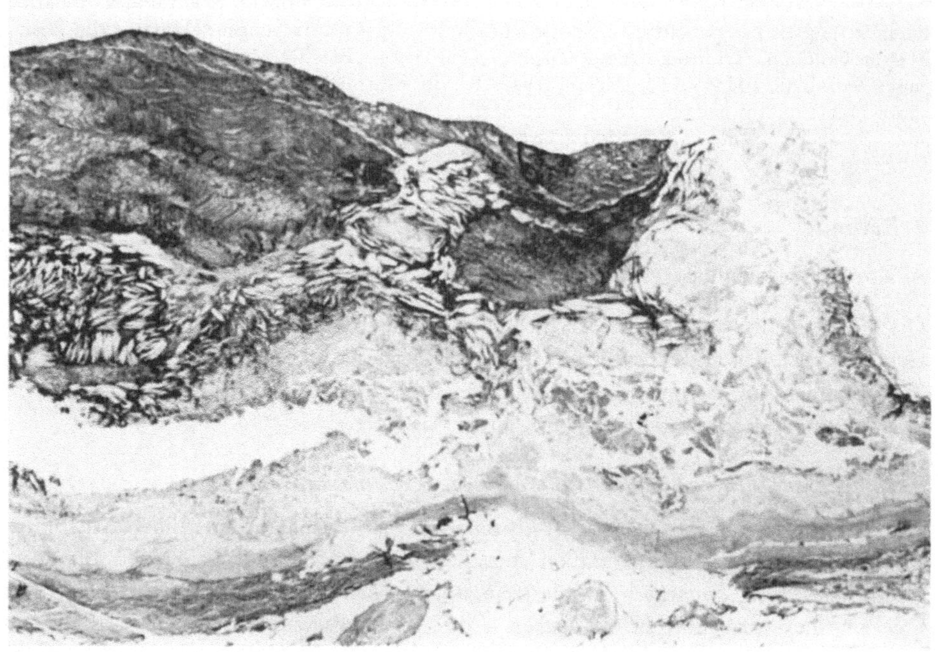

Abb. 8 a u. b. Charakteristischer atheromatöser Intimaaufbruch mit parietaler Abscheidungs-thrombose. Paraffin. Obadiah-Färbung
a Detail-Übersicht mit Darstellung des geschichteten Aufbaus aus histolytischem Atherom, gut erhaltener Cholesterin-reicher Grenzschicht und oberflächlicher Thrombose. Leica-Mikrophoto-gramm 1:6

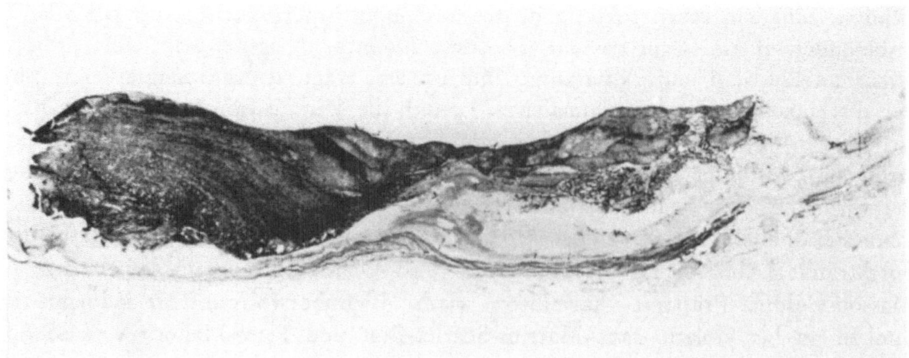

Abb. 8 b. Übersicht mit typischer lamellärer Schichtung der Thrombusmassen (links im Bild) bei von links nach rechts verlaufender Strömungsrichtung. Leica-Mikrophotogramm 1:1$^{1}/_{2}$

gesinterten Abscheidungsthromben auf Atheromen in der Regel nicht sichtbar, die thrombotischen Ablagerungen werden vielfach gleichsam schalenförmig und wallartig von dem atheromatösen Brei eingeschlossen, ohne daß celluläre Elemente der Aorten-

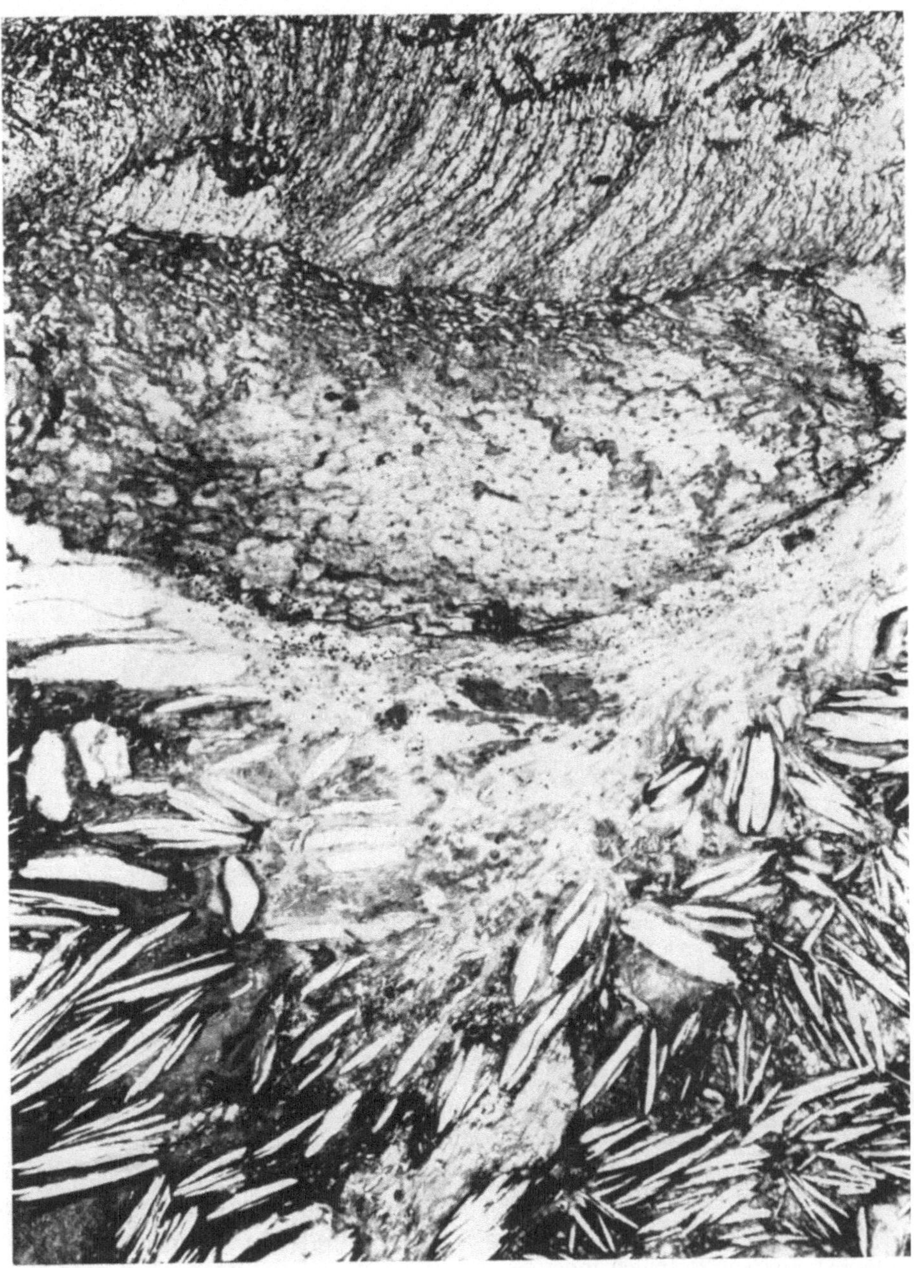

Abb. 9. Gleiches Präparat wie Abb. 8 a und b. Ausgedehnte plasmatische Durchtränkung der oberflächlichen Atherombezirke, die im Zentrum zunehmende histolytische Zerstörung erkennen lassen. Paraffin. Obadiah-Färbung. Mikrophotogramm 1:180

wand in das hyalinisierte thrombotische Material vordringen könnten, um einer cellulären Organisation den Boden zu bereiten oder eine Thrombolyse zu initiieren. Überdies schieben sich aufgebrochenes Atherom und parietaler Abscheidungsthrombus

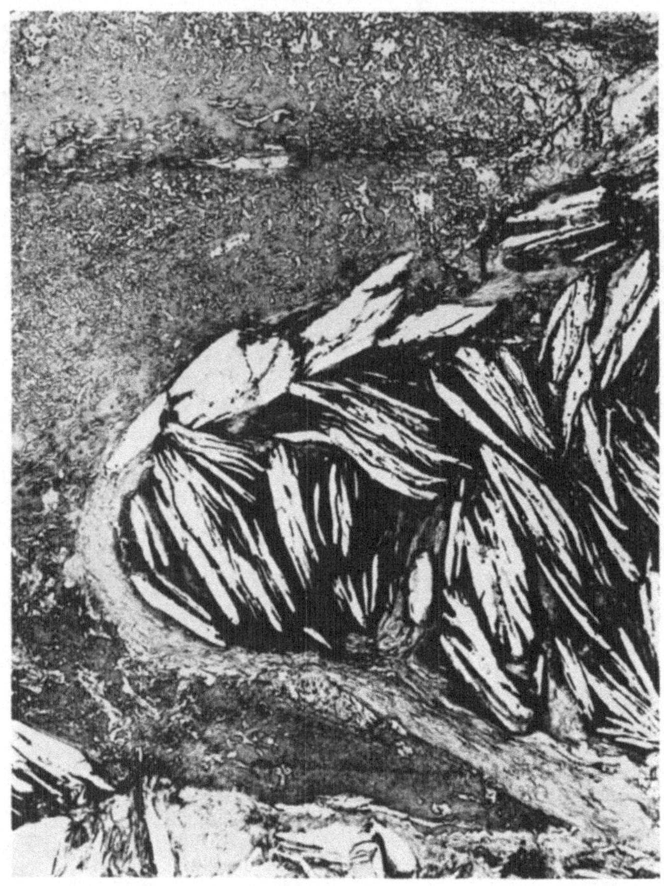

Abb. 10. Homogenisation und Hyalinisierung der thrombotischen Sedimentationen zwischen plasmatisch durchtränkten Cholesterinkristall-reichen Atherommassen. Paraffin, Masson 44/41. Mikrophotogramm 1:180

weit über das Niveau des Endothels der Nachbarschaft in das Gefäßlumen vor und entziehen sich schon durch diese exponierte Lage einer randständig beginnenden Endothelialisierung.

Die hyalinisierten thrombotischen Sedimentationen zeigen mit weiterer Alterung eine grobschollige, acelluläre Auflockerung mit Ausbildung mehr oder weniger breiter Spalten und Löcher, in denen eine kaum anfärbbare, amorphe Masse liegt. Daneben treten herdförmig Cholesterinkristallnadeln zwischen den hyalinisierten Massen auf (Abb. 11). Auch jetzt fehlen indessen jegliche Zeichen einer Organisation oder cellulären Thrombolyse.

Die *etagierte parietale thrombotische Sedimentation* bringt es mit sich, daß die übereinander geschichteten, mehrzeitig entstandenen Thromben häufig eine unter-

schiedlich weit fortgeschrittene Homogenisierung und Hyalinisierung aufweisen. Über
ödematös aufgelockerten, z. T. histolytischen Atheromen, die nur in oberflächlichster
Schicht noch dichtgepackte Cholesterinkristallhöhlen erkennen lassen, finden sich nicht

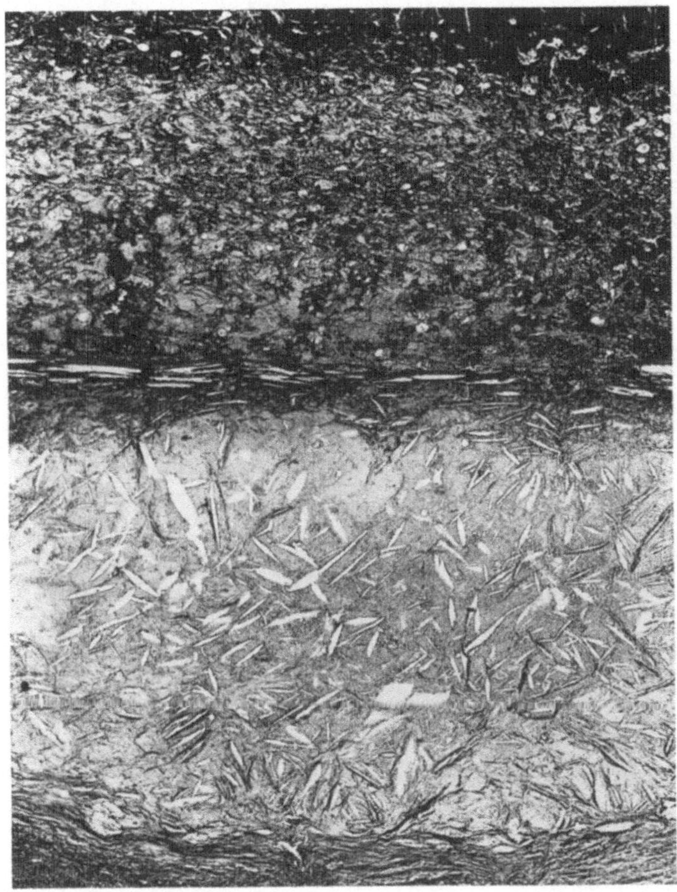

Abb. 11. Fortgeschrittene Hyalinisierung parietaler Thrombusmassen mit rissiger und spaltiger
Auflockerung und einigen disseminierten Cholesterinkristallhöhlen über einem Cholesterin-
reichen Atherom (alter Thrombus?). Paraffin, Martius-Scarlet-Blue. Mikrophotogramm 1:120

selten in mehr oder weniger breiter Schicht ältere, hyalinisierte, von Spalten und
Höhlen durchzogene inkrustierte Sedimentationen, in denen weit verstreut einige
wenige Cholesterinkristallhöhlen sichtbar werden. Solche hyalinisierte spaltenreiche
thrombotische Ablagerungen sind ihrerseits neuerlich überlagert von homogenen „Platten" thrombotischen Materials, die noch keine oder sehr spärliche spaltige und rissige
Auflockerung erfahren haben und noch keine Cholesterinkristallhöhlen aufweisen
(Abb. 12). *Zeichen einer organisatorischen Aktivität werden indessen an keiner der
wechselnd alten etagierten thrombotischen Schichten sichtbar.*
  Gleichzeitig mit der Hyalinisation nimmt auch die Fibrinanfärbbarkeit solcher
parietal sedimentierter Abscheidungsthromben zunehmend ab, zuletzt in Obadiah-

und Masson 44/41-Präparaten. Das entspricht den Angaben von LENDRUM et al., daß beide Färbungen insbesondere alterndes Fibrin darzustellen vermögen. Der Farbwandel vollzieht sich im Obadiah-Präparat von schwarzgrau über blaugrau nach gelb-

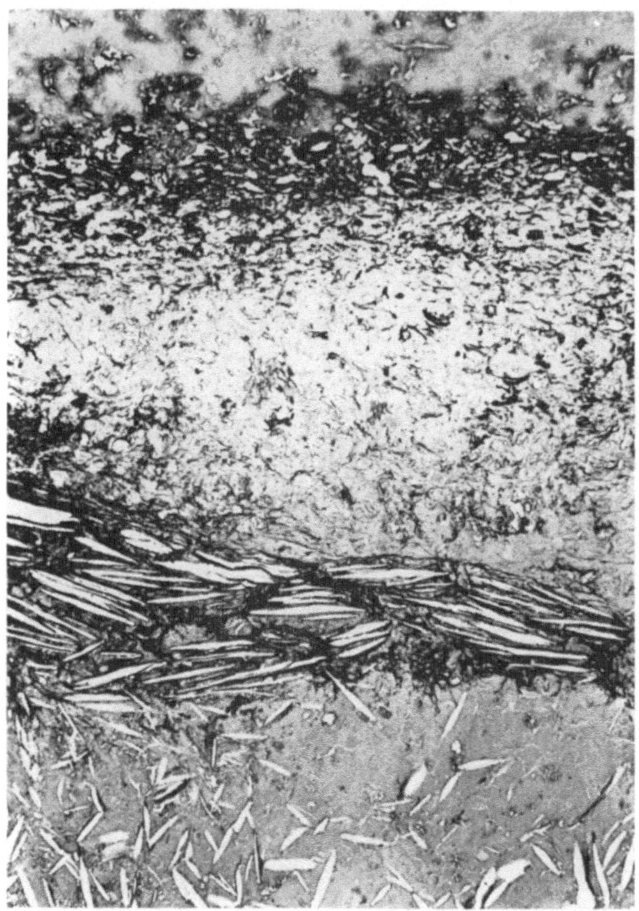

Abb. 12. Etagierte Thrombose über einem älteren Atherom. Oben ein weitgehend homogenisierter parietaler Abscheidungsthrombus über fettig degenerierenden Anteilen eines 2. älteren Abscheidungsthrombus. Paraffin. Picro-Mallory V. Mikrophotogramm 1:150

grau, im Masson 44/41-Präparat von dunkelblau nach graublau. In allen übrigen Färbungen tritt der Farbumschlag im allgemeinen wesentlich früher auf.

Besondere Verhältnisse lassen sich im Bereich von Atheromen beobachten, bei denen der atheromatöse Aufbruch der Intima gleichzeitig zu einer mehr oder weniger starken Dissektion atheromatöser Ablagerungen und zu einem Einwühlen plasmatischer Flüssigkeiten zwischen den atheromatösen Dissektionen geführt hat. Solche coagulierte plasmatische Proteine liegen dann in der Regel eingebettet in eine meist amorphe atheromatöse Masse, homogenisieren und hyalinisieren dort, zeigen eine grobschollige Auflockerung unter Ausbildung breiter Risse und Spalten und verklumpen schließlich, nachdem auch hier disseminierte Cholesterinkristallhöhlen sichtbar wurden, mit dem

atheromatösen Brei der Umgebung. Indizien einer von der Intima ausgehenden
Organisation fehlen (Abb. 13). Die Homogenisierung und Hyalinisierung ist vielmehr
in den lumenwärtigen plasmatisch-thrombotischen Schollen häufig weiter fortgeschrit-

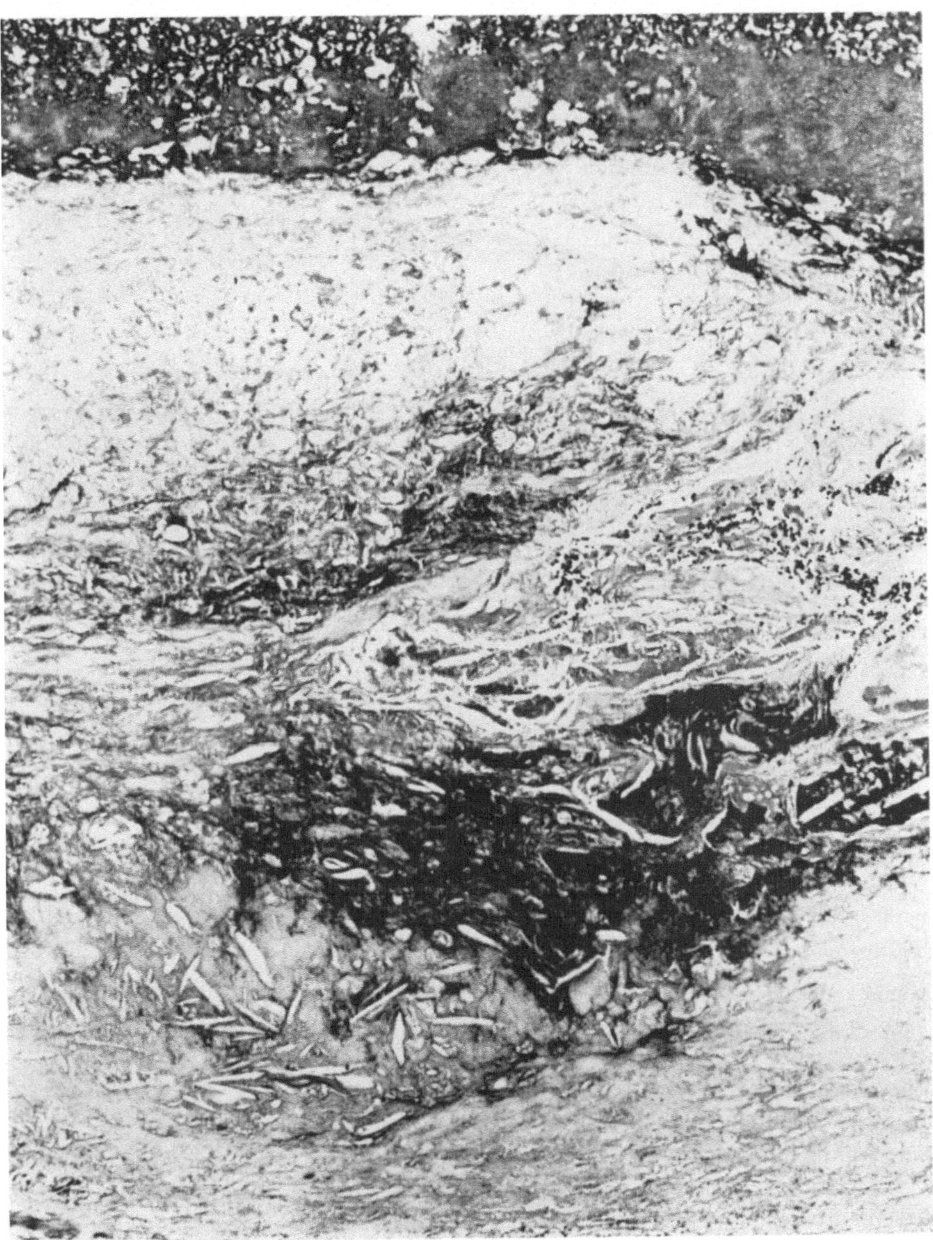

Abb. 13. Etagierte parietale Thrombose über einem partiell histolytischen Atherom, das oberflächlich unter Dissektion von plasmatischen, sekundär coagulierten Massen durchspült wurde.
Darüber ein alter, hyalinisierter, partiell schollig zerfallener Abscheidungsthrombus, der im
Bereich des oberen Bildrandes von frischeren, homogenisierten thrombotischen Sedimentationen
bedeckt wird. Paraffin, Obadiah-Färbung. Mikrophotogramm 1:150

ten als in den basalen, tiefer in den atheromatösen Massen eingelagerten plasmatischen Ablagerungen.

Mit fortschreitendem atheromatösem und thrombotischem Gefäßwandumbau werden in Längsschnitten regelrechte „Verwerfungen" zwischen atheromatösen und hyalinisierten Intimaschichten sichtbar, die eine pathogenetisch orientierte Auswertung erheblich erschweren können. Zu welcher strukturellen Verzahnung Atheromatose und Thrombose an der parietalen Aortenwand führen können, mag aus der Bildfolge der Abb. 14 a bis c ersichtlich werden. Die Aortenwand eines 75 Jahre alt gewordenen

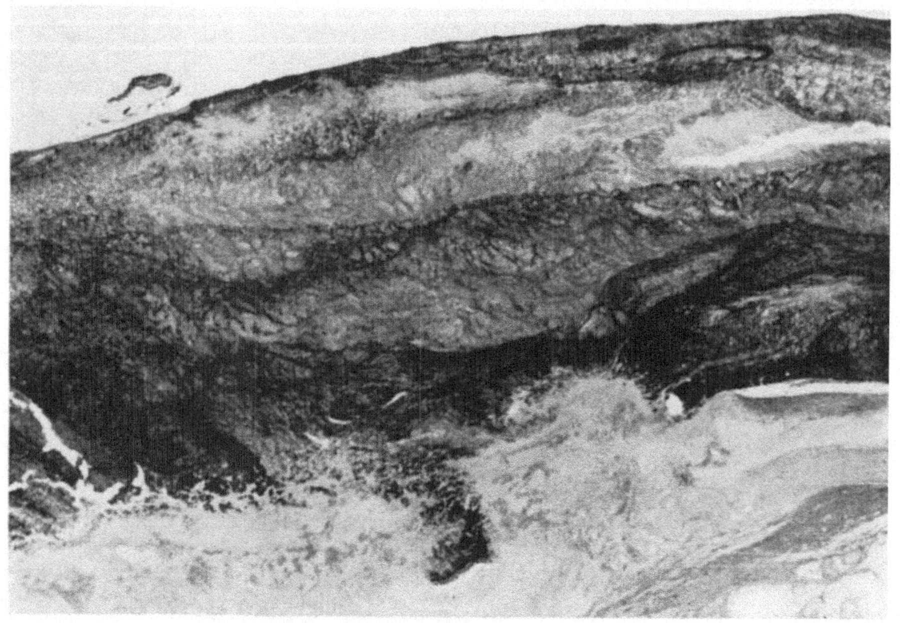

Abb. 14 a—c. Etagierte parietale Abscheidungsthrombose über fettarmen, histolytisch partiell aufgelockerten atheromatösen Massen.
a Unter der thrombotischen Sedimentation ältere grau-schwarze Fibrinreste zwischen atheromatösen Massen im Bereich des histolytisch aufgelockerten Atheroms. Leica-Mikrophotogramm 1:6.

Mannes, der in den letzten Jahren seines Lebens an einer Prostatahypertrophie und eitrigen Pyelonephritis gelitten hatte und an einem Vorderwandinfarkt verstorben war, zeigte, wie auch andere Gefäßprovinzen, eine hochgradige exulcerierende Skleratheromatose mit breiten thrombotischen Sedimentationen. Bei der feingeweblichen Untersuchung ließ einer dieser multiloculären Thromben eine korallenstockartig aufgeschichtete etagierte Sedimentation über einem von Faserverquellungen und breitflächigen Quellungsnekrosen mit Histolyse durchsetzten, ödematös aufgelockerten Atherom erkennen (Abb. 14 a). In den Randpartien dieses Atheroms fanden sich wechselnd ausgedehnte resorptiv-zellige Infiltrate und kleinere Blutungen. Mit Fibrinfärbungen ließ sich zeigen, daß sich atheromatöses Beet und ältere thrombotische Sedimentationen in breiter Front ineinandergeschoben und durchsetzt hatten. In der Umgebung resorptiv-zelliger Infiltrate fanden sich schollenartige, grobkörnige ältere Fibrin-Ablagerungen, die durch die resorptivzelligen Infiltrate z. T. fibrinolytisch und proteolytisch angedaut worden waren. Die zelligen Infiltrate schoben sich gegen die parietal sedimentierten, auf den atheromatösen Massen abgelagerten, partiell homogenisierten und hyalinisierten Fibrin- und Thrombocyten-Kondensate vor (Abb. 14 c).

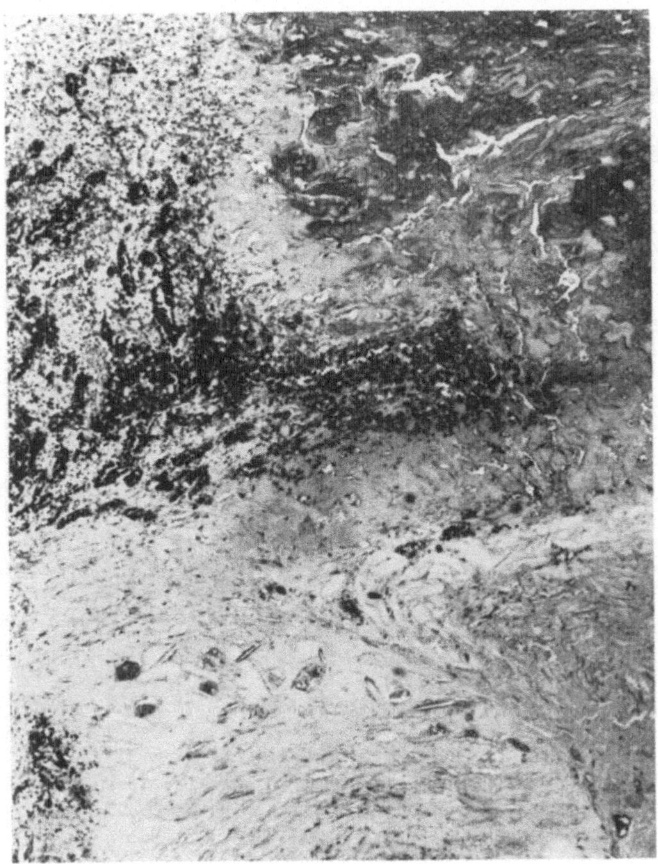

Abb. 14 b. Vom Rande her vordringendes Granulationsgewebe mit Gefäßsprossen und dichten resorptiv-zelligen Infiltraten im Grenzbereich zwischen partiell homogenisierten thrombotischen Massen und alten atheromatös umgewandelten Thrombusresten. Mikrophotogramm 1:120

Unmittelbar unter diesen von der Seite her vordringenden resorptiv-zelligen Granulationsgewebsläufern fanden sich breite fein- und grobkörnige thrombocytäre Kondensate, die nur noch vereinzelt grauschwarz tingierte Fibrinlamellen im Obadiah-Präparat erkennen ließen. Zwischen diesen älteren Thrombocyten-Aggregaten waren Cholesterinkristallnadeln erkennbar (Abb. 14 b). Das offenbar frischere thrombocytäre Kondensat hatte sich über einer älteren, vollständig homogenisierten und hyalinisierten, von disseminierten Cholesterinkristallhöhlen durchsetzten thrombotischen Sedimentation abgelagert, die ihre Provenienz nur noch bei stärkerer Vergrößerung erahnen ließ. Die rezidivierende parietale Thrombose hatte via Homogenisation und Hyalinisierung zu einem Cholesterin-haltigen, dicht kondensierten Thrombohyalin geführt, das von einem intramural entstandenen Atherom kaum zu unterscheiden war.

Thrombocyten waren breitflächig über diesem Thrombohyalin sedimentiert, ehe
frischere thrombotische Ablagerungen mit korallenstockartiger Riffelung lumenwärts
ausgebildet worden waren. Die resorptiv-zellige Infiltration hatte Thrombohyalin und
kondensierte Thrombocyten-Schichten umgangen und sich gegen das frischere parietale
Thrombusmaterial vorgeschoben.

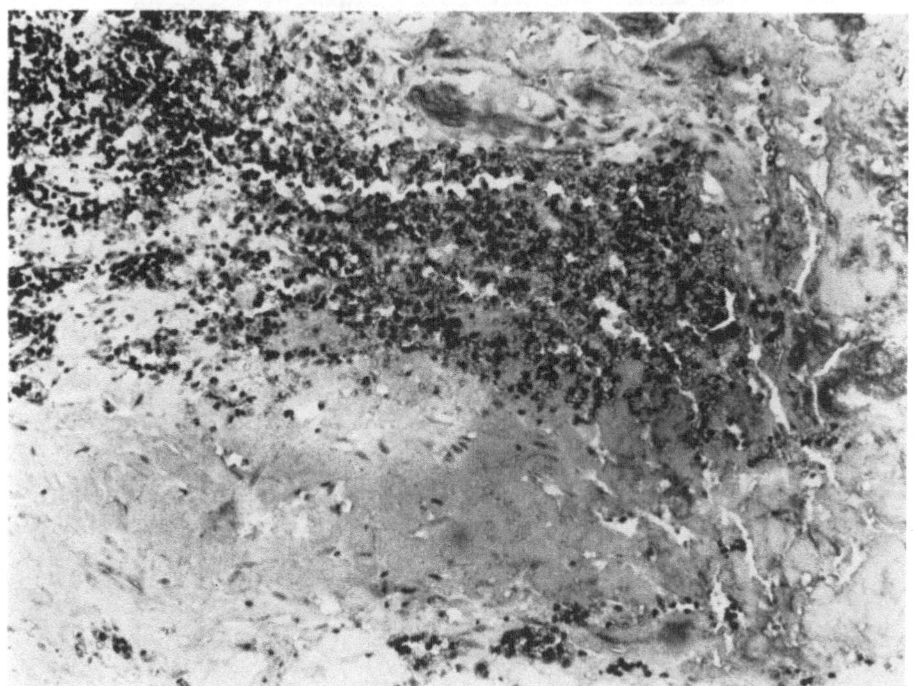

Abb. 14c. Teilaspekt der Abb. 14b: Die resorptiv-zelligen Infiltrate dringen nicht gegen den partiell kondensierten thrombocytären Wall in der unteren Bildhälfte vor. Mikrophotogramm 1:210

Die vorliegende Beobachtung an etagierten parietalen Thromben auf atheromatösen Plaques demonstriert damit zugleich aber das Schicksal parietaler thrombotischer
Sedimentationen, wenn diese nicht einer frühzeitigen Thrombolyse unterworfen werden. Das unter Kondensation und Hyalinisation häufig nur wenig schrumpfende
Thrombohyalin degeneriert fettig und läßt sich dann in der Regel nur noch schwer
von *intramural* entstandenen Atheromen unterscheiden. In den auf älteren Athromen
ausgebildeten, allseits von atheromatösen Massen eingeschlossenen parietalen Thromben läßt sich diese „Metamorphose" besonders gut nachweisen, weil fibrinolytische und
resorptiv-proteolytische Aktivitäten im allgemeinen nicht an den Thrombus als ihr
Substrat herangelangen können.

Thromben im Bereich gereinigter atheromatöser Intimaexulcerationen

Parietale thrombotische Sedimentationen in gereinigten atheromatösen Intimaexulcerationen erweisen sich bei mikroskopischer Untersuchung häufig als wesentlich ausgedehnter, als dies aufgrund des makroskopischen Eindruckes zu erwarten gewesen

wäre. Nur zuweilen heben sie sich aus dem Niveau der Intima-Endothelien hervor und ragen in das Gefäßlumen. In den Randbereichen des Intimaaufbruchs wühlen sie sich in mehr oder weniger breiten Straßen zwischen dissezierenden Intimaschichten vor.

Auch diese thrombotischen Sedimentationen sind vielfach nicht einzeitig entstanden. Ältere partiell homogenisierte und kondensierte thrombotische Sedimentationen mit weitgehend eingeebneter, vereinzelt bereits endothelialisierter Oberfläche werden von frischeren parietalen Abscheidungsthromben überlagert, deren Fibrinlamellen neuerlich noch Konturen präexistenter Wirbelbildungen im plasmatischen Randstrom erkennen lassen (Abb. 15).

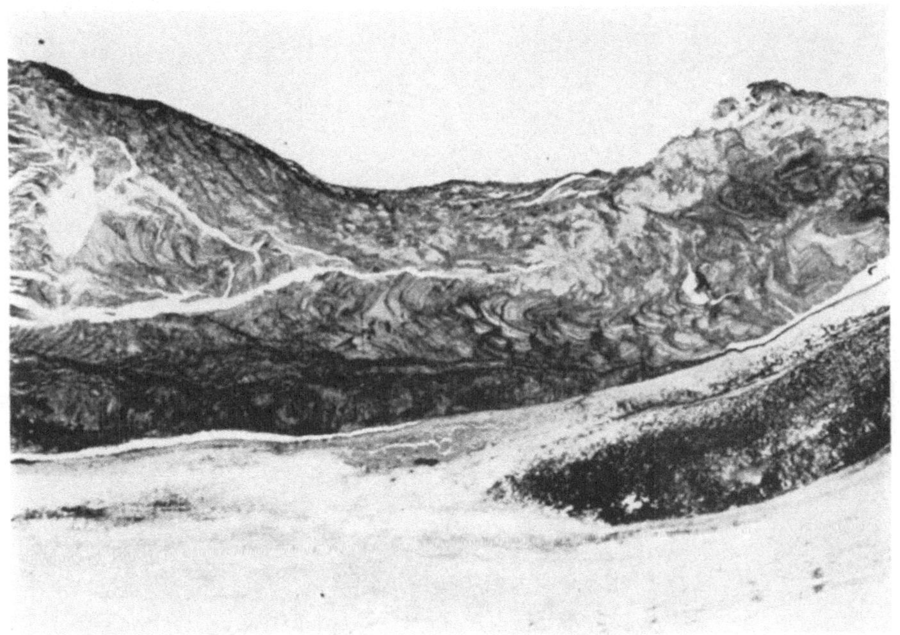

Abb. 15. Ausgedehnter atheromatöser Intimaaufbruch mit „nivellierender" älterer parietaler Thrombose und frischeren thrombotischen Sedimentationen. Die Fibrinlamellen markieren den Verlauf präexistenter Wirbelbildungen im plasmatischen Randstrom. Rechts Intimadissektionen durch plasmatische Massen. Paraffin. Obadiah-Färbung. Mikrophotogramm 1:6

Der feingewebliche Aufbau entspricht wiederum dem eines typischen Abscheidungsthrombus. Die korallenstockartigen Thrombocyten-Balken sind in den basalen Intimanahen Thrombuszonen frischer thrombocytärer Sedimentationen mit einiger Regelmäßigkeit wesentlich breiter und großflächiger als in den lumennahen oberflächlichen Intimabezirken. Auch die herzwärtigen Thrombusanteile zeigen zumeist großflächigere Thrombocyten-Aggregate als die distalen. In den primär entstandenen thrombotischen Sedimentationen des atheromatösen Ulcusgrundes erreichen solche ausschließlich aus Thrombocyten aufgebaute Aggregate oft eine beträchtliche Ausdehnung, während die aus Fibrin, Erythrocyten sowie einigen wenigen Leukocyten bestehenden Anteile auf schmale Straßen und Inseln beschränkt bleiben. In den distalen, oberflächlichen Sedimentationen überwiegt dagegen zumeist das Erythrocyten-haltige Fibrin-Maschenwerk die thrombocytären Aggregate (Abb. 16 a u. b).

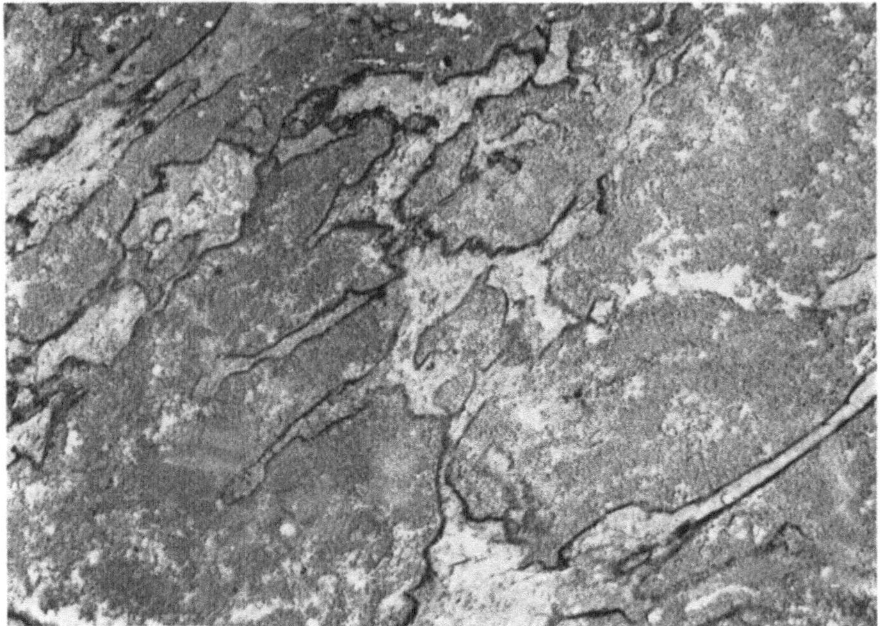

Abb. 16 a u. b. Teilausschnitte aus verschiedenen Bereichen parietaler thrombotischer Sedimentationen
a Kopfteil mit dichten Thrombocyten-Aggregaten, zwischen denen nur schmale Fibrin-haltige „Interstitien" liegen

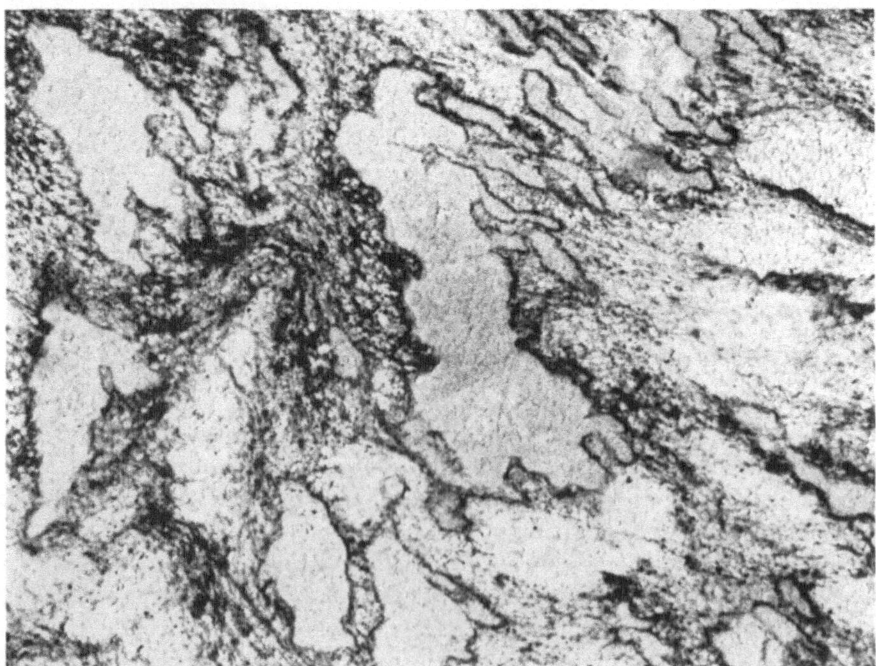

Abb. 16 b. Distaler Teil des Abscheidungsthrombus mit inselartigen Thrombocyten-Aggregaten zwischen breiten „Interstitien". Paraffin. Masson 44/41. Mikrophotogramm 1:150

Endothelialisierungen werden wesentlich häufiger sichtbar als an Thromben über atheromatösen, nur oberflächlich aufgebrochenen Plaques. Insbesondere über „eingeebneten", im Niveau des Endothels der Intima benachbarter Aortenwandbezirke endenden parietalen Sedimentationen werden oft erstaunlich weit über die parietalen Fibrin- und Thrombocyten-Kondensationen vorgeschobene Endotheltapeten sichtbar, die häufig von schmalen Fibrocytenbändern und wenigen kollagenen Fasern unterlagert sind (Abb. 17). Daß sich Ausläufer dieser Endothelien in die Tiefe vorschieben

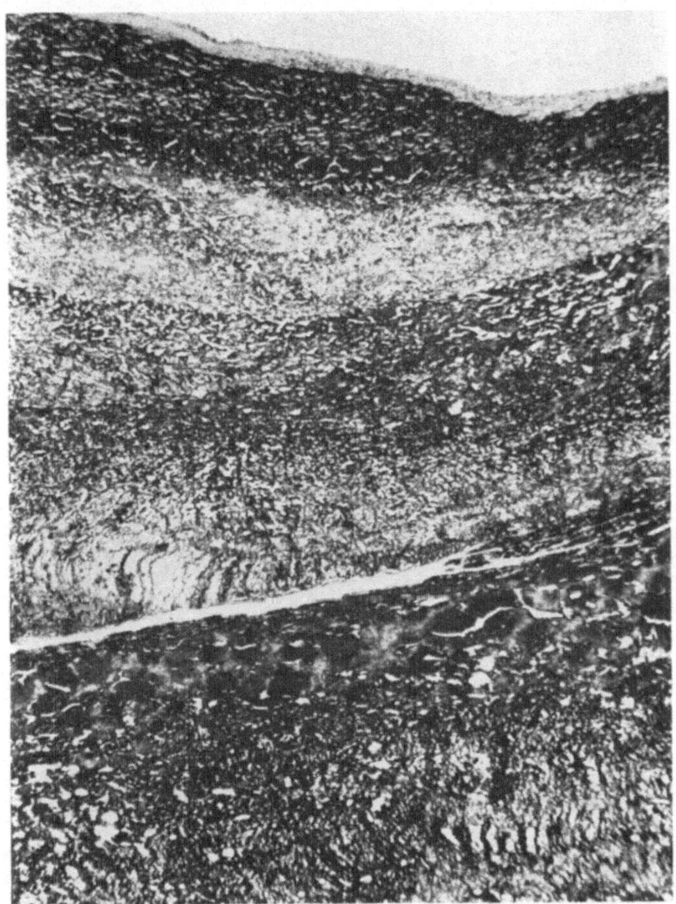

Abb. 17. Verhältnismäßig breite Endothellage mit Fibrocyten über einem partiell homogenisierten, geschichteten parietalen Abscheidungsthrombus. Paraffin. Masson 44/41. Mikrophotogramm 1:60

und das zwischen ihnen und der Intima liegende thrombotische Material zu organisieren beginnen, haben wir nicht beobachtet. Unter diesen Endotheltapeten liegende Thrombusanteile kondensieren und hyalinisieren vielmehr genauso wie benachbarte, nicht endothelialisierte thrombotische Sedimentationen.

Bei zunehmender Alterung derartiger thrombotischer Ulcusausgüsse zeigen sich die gleichen Stadien der Hyalinisierung, des grobscholligen Zerfalls und der Spaltenbildungen mit Auftreten von Cholesterinkristallhöhlen (Abb. 18), wie wir das bei parietalen Sedimentationen auf Atheromen beobachten konnten. Der stadienhafte Ablauf läßt sich wiederum an etagierten, mehrzeitig entstandenen Thromben am eindrucksvollsten demonstrieren.

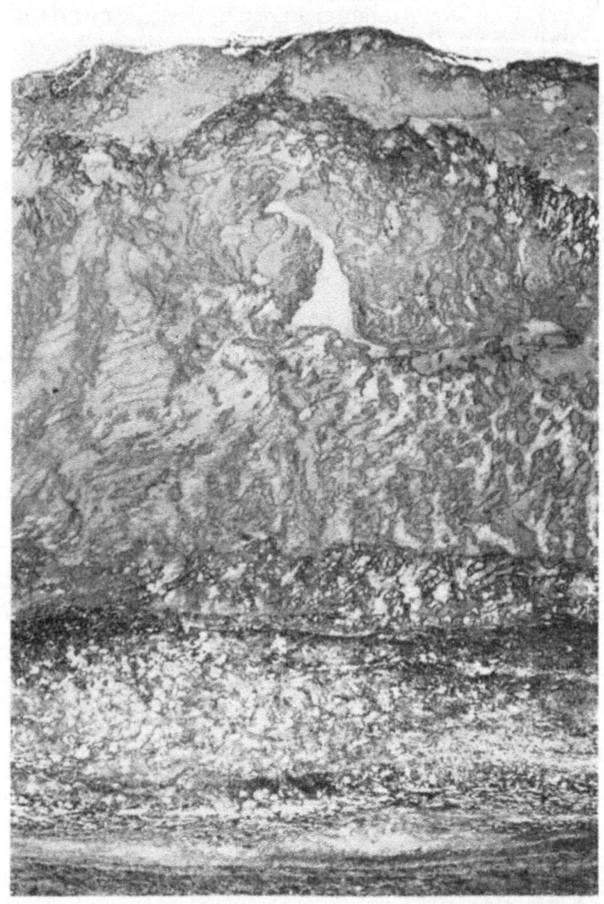

Abb. 18. Etagierte, mehrzeitig entstandene, parietale Abscheidungsthrombose in einem nahezu vollständig gereinigten exulcerierten Atherom. Grobscholliger Zerfall der älteren thrombotischen Sedimentationen im Ulcusgrund mit beginnender fettiger Degeneration

Die *Beziehungen* zwischen solchen parietalen *Abscheidungsthromben* und dem mehr oder weniger gereinigten *Geschwürsgrund* sind nicht gleichförmig. Hatte die Intimaexulceration zu einem einigermaßen glatt begrenzten Geschwürsgrund geführt, so schlossen sich an diesen die thrombotischen Sedimentationen unter Zwischenschaltung einer nahezu Fibrin-freien, im allgemeinen sehr schmalen Thrombocytenschicht direkt an. War dagegen die Reinigung des Geschwürsgrundes unvollständig, so zeigten sich zwischen dem typischen Abscheidungsthrombus und der tiefen Intimabreite Durchdringungszonen, in denen das atheromatöse Restmaterial von plasmatischen Massen durchsetzt und umgeben war. Die morphologischen Befunde entsprachen genau dem, was im Bereich oberflächlicher atheromatöser Intimaaufbrüche beschrieben und in Abb. 13 wiedergegeben ist.

Besonderes Interesse galt 3 Fällen, bei denen tiefreichende gereinigte Geschwüre mit frischer parietaler thrombotischer Sedimentation von älteren derartigen Durchdringungszonen unterlagert waren. Weder die gängigen Bindegewebsfärbungen und Übersichtsfärbungen, noch die Fibrinfärbungen nach Weigert, mit Phosphorwolfram-

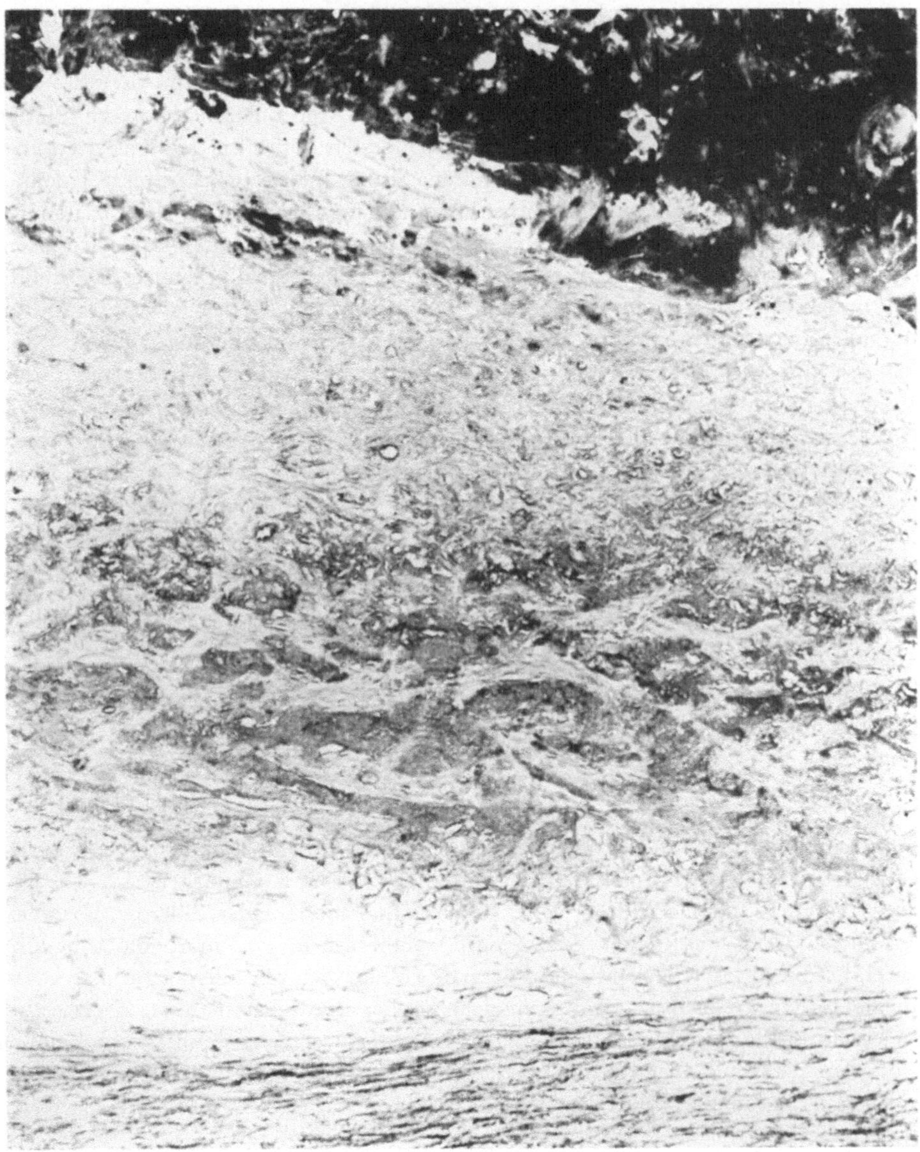

Abb. 19. Alte inkrustierte, nur schwach Fibrin-positive hyalinisierte thrombotische Schollen am Ulcusgrund mit Überschichtung durch fibröses Intimagewebe. Disseminierte Cholesterinkristallhöhlen in den thrombotischen Resten. Darüber partiell homogenisiertes thrombotisches Material mit Ausfüllung der Ulcushöhle. Paraffin. Obadiah-Färbung. Mikrophotogramm 1:150

säure-Hämatoxylin, mit Martius-Scarlet-Blue und Picro-Mallory V ließen erkennen, daß unter den frischen thrombotischen Sedimentationen alte, inkrustierte und hyalinisierte thrombotische Ablagerungen vorhanden waren. Nur nach Obadiah- und Masson 44/41-Färbung traten in einer mit den übrigen Methoden strukturlos homogen erscheinenden, von Spalten, Rissen und Cholesterinkristallhöhlen durchsetzten „amorphen" tiefen Intima breite, mehr oder weniger inhomogene Körner und stark kondensierte und hyalinisierte, schwach Fibrin-positive Schollen auf. Nach Obadiah-Färbung erschienen diese graublau, nach Masson 44/41 graugelb angefärbt. Diese Schollen waren umgeben von einer wenig kontrastierenden, gleichfalls weitgehend zellfreien, amorphen Masse, die nur färberisch zu den Fibrin-positiven Schollen kontrastierte. In zwei Fällen war das hyalinisierte plasmatische Material von zellarmen fibrösen Platten überlagert (Abb. 19), ehe sich homogenisierte, indessen noch nicht hyalinisierte parietale Sedimentationen lumenwärts anschlossen. Stufenschnitte ließen direkte Kommunikationen zwischen den oberflächlichen Abscheidungsthromben in den partiell gereinigten Intimaexulcerationen und den in der tiefen Intima unter dem Ulcusgrund etablierten inkrustierten amorphen Sedimentationen nur einmal erkennen. Die schollingen, unter dem Ulcusgrund abgelagerten Fibrin-positiven Massen müssen mithin als alte inkrustierte, indessen *nicht organisierte* thrombotische Ablagerungen gelten. Dabei läßt sich allerdings nicht mit hinreichender Sicherheit klären, ob diese thrombotischen Sedimentationen Reste eines alten Abscheidungsthrombus (im Sinne einer bereits vor dem letzten Intimaaufbruch stattgehabten rezidivierenden Abscheidungsthrombose) darstellen oder aus der plasmatischen Durchdringungszone zwischen dem frischeren Thrombus und einem histolytisch aufgelockerten alten Atherom stammen. In einem Fall wären die amorphen Massen zwischen den Fibrin-positiven Schollen als homogenisiertes aorteneigenes Gewebe anzusehen, im anderen müßten sie als ausgelaugte Thrombuselemente interpretiert werden. Die fehlende organisatorische Erschließung der scholligen Sedimentationen weist indessen darauf hin, daß atherosklerotisch verändertes intimales Bindegewebe wenig proliferationstüchtig ist, denn aus der in den vorausgegangenen Untersuchungen nachgewiesenen Existenz eines Aorten-eigenen FSF darf geschlossen werden, daß die Fibrin-positiven Schollen in jedem Falle stabilisiertes Fibrin enthalten und damit einer organisatorischen Erschließung zugänglich sind.

Thromben bei entzündlicher Sklerose

Unter entzündlicher Sklerose verstehen wir mit DOERR (1964) „diejenigen Formen einer Arteriitis, welche tropide schwelen und, wie es G. B. GRUBER u. JAEGER einst zeigen konnten, unter dem Bilde einer exzentrisch stenosierenden Sklerose, vor allem der mittelstarken muskulären Schlagadern" einhergehen. Das morphologische Bild parietal sedimentierter Thromben auf derartig entzündlich veränderten Intimae unterscheidet sich prinzipiell in nichts von dem im Bereiche atheromatöser, oberflächlich exulcerierter Plaques und in gereinigten Intimaexulcerationen, unterliegt indessen häufiger und rascher einem fibrinolytischen Abbau. Eine detaillierte Darstellung dieses Abbaues erfolgt im nachfolgenden Abschnitt.

B. Zur Morphologie der Fibrinolyse in parietalen Thromben

Fibrinolytische Effekte wurden an den parietalen Abscheidungsthromben selten sichtbar. Sie konnten vergleichsweise häufig im Inneren der thrombotischen Sedimentationen beobachtet werden, vereinzelt an der Thrombusoberfläche, selten nur an der Basis der Thromben. Die im Inneren der Abscheidungsthromben auftretende Fibrinolyse entspricht einer abakteriellen puriformen Erweichung. Sie trat ausschließlich dann auf, wenn der Anteil der inkorporierten Leukocyten schon während der thrombotischen Sedimentation hoch gelegen hatte. Dem entsprach, daß die puriforme Erweichung ins-

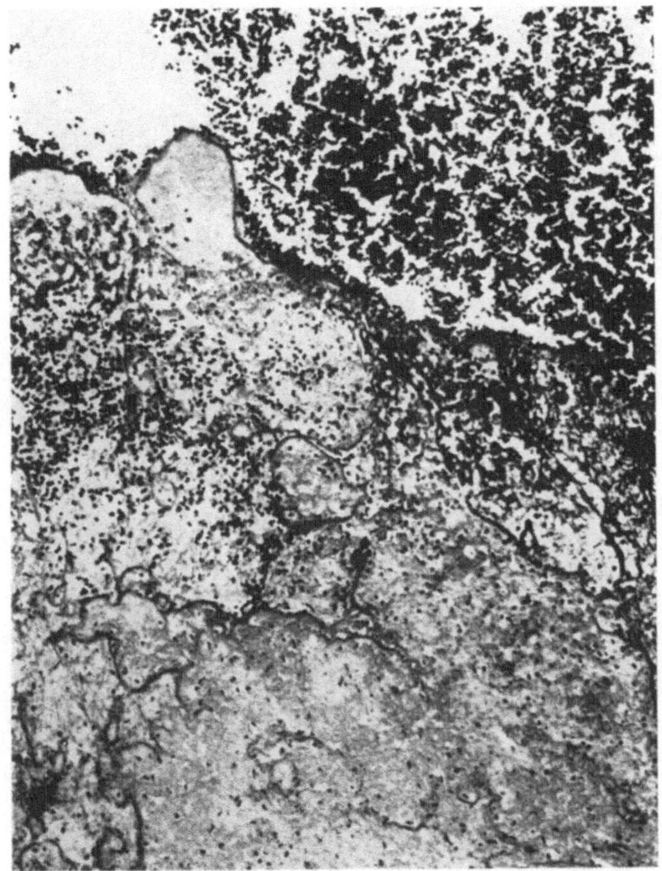

Abb. 20. Vom Lumen ausgehende, puriforme Erweichung oberflächlicher Schichten eines Abscheidungsthrombus bei „entzündlicher Sklerose". Paraffin. Masson 44/41. Mikrophotogramm 1:180

besondere bei entzündlicher Sklerose häufig (13 von insgesamt 17 Fällen) auftrat, während sie in Abscheidungsthromben auf atheromatösen Plaques (1 von 56 Fällen) und in gereinigten atheromatösen Intimaexulcerationen (1 von 31 Fällen) auffallend selten zu beobachten war. Nur in einem Fall beobachteten wir eine vom Lumen her einsetzende puriforme Erweichung (Abb. 20). Auch bei diesem Fall handelte es sich um eine entzündliche Sklerose.

Fibrinolyse durch puriforme Erweichung

Die durch Leukocyten initiierte „Fibrinolyse" — nach herkömmlicher Meinung eine unspezifische Proteolyse (ASTRUP et al., 1967) — beginnt herdförmig und bleibt im allgemeinen herdförmig begrenzt. Sie spielt zwischen den Plättchenbalken an den

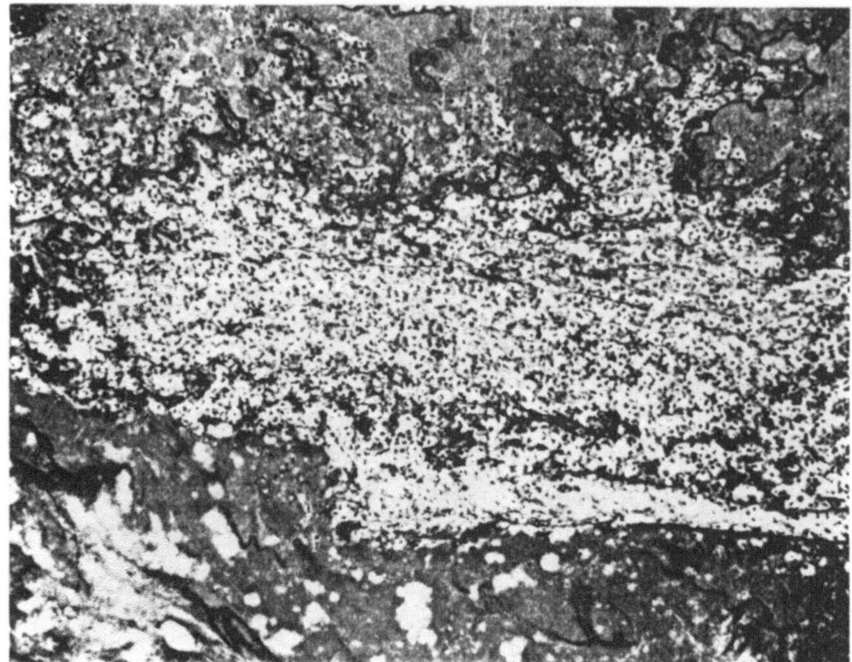

Abb. 21. Puriforme Erweichung eines parietalen Abscheidungsthrombus. Die Leukocyten halten sich an den Verlauf der Fibrinfasern der „Interstitien", die thrombocytären Aggregate werden nicht leukocytär durchsetzt und zerstört. Paraffin. Masson 44/41. Mikrophotogramm 1:180

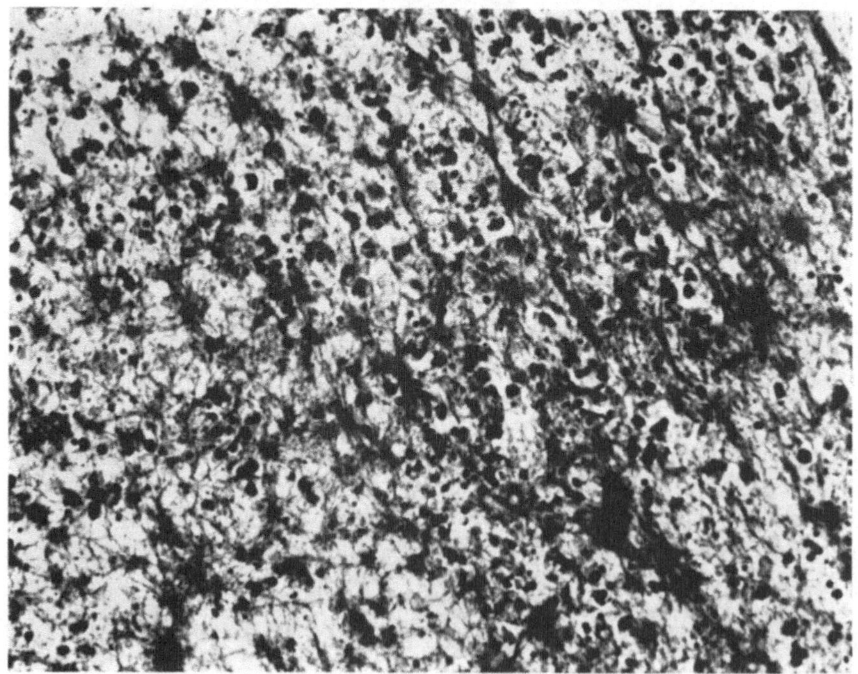

Abb. 22. Beginnende puriforme Erweichung mit Auftreten pyknotischer Leukocytenkerne und feinkörniger Zelltrümmer zwischen vergröberten, z. T. verklumpten Fibrinfasern. Paraffin. Masson 44/41. Mikrophotogramm 1:280

parallel gelagerten, mehr oder weniger stark verflochtenen Fibrinfasern und an dem, die Thrombocyten-Aggregate manschettenförmig umgebenden, teils faserigen, teils homogenen Fibrinmantel. Hier liegen die Leukocyten bereits bei der Thrombusbildung angehäuft. Von hier aus breiten sie sich diffus in das von Fibrinmaschen durchsetzte „Interstitium" zwischen den Thrombocyten-Aggregaten aus, während sie in die Plättchenbalken nur dort eindringen, wo auch Fibrinfasern liegen. *Fibrin-freie Plättchenaggregate bleiben auch frei von Leukocyten* (Abb. 21). Bereits während der diffusen Ausbreitung in dem interstitiellen Fibrin-Maschenwerk treten zunehmend pyknotische leukocytäre Kernformen auf. Immer häufiger finden sich neben gut erhaltenen gelapptkernigen Leukocyten Zell- und Kerntrümmer (Abb. 22). Zu gleicher Zeit erscheinen die feinen Fibrinfasern vergrößert, homogenisiert, verklumpt, verwaschen konturiert, z. T. grobschollig zerfallen. Die Fibrinschollen werden in feine, mehr oder weniger isolierte Körnchen zerschlagen, blaß anfärbbare, winzige, unscharf begrenzte „krümelige" Fragmente, die in zunehmendem Maße von leukocytären Zelltrümmern durchsetzt sind. Gröbere lamelläre Fibrinstrukturen, die schalenförmig in der Umgebung der Thrombocytenbälkchen etabliert sind, unterliegen dieser leukocytären Fibrinolyse wesentlich langsamer als die lockeren interstitiellen Netze. Mit zunehmender Dauer der puriformen Erweichung treten aber auch an diesen Lamellen zunächst Verquellungen und Homogenisationen auf (Abb. 23), ehe ein grobscholliger Zerfall einsetzt, bei dem die Lamellen vom Rande her gleichsam „aufgeknackt" und „angefressen" werden. Isoliert feinfädige oder grobschollige, lytisch angedaute Reste

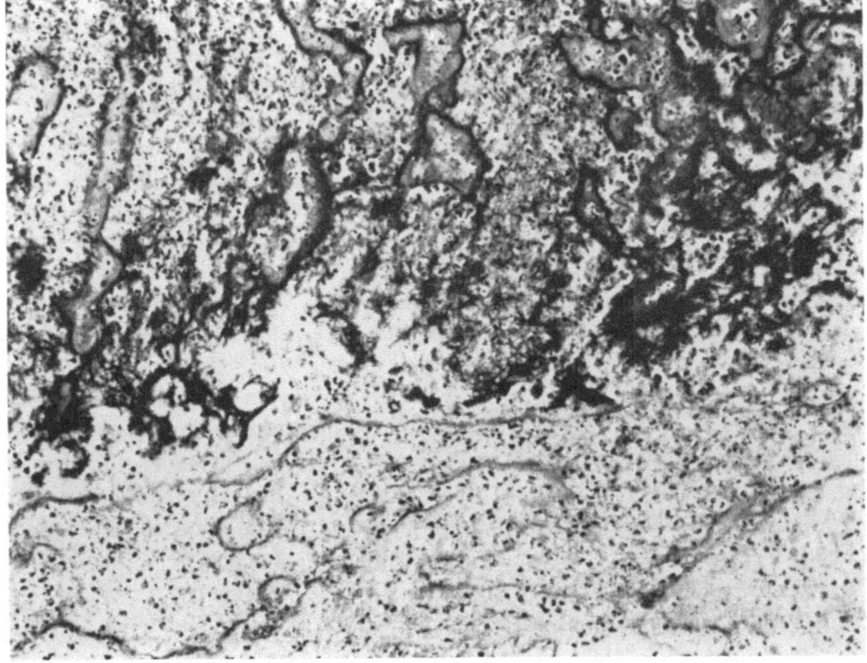

Abb. 25. Thrombotische Sedimentation im Ulcusgrund mit präexistenten Intimaästen von trümmern zwischen zerschlagenen und feinkörnigen Fibrinschollen und -lamellen sowie nahezu integeren Thrombocyten-Bälkchen. Paraffin. Obadiah-Färbung. Mikrophotogramm 1:180

markieren dann nicht selten die Konturen ehemaliger Lamellen in der Umgebung der Plättchenbalken. Auch diese werden vereinzelt von Leukocyten infiltriert, mitunter finden sich zwischen den Balkenformationen in der Umgebung einzelner Leukocyten auch umschriebene Aufhellungsbezirke. Gleichzeitig aber kondensieren die Plättchenbalken zu einer fast strukturlosen, amorphen Masse, sintern zusammen und schließen damit die Leukocyten und Zelltrümmer in sich ein. Plättchenbalken und Zelldetritus der Interstitien konglomerieren, homogenisieren und bilden schließlich eine dicht gepackte feinkörnige Masse. Die Zelltrümmer in den Plättchenbalken haben erstaunlich wenig Anteil an dieser puriformen Erweichung.

Merkwürdig ist folgendes: Wir haben eine abakterielle puriforme Erweichung *nur und ausschließlich* in nicht-homogenisierten und nicht-hyalinisierten Abscheidungsthromben beobachten können. Waren Thrombocyten-Bälkchen und von Fibrinnetzen durchsetzte, Erythrocyten-haltige „Interstitien" erst zusammengesintert, so ließen sich in keinem Fall mehr eine leukocytäre Infiltration und leukocytäre Fibrin-Verdauung nachweisen. Nach IRNIGER (1963) spielt die leukocytäre puriforme Erweichung zwischen dem 2. und 11. Tag nach Thrombusbildung, nach dem 15. Tag tritt die puriforme Erweichung nicht mehr auf. Nach SANDRITTER u. BERGERHOF (1954) ist die puriforme Erweichung eine „unspezifische" Proteolyse durch Leukocyten-eigene Proteinase. Daß die Leukocyten-eigenen Proteinasen lockeres netziges Fibrin rasch und ohne weiteres an- und verdauen, homogenisiertes Fibrin in homogenisierten und hyalinisierten Thromben sich einer derartigen „unspezifisch" proteolytischen Andauung aber entziehen, ist zumindest ungewöhnlich. Aufgrund der vorliegenden morphologischen Untersuchungen bleibt indessen zunächst nur die Feststellung, daß sich eine puriforme „Fibrinolyse" auf den Zeitraum zwischen Thrombusbildung und Thrombus-Homogenisation beschränkt, danach an den parietalen thrombotischen Sedimentationen hingegen nicht mehr beobachtet werden kann.

Sog. äußere, vom Lumen ausgehende Fibrinolyse
Ungleich seltener als eine puriforme, vornehmlich im Inneren des Thrombus sich abspielende Erweichung haben wir lytische Phänomene an der Thrombusoberfläche beobachten können. Bei der Beurteilung solcher Vorgänge ist große Vorsicht geboten, da proteolytische und fibrinolytische Aktivitäten auch postmortal noch zu einer Fibrinolyse führen können, die sich von einer vitalen Fibrinolyse bislang nicht eindeutig abgrenzen läßt. Wenn wir die beobachteten lytischen Veränderungen dennoch als vitalen Effekt beschreiben, so deshalb, weil erstens lytische Veränderungen an der Oberfläche in unserer Serie so außerordentlich selten waren — postmortale Aktivierungen der Lyse hätten an den nicht-endothelialisierten Thromben wesentlich häufiger sichtbar werden müssen — und zweitens die resultierenden lytischen Veränderungen ausgedehnter waren, als man nach der Zeitdauer zwischen dem Eintritt des Todes und dem Zeitpunkt der Obduktion hätte erwarten dürfen. Wir werten die erhobenen Befunde mithin als vital entstanden, ohne sekundäre postmortale Veränderungen vollständig ausschließen zu können.

Eine vom Aortenlumen ausgehende sog. Exolyse ist auffallend selten, wir sahen sie nur in insgesamt 4 Fällen. Alle 4 Fälle ließen bereits eine Homogenisation der Thromben erkennen. Erstes Symptom ist eine eigenartig glasige Aufhellung der lumennahen thrombotischen Sedimentation. Diese ist als schmales Band den kondensierten und homogenisierten, intensiv anfärbbaren Thrombusmassen aufgelagert

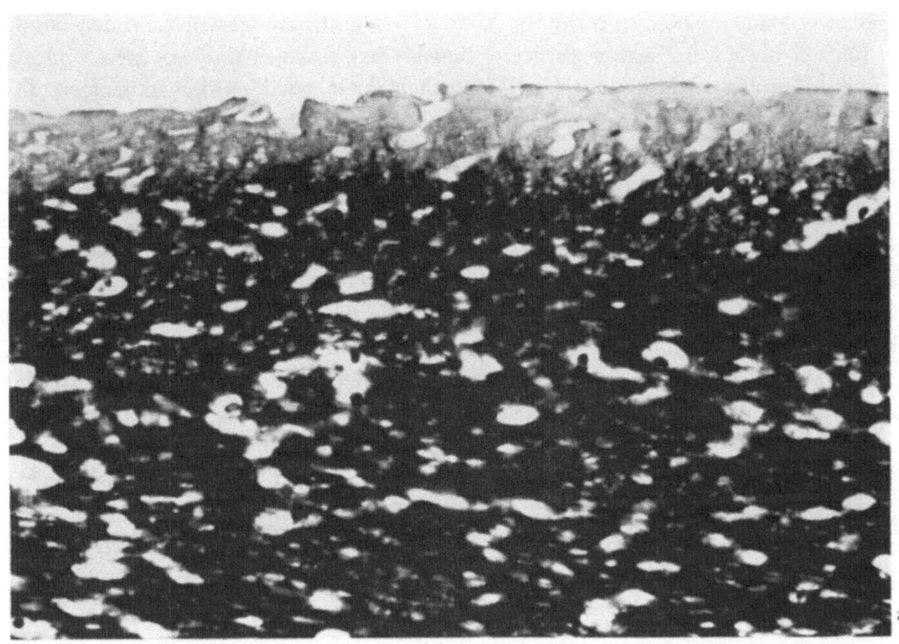

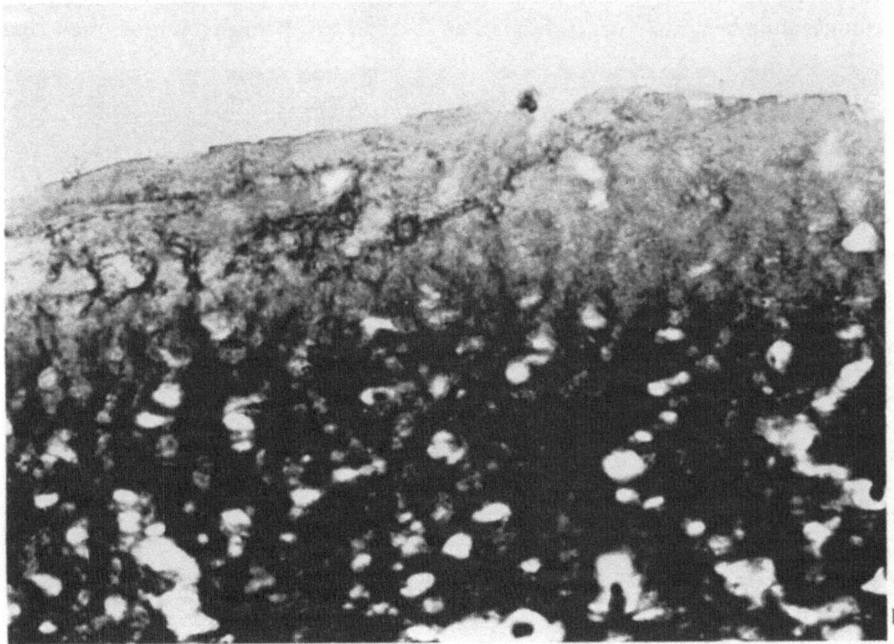

Abb. 24 a u. b. Charakteristische Teilschritte einer vom Lumen her angreifenden Fibrinolyse eines weitgehend homogenisierten und kondensierten Abscheidungsthrombus. In den homogenisierten, fibrinolytisch angedauten thrombotischen Sedimentationen werden bei stärkerer Vergrößerung grob- und feinschollige, vereinzelt körnige alte Fibrinreste sichtbar, dazwischen liegen kondensierte Thrombocyten-Trümmer. Paraffin. Obadiah-Färbung. Mikrophotogramme 1:180, 1:240

(Abb. 24 a). Bei stärkerer Vergrößerung läßt dieses glasige Band Reste von Fibrinlamellen erkennen. Diese sind plump, kondensiert und homogenisiert, in den basalen Abschnitten noch weitmaschig vernetzt, lumenwärts dagegen aufgesplittert und aufgefasert, granuliert, schollig zerfallen. Zwischen ihnen wird ein feinstkörniger, dicht gepackter, unscharf konturierter Detritus erkennbar, der sich nur schwach anfärbt. Seine Dichte nimmt, je weiter dieser Detritus vom Lumen entfernt liegt, zu, die Granula werden größer, grobscholliger und gehen schließlich in einer einigermaßen scharf konturierten Zone über in kondensiertes und homogenisiertes, zusammengesintertes Thrombusmaterial (Abb. 24 b). Eine eindeutige Gliederung des fibrinolytisch angedauten thrombotischen Materials in ehemals den Plättchenbalken zugehörigen und Fibrin-reichen „interstitiellen" Anteil ist nach Homogenisation des Abscheidungsthrombus mit konventionellen histologischen Methoden nicht mehr möglich. Thrombocyten-, Erythrocyten- und lytisch angedaute Fibrinreste sind zu einer opaken, glasig-glänzenden, amorphen Masse kondensiert. Die Ausdehnung solcher exolytisch angedauter thrombotischer Sedimentationen wechselte innerhalb des gleichen Schnittes, schmale saumartige Bänder und breitere Lysestreifen gingen häufig unvermittelt ineinander über, ohne daß die Ursache für diese unterschiedlich ausgeprägte Lyse klar ersichtlich geworden wäre. Eine celluläre Infiltration haben wir in solchen Lysebezirken in keinem Fall beobachtet, die Fibrinolyse verlief acellulär.

Fibrinolyse im Bereich der Basis von Thromben

Einen eindeutig fibrinolytischen Effekt haben wir im Bereiche der Basis parietaler Abscheidungsthromben außerordentlich selten beobachten können. Wurde diese Basis

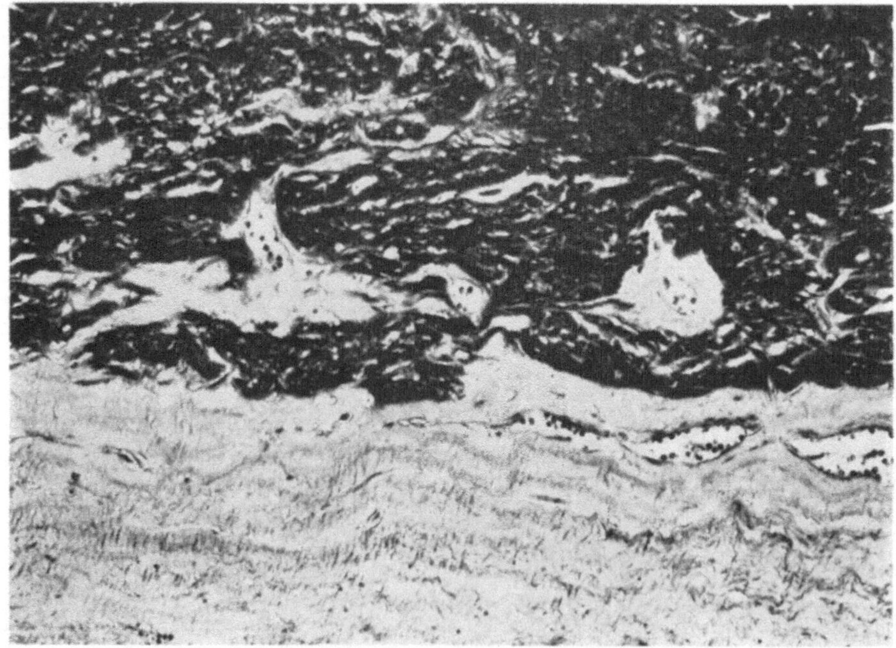

Abb. 25. Thrombotische Sedimentation im Ulcusgrund mit präexistenten Intimaästen von Vasa Vasorum, die von schmalen Bindegewebsmanschetten umgeben sind. Eine organisatorische Aktivität wird trotz der Homogenisation und beginnenden Hyalinisation nicht sichtbar. Paraffin. Obadiah-Färbung. Mikrophotogramm 1:180

von Atheromen eingenommen, so war eine Fibrinolyse von vornherein nicht zu
erwarten. Aber auch die thrombotischen Sedimentationen in gereinigten Intimaexulcerationen waren in der Regel arm an Indizien für eine stattgehabte Fibrinolyse.
In unseren Fällen waren die basalen thrombotischen Ablagerungen überdies häufig
bereits hyalinisiert, auch dann, wenn sie von frischeren, einer fibrinolytischen Andauung noch zugänglichen Sedimentationen etagiert überlagert waren.

Eine von der Basis ausgehende fibrinolytische Andauung der Thromben fand sich
nur in 5 Fällen mit sog. entzündlicher Sklerose sowie in 4 Fällen, bei denen der ausgedehnte arteriosklerotisch-atheromatöse Gefäßwandumbau von herdförmigen resorptiv-zelligen Infiltraten begleitet war. Einer dieser Fälle wurde oben kasuistisch dargestellt und abgebildet. Die Fibrinolyse war vom Rande her unter Umgehung eines
älteren fettig degenerierten Thrombus durch resorptiv-zellige Infiltrate in Gang ge-
kommen (Abb. 14 a—c). Eine *Thrombolyse* wurde indessen auch bei diesem Fall nicht

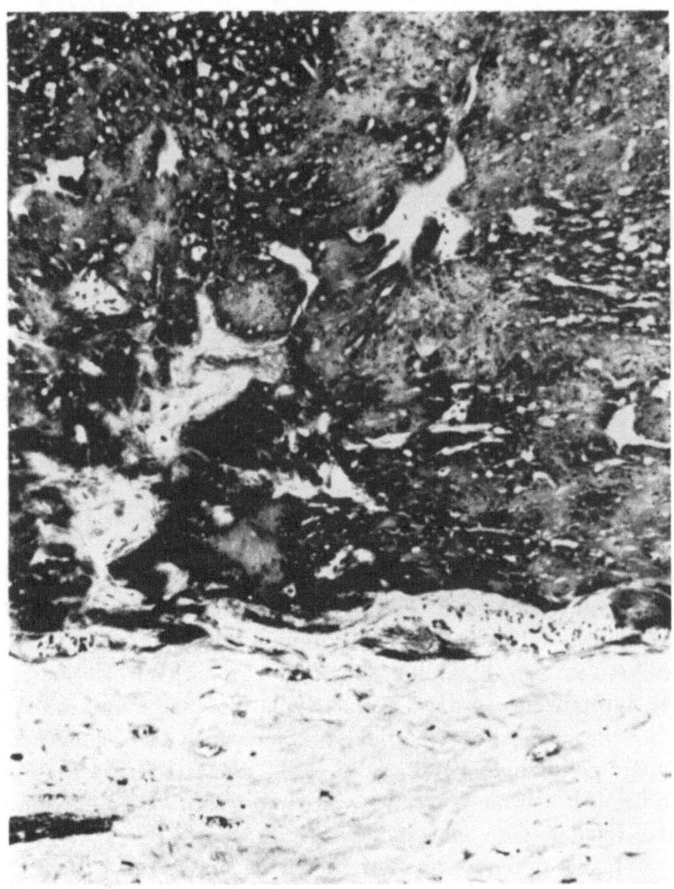

Abb. 26. In die thrombotischen Sedimentationen hineinreichender Intimaast der Vasa vasorum
nach Ulcusreinigung und sekundärer parietaler Thrombose. Die Begrenzung der homogenisierten thrombotischen Massen folgt auffallend scharf und in gleichbleibendem Abstand den
Krümmungen und Biegungen des Endothels der Vasa vasorum. Paraffin. Obadiah-Färbung.
Mikrophotogramm 1:180

sichtbar, die Infiltrate folgten vielmehr der Ausdehnung des Fibrin, die Thrombocyten-Aggregate waren nicht infiltriert worden.

Als möglicher, letztlich aber unsicherer Effekt einer basal initiierten Fibrinolyse
müssen Fibrin-freie Areale in der Umgebung kleiner Äste der in die Intima vor-
gedrungenen Vasa vasorum gedeutet werden. Derartige perivasale Fibrin-freie Areale
wurden vereinzelt an der Basis der atheromatös aufgebrochenen und gereinigten
Intimaexulcerationen sichtbar. Sie waren offenbar präexistent und bereits vor der
Intimaexulceration in das später aufgebrochene Atherom vorgedrungen, ähnlich wie
Gefäße in großen tuberkulösen Kavernen indessen nicht der Nekrose und Histolyse
anheimgefallen. Sie gehörten regelmäßig der sog. plasmatischen Durchdringungszone
zwischen Intima und Basis der thrombotischen Sedimentationen an (Abb. 25). Ihre
unmittelbare Umgebung war regelmäßig frei von thrombotischem Material, die
Grenze zwischen den kondensierten thrombotischen Massen verlief auffallend parallel
zum Verlauf des Endothels der Gefäße und schien alle Krümmungen und Ausbuch-
tungen in gleichbleibendem Abstand mitzumachen (Abb. 26). Resorptiv-zellige Infiltrate oder Wucherungen von Fibroblasten, die an ein organisatorisches Phänomen
hätten denken lassen können, wurden nicht sichtbar. Eine eindeutige Zuordnung
solcher Fibrin-freier perivasaler Areale zu den fibrinolytischen Effekten an Abscheidungsthromben ist indessen deshalb nicht möglich, weil wir nicht mit hinreichender
Sicherheit ausschließen konnten, daß auch die perivasalen Fibrin-freien Zonen im
Ulcusgrund perivasale, d. h. stehengebliebene bindegewebige Manschetten präexistenter Capillaren darstellten.

3. Besprechung der Befunde

In den eigenen Untersuchungen waren wir davon ausgegangen, daß die Inkorporation
parietal sedimentierten Fibrins nur als Produkt einer ständigen Auseinandersetzung
zwischen den morphogenetischen Potenzen des inkorporierten Fibrins einerseits und
dem fibrinolytischen Angriff an parietal sedimentiertem Fibrin andererseits verstanden
werden könne.

Abscheidungsthromben stellen ein ungeeignetes Substrat der fibrinolytischen und
im weiteren Sinne thrombolytischen Andauung dar. Bereits 1954 hatten SANDRITTER
u. Mitarb. darauf aufmerksam gemacht, daß sich Abscheidungsthromben und Ab-
scheidungsanteile von gemischten Thromben auf Grund ihres hohen Gehaltes an
Thrombocyten einer fermentativen Fibrinolyse nahezu vollständig entziehen.
Thrombocyten besitzen sowohl an ihrer Oberfläche als auch im Zellinneren gerinnungs-
und lyseaktive Substanzen. An der Thrombocyten-Oberfläche sind mit Ausnahme der
Antithrombine nahezu sämtliche im Blut vorkommenden Gerinnungsfaktoren adsorbiert (Atmosphère periplaquettaire ROSKAM et al., 1961). Aus dem Plasma adsorbierte
und cytotopochemisch davon getrennte, thrombocytenständige Gerinnungsfaktoren
können offenbar unabhängig voneinander wirksam werden (OWREN, 1964).

Die fibrinolytische Potenz von Thrombocyten ist offenbar gering. HOLEMANS
u. GROSS wiesen auf die Existenz eines Proaktivators (Streptokinase-Kofaktor) in der
„Atmosphère périplaquettaire" der Thrombocyten hin, der — aus dem Plasma adsorbiert — im Verein mit Streptokinase zur Plasminogenaktivierung in der Lage sei
(s. a. GROSS u. LECHLER, 1962). Wesentlicher — weil für eine Thrombolyse und
Fibrinolyse an Abscheidungsthromben letztlich entscheidend — ist der hohe Anti-

plasmin-Gehalt der Thrombocyten (STEFANINI et al., 1956; SHERRY et al., 1957; HOLEMANS et al., 1961; DE VRIES et al., 1961; DUDOK DE WIT, 1964). Ob dieses Antiplasmin in den Thrombocyten selbst produziert, gespeichert oder transportiert wird oder von außen in die „Atmosphère périplaquettaire" aufgenommen wird, ist nicht bekannt. Umstritten ist auch, ob das in Thrombocyten nachweisbare Antiplasmin mit dem α_2-Makroglobulin-Inhibitor des Serums identisch ist. Das Antiplasmin der Thrombocyten zeigt eine wesentlich intensivere Plasmin-Inhibitor-Aktivität als das des Serums. *Der außerordentlich hohe Antiplasmingehalt von Plättchenbalken verhindert die Thrombolyse von Abscheidungsthromben.*

Ein weiterer inhibitorischer Faktor der Fibrinolyse ist in den Thrombocyten der hohe Gehalt an N-Acetylneuraminsäure (MADOFF, EBBE u. BALDINI, 1964). N-Acetylneuraminsäure und Glykolylneuraminsäure hemmen die fibrinolytische Wirkung von Plasmin auf erhitzten und nicht erhitzten Rinderfibrin-Platten. Da der prozentuale Hemmeffekt auf erhitzten Fibrinplatten dabei wesentlich intensiver als auf nicht erhitzten Fibrinplatten ausfällt, diskutieren RUBIN u. RITZ (1967), inwieweit die Sialinsäuren insbesondere Plasmin, weniger dagegen die Plasminogenaktivierung inhibieren. Der Überstand zerstörter Thrombocyten enthält 1,6-freie und 4,1-Gesamt-N-Acetylneuraminsäure/mg Protein. Dieser Gehalt liegt 11fach höher als der N-Acetylneuraminsäure-Gehalt menschlicher Erythrocyten (EYLAR et al., 1962). Beide, Erythrocyten und Thrombocyten, gelten aufgrund dieses Gehaltes an Sialinsäure als mögliche Inhibitoren einer lokalen Fibrinolyse (RUBIN u. RITZ, 1967).

Auch die aortale Intima enthält Neuraminsäure (DIEZEL, 1958). Die biologische Bedeutung dieser erstmals von KLENK (1935) gefundenen Substanz ist noch umstritten. Die Neuraminsäure der Gefäßwand stammt wahrscheinlich aus den neutralen Mucopolysacchariden des Serums. Sie liegt in der Aortenintima in dichtem räumlichem Nebeneinander mit sauren Mucopolysacchariden und Lipiden vor (LINDNER, 1961). Ob der Neuraminsäuregehalt der aortalen Intima für die Hemmwirkung aortaler Gefäßwandextrakte auf die spezifisch-fibrinolytische Aktivität in Betracht kommt, ist noch unbekannt. BENZER, BLÜMEL u. PIZA (1966) konnten mit Hilfe der Fibrin-Agar-Immunelektrophorese in der Aortenwand erhebliche Plasmininhibitor-Aktivitäten nachweisen. Diese Inhibitoraktivitäten sind in arteriosklerotisch veränderten Aorten außerordentlich stark ausgeprägt, lassen sich dagegen in normalen Aorten nur in Spuren nachweisen. Die Natur dieses Plasmininhibitors der Aortenwand ist bislang unbekannt.

Eine Fibrinolyse im Bereiche von Abscheidungsthromben muß damit notwendigerweise herdförmig begrenzt bleiben auf die zwischen den korallenstockartig aufgeschichteten Thrombocytenbalken liegenden „interstitiellen" Fibrinnetze und -lamellen. Fibrinolyse ist in Abscheidungsthromben — im Gegensatz zu überwiegend Fibrin und Erythrocyten enthaltenden Gerinnungsthromben (SANDRITTER et al., 1954—1962) — nicht identisch mit Thrombolyse.

Welche Rolle Erythrocyten im Rahmen einer Fibrinolyse in Abscheidungsthromben spielen, ist nicht genau bekannt. Intakte Erythrocyten zeigen auf Plasminogen-haltigen Fibrinfilmen (Astrup-Müllertz-Platten) keine fibrinolytische Aktivität. Nach Hämolyse wird jedoch sowohl auf plasminogenhaltigen Astrup-Müllertz-Platten als auf Plasminogen-inaktivierten, Hitzedenaturierten Fibrinplatten (LASSEN) eine fibrinolytische Aktivität nachweisbar. Sie ist nach KÜNZER u. HABERHAUSEN (1963) durch Streptokinase aktivierbar und an die Stromata gebunden, Stromata-freie Hämolysate zeigen keine fibrinolytische Aktivität. KÜNZER u. HABERHAUSEN diskutieren vornehmlich eine *fibrinolytische Aktivität in Gerinnungsthromben.* Inwieweit daneben ein enzymatisches Potential an neutraler Proteinase in Erythrocyten für eine fibrinolytische Aktivität in Form einer unspezifischen proteolytischen Aktivierung des Plasminogen in Betracht kommt, ist nicht bekannt (BEESE et al., 1966). Die Hämolyse tritt in Gerinnungsthromben, deren Gehalt an Erythrocyten ja um vieles höher liegt als der von Abscheidungsthromben, etwa um den zweiten Tag nach Ausbildung auf (GOTTLOB, 1968).

Thrombocyten besitzen keine Proteinaseaktivität im neutralen pH-Bereich. NACHMANN u. FERRIS (1968) konnten allerdings auch in Thrombocyten eine in der Präalbuminfraktion wandernde proteolytische Aktivität nachweisen, die Fibrin unspezifisch proteolytisch verdauen kann. Diese proteolytische Aktivität läßt sich durch den Sojabohnen-Trypsin-Inhibitor und durch Trasylol nicht hemmen und führt nach Einwirkung auf Fibrin bei Vergleich mit der durch Plasmin induzierten Fibrinolyse zu abweichenden Fibrinspaltprodukten. Jodacetamid und Cystein haben auf diese proteolytische Aktivität, die vornehmlich an die Granulafraktion der Thrombocyten gebunden ist, keinen Einfluß. „Die starke fibrinolytische Aktivität dieses intracellulären Thrombocytenenzyms läßt einen Plasmin-unabhängigen Mechanismus der lokalen Fibrinolyse und der Auflösung von Plättchenagglomeraten vermuten" (NACHMANN u. FERRIS, 1968). Daß diese proteolytische Aktivität auch extracellulär wirksam werden und zu einer extravasalen Fibrino- und Thrombolyse führen kann, erscheint nach allem, was wir wissen, zumindest zweifelhaft.

Aus den vorliegenden Ausführungen wird verständlich, daß für eine Thrombolyse, aber auch für eine Fibrinolyse in Thrombocyten-reichen Abscheidungsthromben, an der Aortenwand außerordentlich ungünstige Bedingungen bestehen. Nur im Bereiche leukocytärer Infiltrate im *Thrombusinneren* finden sich unter dem Bilde der puriformen Erweichung fibrinolytische Effekte. Solche puriformen Erweichungen fehlen indessen häufig und finden sich mit einiger Regelmäßigkeit eigentlich nur bei Fällen mit entzündlicher Sklerose der Aorta. Daneben zeigten sich unter Umständen an der *Thrombusoberfläche* Indizien einer vom Lumen her angreifenden Lyse, vorausgesetzt, daß diese Thrombusoberfläche nicht endothelialisiert war.

An der Basis thrombotischer Sedimentationen traten gewisse Anzeichen einer *Fibrinolyse* nur dort auf, wo Intimaäste der Vasa vasorum lagen und entweder ausgedehnte resortiv-zellige Infiltrate in einer hochgradig arteriosklerotisch umgebauten Aorta eine Fibrinandauung initiiert hatten oder enge topographische Beziehungen zwischen den Vasa vasorum und frischen parietalen Abscheidungen möglich waren. In der Regel waren dies jene Fälle, in denen sich die parietalen Abscheidungsthromben auf dem Boden ausgedehnter Intimaexulcerationen mit zuvor stattgehabter Reinigung des Geschwürsgrundes ausgebildet hatten. Waren dagegen die Thromben auf nicht histolytisch zerstörtem Intimagewebe entstanden, so haben wir nie eine von der Intima ausgehende Fibrinolyse gesehen.

Eine vom Lumen ausgehende oberflächliche Fibrinolyse in nicht endothelialisierten Abscheidungsthromben ist unter Berücksichtigung der oben dargestellten theoretischen Grundlagen der Fibrinolyse verständlich. Es handelt sich dabei um eine sog. Exolyse (SHERRY et al., 1959). Plasmatische Aktivatoren des Plasminogen dringen per diffusionem von der Oberfläche in das Gerinnsel vor und aktivieren das in Bindung an Thrombus-eigenes Fibrin vorliegende Plasminogen zu Plasmin, das seinerseits in topischer Bindung an sein Substrat Fibrin verdaut. Die topische Bindung an das Substrat verhindert zugleich eine Beeinflussung dieser Fibrinolyse durch plasmatische Antiplasmine im Thrombusinneren. Ob daneben, wie NORMAN (1958) sowie AMBRUS u. MARKUS (1960) gemeint haben, plasmatisches Plasmin in Thrombusnähe aus seinem Komplex mit α_2-Antiplasmin dissoziieren kann und den Thrombus von der Oberfläche andaut, muß offenbleiben, wenn diesen Vorstellungen von ALKJAERSIG (1959,

1961) sowie Sawyer et al. (1961) auch widersprochen wurde. Daß diese Exolyse an unserenThromben im Gefolge einer spontanen Fibrinolyse-Aktivierung insgesamt gering blieb, ist verständlich, da die „äußere Lyse", d. h. die Aktivator-Zugabe zu präformierten Gerinnseln — wie in vitro-Versuche gezeigt haben — längere Einwirkungszeit und höhere Aktivator- und Plasmin-Aktivitäten erfordert als eine Endolyse, bei der die Aktivatoren schon während der Gerinnung im Gerinnsel inkubiert waren (Fischbacher, 1960). Man muß darüber hinaus annehmen, daß die strukturelle Umwandlung des Thrombus unter Verschmelzung der Thrombocyten-Zelltrümmer der Plättchenbalken mit dem Fibrin gleichzeitig zu einer Abnahme des im Thrombus enthaltenen Fibrin-ständigen Plasminogen-Vorkommens führt. Nach Irniger tritt diese Homogenisierung des thrombotischen Materials zwischen dem 4. und 10. Tag nach Thrombusentstehung auf. Auch Hey et al. (1966) kommen aufgrund experimenteller Lyseversuche an Abscheidungsthromben mit Streptokinase, Streptokinase und Humanserum (als Proaktivator-Quelle) sowie Plasmin zu gleichem Ergebnis. Daß die veränderte homogenisierte Fibrinstruktur nicht für die Abnahme der experimentell induzierten Lösung verantwortlich gemacht werden kann, resultierte aus Vergleichs-Inkubationen der Thromben in exogen aktiviertem Plasmin, das zu einer unverändert gleichmäßigen Auflösung älteren Fibrins und parallel inkubierter junger Fibrinnetze führte.

Wenn wir in oberflächlichen Thrombusarealen auch noch *nach* der Homogenisierung der Thromben lytische Aktivitäten im Sinne einer Exolyse beobachteten, so könnte das auf eine auf die oberflächlichen Thrombusareale beschränkte sekundäre Aufnahme von Plasminogen zurückzuführen sein. Gomez et al. (1963) konnten unter Verwendung von radioaktiv markiertem ^{131}J-Plasminogen diese sekundäre Plasminogen-Aufnahme aus dem strömenden Blut in präformierte Gerinnsel wahrscheinlich machen.

Eine echte, vom Lumen ausgehende *Thrombolyse* haben wir nie beobachtet. Wurden lytische Effekte an der Thrombusoberfläche überhaupt sichtbar, so handelte es sich ausschließlich um eine *Fibrinolyse,* während die mit zunehmendem Thrombusalter regelmäßig homogenisierten und mit plasmatischen Proteinen hyalinisierten Thrombocytentrümmer nicht proteolytisch abgedaut waren.

Ganz andere Bedingungen herrschen offenbar bei der inneren Lyse durch puriforme Erweichung, der häufigsten Form der Fibrinolyse in Abscheidungsthromben. Die Situation erscheint auf den ersten Blick günstig: Leukocyten vermögen aufgrund ihrer Mobilität in die unmittelbare Nachbarschaft von Fibrin zu wandern und damit auch engen Kontakt mit dem Fibrin-ständigen Plasminogen aufzunehmen. Henry (1965) wies nach, daß 4—13 Std alte Thromben im Mittel die 11- bis 14fache Menge des umgebenden Blutes an Leukocyten besitzen. Immunfluorescenzoptische Untersuchungen mit Antihuman-Fibrinogenseren (M. I. Barnhart, 1965) zeigten, daß die Leukocyten des strömenden Blutes bei cerebraler Thrombose und bei thrombotisch initiierten Myokardinfarkten am zweiten bis vierten Tag nach Entstehung der Thrombose eine intensive Immunfluorescenz aufwiesen als Zeichen einer intracellulären Fibrinverdauung.

Barnhart u. Riddle sowie Riddle et al. (1967) konnten nachweisen, daß menschliche Granulocyten aus dem peripheren Blut auch Hitze-präcipitierbares Fibrinogen (Profibrin, Apitz, 1937; Heparin-präcipitierbares Fibrinogen, Thomas et al., 1954; Cryoprofibrin, Shainoff u. Page, 1960; sog. Fibrinmonomere) phagocytieren und verdauen. Elektronenmikroskopisch ließ sich erkennen, daß die Granulocyten kleinste Aggregate des Hitze-aggregierten Fibrinogens umschlossen und in Phagosomen aufnahmen. Nach Abgabe des Inhalts der spezifischen Leukocytengranula an diese membranartig umkleideten Phagosomen nahmen Zahl und optische Dichte der Aggregate rasch ab. Ähnliches Verhalten zeigten auch Monocyten (RIDDLE, ODLE, BLUHM u. BARNHART, 1967).

BARNHART mißt den Leukocyten im Rahmen einer Thrombolyse drei wesentliche Teilfunktionen zu: 1. eine rein mechanische, die in der Invasion und Auflockerung des thrombotischen Materials besteht, 2. eine durch Phagocytose von Fibrin bedingte Andauung des Thrombus und 3. eine Thrombolyse durch den Zelltod der Leukocyten mit Freisetzung gerinnungs- bzw. lyseaktiver cellulärer (lysosomaler?) Enzyme. In elektronenmikroskopischen Untersuchungen mit RIDDLE konnte BARNHART (1964) den morphologischen Beleg erbringen, daß Granulocyten auch in eine extracelluläre Fibrinverdauung kraft isolierter cytoplasmatischer Zelltrümmer eingreifen. Die extracelluläre Fibrinverdauung durch neutrophile Zelltrümmer ging einer intracellulären Fibrinverdauung durch noch nicht zerstörte Granulocyten offenbar voraus. Elektronenmikroskopisch wurden neben der intracellulären Verdauung in erhaltenen Granulocyten auch alle Formen einer extracellulären Fibrinverdauung sichtbar: Zunächst dichtgepackte, granuläre Fibrinmassen, die mit zunehmender Destruktion in locker strukturierte, feingranuläre Ablagerungen übergingen, ehe eine vollständige Auflösung eintrat.

Für die *intracelluläre* Verdauung von Fibrin wird von RIDDLE u. BARNHART vornehmlich Kathepsin D, ein lysosomales Enzym mit einem pH-Optimum bei 3,5, verantwortlich gemacht. Kathepsin D ist in Leukocyten in reichem Maße vorhanden. LENON (1964) konnte nachweisen, daß Kathepsin D im Reagenzglas zur Aktivierung von Plasminogen befähigt ist.

Schon der stark saure pH-Wert von Kathepsin D macht indessen höchst unwahrscheinlich, daß auch die *extracelluläre* Fibrinverdauung durch Leukocyten ein Effekt dieses lysosomalen Enzyms ist. In Untersuchungen von NAGEL (1964) konnte überdies nachgewiesen werden, daß die katheptischen Enzyme bei Zellschädigung außerordentlich rasch durch „neutrale Proteinasen" zerstört und inaktiviert werden. Kathepsin D kommt offenbar für eine extravasale oder intravasale extracelluläre Fibrinverdauung nach Leukocytenzerfall nicht in Betracht.

Neutrale Leukocytenproteinasen könnten andererseits selbst eine extracelluläre Lyse initiieren, da sie einer fermentativen Inaktivierung nach Zellschädigung *nicht* unterliegen und im neutralen pH-Bereich voll wirksam sind. Gerade hier aber bestehen erhebliche Divergenzen in den bislang in der Literatur vorgelegten Befunden. Gesicherte Kenntnisse über eine der intracellulären Fibrinverdauung vorausgehende „spezifische" unter Aktivierung von Plasminogen zu Plasmin auftretende Fibrinolyse fehlen bislang. Wir haben deshalb gerinnungsanalytische Untersuchungen zur Plasminogen-Aktivator-Aktivität von Leukocyten im *neutralen pH-Bereich* durchgeführt, der allein für eine extracelluläre Fibrinolyse durch Leukocyten unter Aktivierung von Plasminogen zu Plasmin in Betracht kommt.

VI. Experimentelle Untersuchungen zur fibrinolytischen Aktivität von Leukocyten

1. Vorbemerkungen

Die Existenz einer nicht unerheblichen proteolytischen Aktivität in Leukocyten mit Wirkungsoptimum im neutralen pH-Bereich ist wiederholt beschrieben worden. Bereits OPIE (1905) hatte in „polynucleären" Leukocyten eine Proteinase beschrieben (Leukoprotease), die sich durch einen neutralen bis schwach alkalischen pH-Bereich von einer im sauren pH-Bereich optimal wirksamen „Lymphoprotease" unterschied. In Untersuchungen verschiedener Arbeitsgruppen sind diese Befunde in den letzten Jahren voll bestätigt worden (PANLITSCHKO u. STATTMANN, 1955; MOUNTER u. ATIYEH, 1960).

Umstritten ist dagegen, ob Leukocyten neben dieser proteolytischen Aktivität im neutralen pH-Bereich auch eine eigenständige Plasminogen-Aktivator-Aktivität besitzen, oder kraft der neutralen Proteinase-Aktivität Plasminogen „gleichsam unspezifisch" aktivieren können. KWAAN u. ASTRUP (1964) hatten mit der Methode der Fibrinolyse-Autographie bei experimentell erzeugten akut entzündlichen Prozessen festgestellt, daß Leukocyten wohl eine *Lyse produzierende Proteinase* besitzen, dagegen *keine Plasminogen-Aktivator-Aktivität* entfalten. Diese Befunde standen schon damals in scheinbarem Widerspruch zu Beobachtungen von GANS (1963), der in gerinnungsanalytischen Ansätzen mit Plasminogen-haltigen Astrup-Müllertz-Platten und Plasminogen-freien Lassen-Platten unter Verwendung von Fibrin als Substrat der Inkubationsreaktion eine Plasminogen-Aktivator-Aktivität nachgewiesen hatte. Gegen eine Interpretation der Differenzen zwischen Astrup-Müllertz-Platten und Lassen-Platten als Ausdruck einer über die Aktivität der neutralen Proteinase am Fibrin hinausgehenden Plasminogen-Aktivator-Aktivität der Leukocyten haben ASTRUP, HENRICHSEN u. KWAAN unlängst (1967) Stellung genommen. Die Autoren wiesen darauf hin, daß Lassen-Platten infolge der Denaturierung von Fibrin eine geringere Sensibilität gegenüber proteolytischen Angriffen als nicht-denaturierte Astrup-Müllertz-Platten besitzen und dadurch zu Fehlinterpretationen führen können. Bei Versuchen zur spezifisch-fibrinolytischen Aktivität von Granulocyten mit *Plasminogen-freien*, indessen *nicht Hitze-denaturierten* Fibrinplatten konnten ASTRUP u. Mitarb. (1967) nachweisen, daß Leukocyten-Gesamthomogenate Plasminogen-haltige und Plasminogen-freie Fibrinplatten gleich rasch anzudauen vermögen, ein Hinweis dafür, daß Leukocyten-Gesamt-Homogenate neben der „unspezifisch-proteolytischen" Aktivität *keine* zusätzliche „spezifisch"-fibrinolytische Plasminogen-Aktivator-Aktivität entfalten. Nach ASTRUP u. Mitarb. wird Fibrin durch Granulocyten ausschließlich unspezifisch proteolytisch zerstört.

Die Diskussion um die Existenz einer spezifisch-fibrinolytischen Aktivität in Leukocyten hat einen weiteren Akzent durch die Untersuchungen von CAVIEZEL et al. (1964) erhalten. Die Autoren konnten unter Verwendung von Fluorescein-markiertem Fibrinogen als Substrat der Fibrinolyse und Proteolyse nachweisen, daß menschliche Leukocyten einen Streptokinase-Cofaktor, eine eigenständige Proaktivator-Aktivität besitzen. Allerdings wurde nicht geprüft, ob diese Proaktivator-Aktivität Teil der aus dem Plasma adsorbierten „atmosphère périleucocytaire" ist, oder ob der durch die Streptokinase aktivierbare Proaktivator im Cytoplasma der Leukocyten auftritt. Von

GANS u. ASTRUP u. Mitarb. war die Existenz einer Proaktivator-Aktivität in menschlichen Leukocyten nicht geprüft worden.

Da die beschriebenen Untersuchungen zur spezifisch-fibrinolytischen Aktivität von Granulocyten zu sehr widersprüchlichen Ergebnissen geführt hatten, sind wir in den *eigenen* Untersuchungen von der Analyse des spezifisch-fibrinolytischen Effektes leukocytärer Zell-*Fraktionen* ausgegangen. Die Untersuchung von Zellfraktionen schien uns geboten, um zwischen möglicherweise vorhandenen spezifisch-fibrinolytischen Aktivitäten und aus dem Plasma adsorbierten bzw. cytoplasmatisch gebundenen Inhibitor-Aktivitäten differenzieren zu können.

Die Untersuchungen zur spezifischen fibrinolytischen und unspezifischen proteolytischen Aktivität wurden mit Leukocyten vom Schwein durchgeführt. Da das Vorkommen eines Proaktivator-Plasminogen-Komplexes für den Menschen weitgehend *artspezifisch* ist, war es unwahrscheinlich, daß Granulocyten vom Schwein mit Streptokinase aktivierbare Proaktivator-Aktivitäten besitzen, wie sie sich in den Versuchen von CAVIEZEL et al. (1964) in menschlichen Granulocyten hatten nachweisen lassen. Dennoch wurden — zur Kontrolle — Streptokinase-haltige Inkubationsansätze in den Versuchen stets mitgeführt. Als Substrat der gerinnungsanalytischen Ansätze diente Rinderfibrinogen in Astrup-Müllertz- und Lassen-Platten. Kontrollierende biochemische Versuche wurden mit Azocasein als Substrat der proteolytischen Aktivität der Leukocyten durchgeführt. Über die gemeinsam mit W. NAGEL erarbeiteten Befunde wird im folgenden berichtet.

2. Material und Methode

Rinderfibrinogen („Fibrinogen vom Rind", Behring-Werke, Marburg, und „Fibrinogen aus Rinderserum", Serva, Heidelberg, 90% gerinnbar) wurden in 4%iger Konzentration bei pH 7,4 (0,05 M Tris/HCl-Puffer) mit Thrombinum purum (Behring-Werke) in Petrischalen mit und ohne Zusatz von Ca^{++} zur Gerinnung gebracht. Ein Teil der Platten wurde nach dem Vorgehen von LASSEN zur Zerstörung des Plasminogen bei 85° C 1 Std erhitzt.

Leukocyten aus frisch gewonnenem Schweineblut wurden nach dem Verfahren von NAGEL et al. (1958) aufgearbeitet. Nach Cytolyse der Erythrocyten durch Plasma-isotonische NH_4Cl-Lösung wurden die Leukocyten durch Zentrifugation mit 600×g abgetrennt. Bei dieser Zentrifugation bleiben das Stroma der Erythrocyten sowie die Thrombocyten in Suspension. Die Leukocyten wurden anschließend mehrfach in isotonischer Salzlösung gewaschen, um aus dem Plasma adsorbierte gerinnungsaktive Faktoren zu entfernen. Durch 8maliges Einfrieren und Auftauen in isotonischer Salzlösung wurden die Leukocyten cytolysiert und mit dem Gerät von POTTER-ELVEHJEM homogenisiert. Unter Verzicht auf eine Präparation der einzelnen subcellulären Strukturelemente wurde das Homogenat durch hochtourige Zentrifugation bei 100 000×g in eine sog. *Sediment*-Fraktion und in eine *Überstand*-Fraktion aufgetrennt. In Kontrollversuchen mit Azocasein als Substrat erwies sich die Überstand-Fraktion nach derartiger Vorbehandlung als frei von meßbarer proteolytischer Aktivität.

Untersuchungen der Sediment-Fraktionen auf ihre „spezifisch"-fibrinolytische und „unspezifisch"-proteolytische Aktivität führten bereits bei orientierenden Versuchsansätzen zu widersprüchlichen und schlecht reproduzierbaren Ergebnissen. Methodische Modifikationen erlaubten den Schluß, daß vergleichbare Untersuchungen der „spezifisch"-fibrinolytischen und „unspezifisch"-proteolytischen Aktivität der Sediment-Fraktion erst nach 8facher Waschung der isolierten Sediment-Fraktion auf der Zentrifuge möglich waren. Diese Waschungen wurden deshalb im Anschluß an die Abtrennung des Überstandes routinemäßig durchgeführt. Derart gereinigtes Sediment wurde nach Aufnahme in 0,05 M Tris/HCl-Puffer (pH 7,4) nach erneuter Homogenisation für die Inkubationsversuche auf Astrup-Müllertz- und Lassen-Platten verwendet. Es enthielt die gesamte leukocytäre Aktivität an „neutraler Proteinase".

Zur Kontrolle der Versuchsansätze mit Leukocyten wurden Parallel-Untersuchungen an *Nieren* von Ratte und Schwein durchgeführt. Organhomogenate ($10^0/_0$, in 0,25 M Saccharose-Lösung) wurden nach Abtrennung der sog. Kernfraktion (Sediment I, $760 \times g$, 10 min) und der sog. Mitochondrien-Fraktion (Sediment II, $8500 \times g$, 15 min) zur Abtrennung der Mikrosomen-Fraktion (Sediment III) nach NAGEL u. WILLIG (1964) bei $100\,000 \times g$ 60 min zentrifugiert. Überstand und Sediment wurden auf Astrup-Müllertz-Platten und Lassen-Platten inkubiert. Die Konzentration der Nierenmikrosomen-Präparationen betrug $30^0/_0$, bezogen auf Nieren-frischgewicht.

Jeweils 0,1 ml der homogenisierten, mehrfach gewaschenen Sediment-Fraktion ($20—25^0/_0$ Homogenat, bezogen auf Leukocyten-Feuchtgewicht) wurden auf Astrup-Müllertz-Platten und auf Plasminogen-freien, hitzedenaturierten Lassen-Platten aufgetragen und in der feuchten Kammer für 12—18 Std inkubiert. Überstand-Fraktionen wurden gleichartig behandelt.

Sediment- und Überstand-Fraktion wurden zusätzlich mit jeweils 500 E Streptokinase („Streptase", Behring-Werke) versetzt, um zu prüfen, ob gewaschene Leukocyten in ihrem Cytoplasma neben einer unspezifischen proteolytischen Aktivität eine zusätzliche Proaktivator-Aktivität besitzen und damit nach Kontamination mit Streptokinase Proaktivator-freie Plas-minogen-haltige Rinderfibrinogen-Platten verdünnen können. In einem Teil der Platten wurde EACA in einer Endkonzentration von $5 \cdot 10^{-3}$ M/l inkorporiert. Weitere Astrup-Müllertz-Plat-ten enthielten Benzamidin als wirksamen niedermolekularen Hemmstoff von Plasmin in einer Endkonzentration von 10^{-2} M/l.

Benzamidin hemmt Plasmin in der gewählten Konzentration nahezu komplett, entfaltet dagegen keine Inhibitor-Aktivität gegenüber der im neutralen pH-Bereich wirksamen Leukocyten-eigenen Proteinase (NAGEL, 1967). Mit Benzamidin mußte demzufolge eine Differenzierung zwischen einer Plasmin-Aktivität und einer „unspezifischen" proteolytischen Aktivi-tät der Leukocyten im neutralen pH-Bereich möglich sein.

In Kontrolluntersuchungen wurde die proteolytische Aktivität von Human-Plasminogen nach Vorinkubation mit Sediment-Fraktionen ge-messen. 20 E Human-Plasminogen (Mann-Research Laboratories, New York, USA) wurden in 0,001 N HCl gelöst, zusammen mit 1 ml Tris/HCl-Puffer (pH 7,4, 0,05 M) und 0,5 ml eines $20—25^0/_0$-Homogenates der Sediment-Fraktion (gepuffert in Tris-HCl, 0,05 M bei 30° C für 30 und 60 min in-kubiert). 1 ml der Ansätze wurde mit Azocasein als Substrat auf die proteolytische Aktivität des Sediment-Plasminogen-Gemisches untersucht und mit der proteolytischen Aktivität der isolierten Sediment-Fraktion ohne Plasminogen ver-glichen (Messung der Trichloressigsäure-löslichen Spaltprodukte bei 380 nm).

3. Ergebnisse

A. Zur fibrinolytischen Aktivität von Homogenat-Fraktionen

Sediment-Fraktion. Leukocytensedimente zeigen auf *Plasminogen-haltigen Astrup-Müllertz-Platten* nach 12—18stündiger Inkubation ausgedehnte Lysehöfe. Zusatz von Benzamidin hemmt dagegen die Substratfilm-Lyse erheblich. Dagegen führt die Inkubation von EACA in den Astrup-Müllertz-Platten auch in Konzentrationen, die normalerweise, d. h. bei sämtlichen bislang bekannten Plasminogen-Aktivatoren, die Aktivierung des Plasminogen vollständig unterdrücken, nicht zu einer meßbaren In-hibition der Lyse. Streptokinase hat weder auf die Größe noch auf die Geschwindig-keit der durch Leukocyten-Sediment induzierten lytischen Aktivität einen Einfluß (Abb. 27).

Auf *Plasminogen-inaktivierten, hitzedenaturierten Lassen-Platten* verursacht Leukocyten-Sediment nur eine geringfügige Lyse, die nach Langzeit-Inkubation (18—24 Std) zu einer eben erkennbaren Hofbildung führt. Benzamidin und EACA beeinträchtigen weder Größe noch Lyse-Geschwindigkeit der durch Leukocyten-

Sediment hervorgerufenen Verdauungsbezirke. Die Inkubation von Streptokinase mit Sediment-Fraktion verlief erneut ergebnislos, eine Lyseintensivierung blieb aus.

Im Reagenzglas-Ansatz zeigte Leukocyten-Sediment bei Inkubation mit menschlichem Plasminogen im neutralen pH-Bereich eine gegenüber Plasminogen-freien

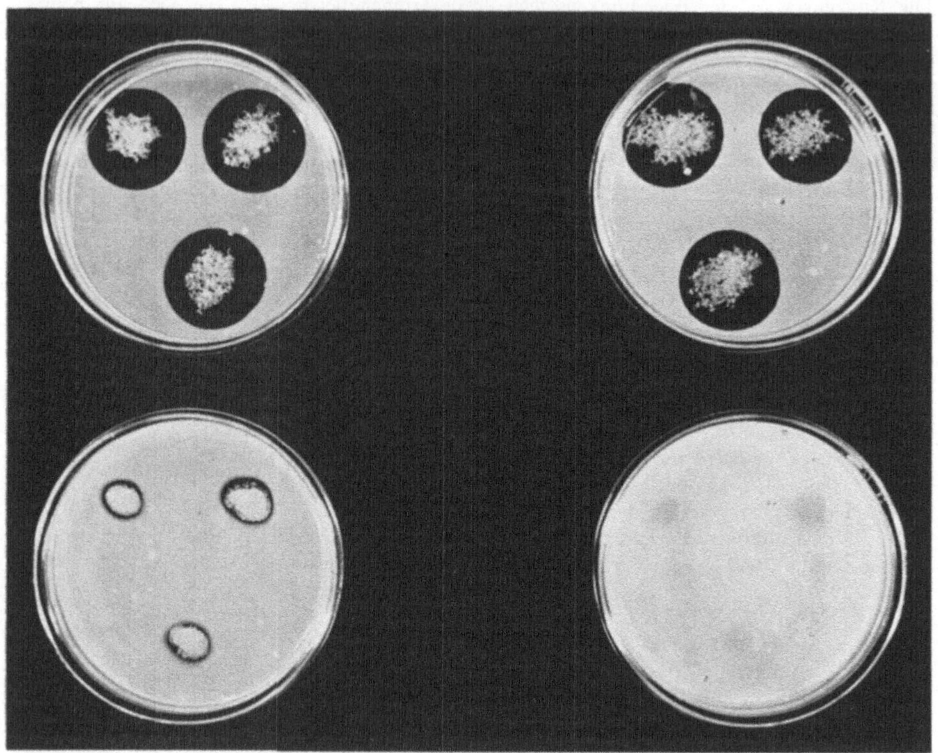

Abb. 27. Fibrinolytische Aktivität des Leukocyten-Sedimentes auf Plasminogen-haltigen und Plasminogen-freien Fibrin-Platten. Links oben ohne Zusatz von Inhibitoren, rechts oben nach Zugabe von EACA, links unten von Benzamidin. Rechts unten: Lassen-Platte

Kontrollansätzen wesentlich gesteigerte proteolytische Aktivität. Das in orientierenden Ansätzen bestimmte pH-Optimum lag für diese Aktivierungsreaktion zwischen pH 7,5 und 8.

Überstand-Fraktion der Leukocyten. In der Überstand-Fraktion ließen sich — auch nach Zusatz von Streptokinase zum Überstand — weder im Inhibitor-freien Versuchsansatz noch in Gegenwart von EACA oder Benzamidin auf Astrup-Müllertz-Platten unspezifische proteolytische oder Plasminogen-Aktivator-Aktivitäten nachweisen. Dementsprechend zeigten auch Lassen-Platten keine unspezifische proteolytische Aktivität im neutralen pH-Bereich.

Mikrosomen-Fraktion der Niere. Die Mikrosomen-Fraktion des Nierengewebes von Ratte und Schwein induzierte auf Plasminogen-haltigen Astrup-Müllertz-Platten große Lysehöfe. Durch Benzamidin ließ sich diese Lyse erneut nahezu vollständig unterdrücken. EACA führte im Gegensatz zu den Versuchsansätzen mit Leukocyten-

Sediment jedoch gleichfalls zu ausgeprägter Hemmung der lytischen Aktivität. Streptokinase hatte auf das Ergebnis dieser Reaktionen erneut keinerlei Einfluß.

Auf sog. Lassen-Platten zeigte sich erst nach Langzeit-Inkubation (über 20 Std) eine Substrat-Lyse mit Hofbildung. EACA und Benzamidin hatten auf diese geringe proteolytische Aktivität genau so wie Streptokinase keinerlei Einfluß.

Überstand-Fraktion der Niere. Die Überstand-Fraktionen von Ratten- und Schweinenieren führten weder auf Astrup-Müllertz-Platten noch nach Hitzedenaturierung und Inkubation mit Streptokinase zu einer lytischen Aktivität. EACA und Benzamidin beeinflußten naturgemäß diesen negativen Reaktionsausfall nicht.

Die in Tabelle 4 zusammengefaßten Untersuchungsergebnisse beweisen die Existenz des in der Literatur um die fibrinolytische Aktivität der Leukocyten so umstrittenen

Tabelle 4

Ansatz	Astrup-Müllertz	Astrup-Müllertz +EACA	Astrup-Müllertz +Benzamidin	Lassen
Leukocyten				
Sediment	+ + + +	+ + + +	+ +	+
Überstand	−	−	−	−
Sediment + Streptokinase	+ + + +	+ + + +	+ +	+
Überstand + Streptokinase	−	−	−	−
Niere				
Mikrosomen	+ + + +	+ +	+ +	+
Überstand	−	−	−	−
Mikrosomen + Streptokinase	+ + + +	+ +	+ +	+
Überstand + Streptokinase	−	−	−	−

zelleigenen Aktivators der Fibrinolyse durch Plasminogen. Dieser Plasminogen-Aktivator befindet sich in der Sediment-Fraktion der Leukocyten und läßt sich durch intensive Waschung nicht abtrennen. Eigenartig ist — im Vergleich zu allen bisher bekannt gewordenen Plasminogen-Aktivatoren — seine mangelnde Hemmbarkeit durch EACA. Der fehlende Inhibitoreffekt der EACA auf die leukocytäre Plasminogen-Aktivierung läßt daran denken, daß sich unter dem Einfluß der leukocytären Aktivator-Aktivität ein von Urokinase- und Streptokinase-aktiviertem Plasmin unterschiedliches fibrinolytisches Enzym bildet. Auch Urokinase-aktiviertes Plasmin und Streptokinase-aktiviertes Plasmin scheinen nicht identisch zu sein. Sie zeichnen sich durch ein unterschiedliches Verhalten gegenüber Inhibitoren und verschiedenen Substraten (PALY u. KLINE, 1954) aus und differieren auch in der Ultrazentrifuge durch unterschiedliches Sedimentations- und Diffusionsverhalten (ROBBINS et al., 1965). Um diese Differenzen zu charakterisieren, unterscheiden ASTRUP u. PERMIN (1947) expressis verbis ein S-(Streptokinase-)Plasminogen und ein F-(Fibrinokinase-)Plasminogen.

Die in der Mikrosomen-Fraktion der Niere von Ratte und Schwein nachgewiesene Aktivator-Aktivität entspricht den in der Literatur mitgeteilten Befunden. Allerdings ist diese Aktivator-Aktivität wie alle bisher bekannten Plasminogen-Aktivatoren vom Urokinase- und Streptokinase-Typ durch EACA in $5 \cdot 10^{-3}$ M-Konzentration voll hemmbar.

Der Nachweis eines leukocytären Plasminogen-Aktivators wirft indessen die Frage auf, warum Gesamthomogenate, wie sie von GANS (1963), CAVIEZEL et al. (1964)

sowie unlängst von Astrup et al. (1967) verwendet wurden, keine Aktivator-Aktivität erkennen lassen. Astrup hatte aufgrund seiner Versuche mit Plasminogen-haltigen und Plasminogen-freien, jedoch nicht hitzedenaturierten und somit nicht mangelhaft empfindlichen Astrup-Müllertz-Platten jegliche Aktivator-Aktivität negiert. Um dieser Frage nachzugehen, wurden in weiteren Versuchsserien Inkubationen mit Mischhomogenaten (Mischansätze aus leukocytärer Sediment- und Überstand-Fraktion) durchgeführt.

Wiederum wurden vergleichend Astrup-Müllertz- und Lassen-Platten verwendet und mit und ohne EACA und Benzamidin-Inkorporation bebrütet. Darüber hinaus wurde Überstand-Fraktion in die Platten selbst inkorporiert und mit Sediment bebrütet.

B. Mischhomogenat aus Überstand- und Sediment-Fraktion

Wurden 0,1 ml eines sorgfältig homogenisierten Gemisches aus gleichen Teilen Sediment- und Überstand-Fraktion auf Astrup-Müllertz-Platten aufgetragen, so zeigte sich überraschenderweise im Gegensatz zur reinen Sediment-Fraktion bei gleicher Inkubationsdauer *nur eine sehr begrenzte Substratfilm-Lyse*. Die charakteristischen Lysehöfe traten erst wesentlich später auf als in Überstand-freien Sediment-Inkubaten und entsprachen in ihrer Ausdehnung den Überstand-freien Sediment-Ansätzen auf Benzamidin-haltigen Astrup-Müllertz-Platten (Abb. 28).

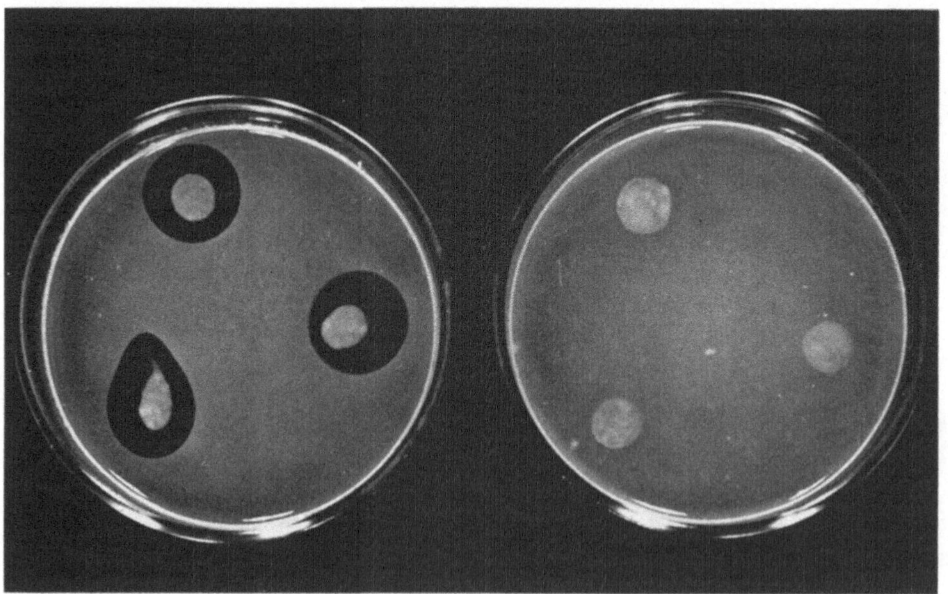

Abb. 28. Fehlende fibrinolytische Aktivität von Mischhomogenat auf Plasminogen-haltiger Fibrinplatte (rechts) bei unverändert starker fibrinolytischer Aktivität einer gleich konzentrierten Sediment-Fraktion (links)

Streptokinase-Zusatz zum Mischhomogenat veränderte das Reaktionsergebnis nicht, aber auch Benzamidin und EACA hatten keinen Inhibitor-Effekt auf die Substratfilm-Lyse durch Mischhomogenat.

Auf Lassen-Platten andererseits zeigten sich bei Inkubation mit Mischhomogenaten keine Differenzen zu gleich aktiven, anstelle von Überstand mit 0,9% NaCl verdünnten Überstand-freien Sedimentansätzen. Die Lysehöfe traten gegenüber den Astrup-Müllertz-Platten erst nach Langzeitinkubation auf und entsprachen in allen Belangen den für isolierte, gereinigte Sedimentfraktionen beschriebenen Befunden. Wiederum hatten die Inhibitoren EACA und Benzamidin sowie Streptokinase als Cofaktor eines postulierten Proaktivator-Plasminogenkomplexes keinerlei Einfluß auf diese Substratfilm-Lyse (Tab. 5).

Tabelle 5

Ansatz	Astrup-Müllertz	Astrup-Müllertz +EACA	Astrup-Müllertz +Benzamidin	Lassen
Leukocyten				
Sediment	+ + + +	+ + + +	+ +	+
Mischhomogenat (Sediment + Überstand)	+ +	+ +	+ +	+
Überstand	—	—	—	—
Sediment + Streptokinase	+ + + +	+ + + +	+ +	+
Mischhomogenat (Sediment + Überstand) + Streptokinase	+ +	+ +	+ +	+
Überstand + Streptokinase	—	—	—	—

Aber auch die Inkorporation einer konzentrierten Überstand-Fraktion in Astrup-Müllertz-Platten führte zu einer zeitlich stark verzögerten, gehemmten Lyse durch das auf die Platten aufgetragene Sediment. Wiederum entsprachen Geschwindigkeit und Ausdehnung der Sediment-induzierten Substratfilm-Lyse entsprechenden Kontrollansätzen auf Benzamidin-haltigen Astrup-Müllertz-Platten. Inkorporationen von Benzamidin und EACA blieben ohne Einfluß auf die Reaktion. In der Annahme, daß leukocytäre Überstand-Fraktionen einen Inhibitor der Plasminogen-Aktivator-Aktivität, wie er von TATARSKY, SINAKOS, LARRIEU u. BERNARD (1967) während der Durchführung der vorliegenden Versuche beschrieben wurde, oder nach dem Muster von Thrombocyten ein „Antiplasmin" enthalten, wurde Fibrolan, ein Chloroform-aktiviertes bovines Plasminogen, mit der leukocytären Überstand-Fraktion inkubiert und die resultierende proteolytische Aktivität mit Azocasein als Substrat (Substratkonzentration 2%, Inkubationsdauer 15 min bei 30° C, Messung der Trichloressigsäure-löslichen Spaltprodukte bei 380 nm) bestimmt. Zum Vergleich wurde in einem parallel laufenden Reagenzglasansatz die leukocytäre Überstandfraktion gleichzeitig mit Trypsin inkubiert und auf den Inkubationseffekt analysiert. Das Ergebnis dieser Inkubationsversuche ist in Abb. 29 wiedergegeben. Die leukocytäre Überstandfraktion zeigte einen deutlich stärkeren Inhibitor-Effekt auf Trypsin als auf Plasmin, indessen wurden beide Proteinasen durch geringe Überstand-Mengen erheblich gehemmt.

Damit ist die Existenz eines im leukocytären Überstand auftretenden *Plasmin- und Proteinase-Inhibitors* bewiesen. Dieser hemmt offenbar nicht den durch die Leukoprotease bedingten, Plasminogen-aktivierenden Prozeß, sondern erst das aus diesem Aktivierungsprozeß hervorgehende Plasmin.

Gemeinsam mit W. NAGEL, R. MICHALSKI u. K. EICHBAUM (1968) durchgeführte Untersuchungen zum Hemmspektrum dieses leukocytären Plasmin- und Proteinase-

Inhibitors haben Hinweise dafür erbracht, daß der leukocytäre Inhibitor nicht mit dem α_1-Antitrypsin („slow reacting antiplasmin") und dem α_2-Makroglobulin-Plasmin-Inhibitor („intermediate inhibitor" NORMANs) identisch ist. Der leukocytäre Inhibitor zeigt in unseren Untersuchungen keine Inhibitor-Aktivität gegenüber Chymotrypsin, Thrombin und Elastase. Dagegen ließ das Hemmspektrum gegenüber plasmatischen, pankreatischen und bakteriellen Proteinasen gewisse Beziehungen zum sog. Inter-α-Trypsin-Inhibitor des Plasma erkennen (EICHBAUM et al., 1968).

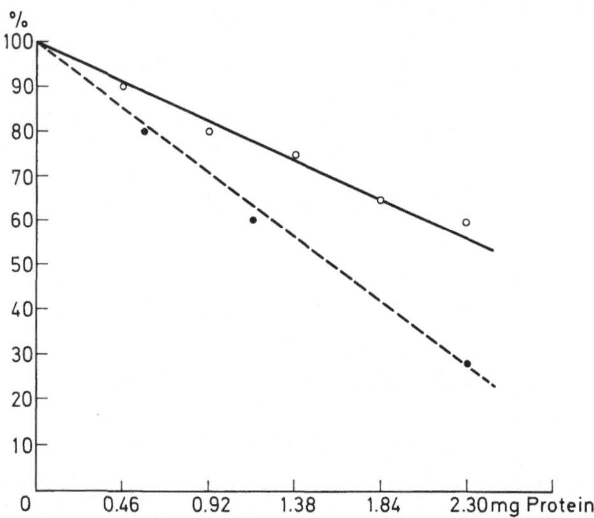

Abb. 29. Darstellung des Inhibitor-Effektes der Überstandfraktion, berechnet nach mg Protein, auf die Aktivität von Plasmin (○———○) und Trypsin (+———+). Caseinolytischer Versuchsansatz, Bestimmung der Trichloressigsäure-löslichen Spaltprodukte bei 380 nm

4. Besprechung der Befunde

Die Existenz eines Inhibitors für (bovines) Plasmin in der leukocytären Überstandfraktion macht andererseits verständlich, warum Gesamt-Homogenate von Leukocyten keine Plasminogen-Aktivator-Aktivität auf bovinen Fibrinplatten erkennen lassen. Der in unseren Mischhomogenaten wie in Gesamt-Homogenaten enthaltene, im Überstand wirksame Plasmin-Inhibitor verhindert die spezifisch-fibrinolytische Andaubarkeit von Astrup-Müllertz-Platten aus bovinem Fibrinogen. Erhalten bleibt in derartigen Inkubationsversuchen nur die durch den Plasmin-Inhibitor nicht beeinflußbare unspezifisch-proteolytische Aktivität. In den Versuchen von ASTRUP et al. (1967) zeigten sich folgerichtig zwischen Plasminogen-freien und Plasminogen-haltigen Astrup-Müllertz-Platten deshalb keine Differenzen, weil in den Gesamt-Homogenaten sowohl der dem Sediment zugehörige Plasminogen-Aktivator als auch der im Überstand nachweisbare Plasmin-Inhibitor enthalten war.

Die gegenüber Hitze-denaturierten Lassen-Platten auf Plasminogen-haltigen und Plasminogen-freien Astrup-Müllertz-Platten nachweisbaren Aktivitätsunterschiede leukocytärer Gesamt-Homogenate sind — wie bereits ASTRUP et al. und zuvor auch LASSEN betonten — nicht Ausdruck der Existenz eines Plasminogen-Aktivators, wie dies GANS vermutet hatte (1963), sondern Indiz der geringeren Sensibilität Hitze-denaturierter Fibrinplatten gegenüber dem proteolytischen Angriff.

Fassen wir die vorliegenden Untersuchungen unter den besonderen Aspekten einer Endolyse in parietalen Abscheidungsthromben zusammen, so kann resumiert werden, daß Leukocyten offenbar auch in vivo erst dann zu einer extracellulären Plasminogen-Aktivierung in der Lage sind, wenn sie zerfallen und ihre leukocytären Plasminogen-Aktivator- und Plasmin-Inhibitoren abdiffundieren können. In menschlichen Thromben läßt sich ein Zugrundegehen von Leukocyten bereits 12 Std nach Thrombus-entstehung beobachten (LUBNITZKI, 1885; IRNIGER, 1963). Unter diesen Bedingungen kann die Plasminogen-Aktivator-Aktivität am Fibrin-ständigen Plasminogen voll wirksam werden und die Fibrinolyse örtlich begrenzt initiieren. Der intracelluläre cytoplasmatische Plasmin-Inhibitor könnte andererseits die Aufgabe haben, einer intracellulären Plasminogen-Aktivierung und Plasmin-Verdauung in den cytoplasmatischen, dem Fibrinabbau durch Kathepsin D dienenden Lysosomen nicht zerstörter Leukocyten entgegenzuwirken. Hier sind wir indessen vorerst auf Vermutungen angewiesen. Die Existenz einer außerordentlich potenten Plasminogen-Aktivator-Aktivität in Leukocyten beweist indessen die wesentliche Rolle der Leukocyten für eine Fibrinolyse in parietalen Abscheidungsthromben.

Mit abweichender Methode sind die eigenen Untersuchungen zur Existenz einer Plasminogen-Aktivator-Aktivität und eines leukocytären Plasmin-Inhibitors inzwischen von PROKOPOWICZ (1968) bestätigt worden. PROKOPOWICZ untersuchte *menschliche* Granulocyten nach Präparation verschiedener subcellulärer Fraktionen (Methode COHN u. HIRSCH, 1960) auf ihr proteolytisches Potential. Durch Homogenatverdünnungen ließen sich fibrinolytische Aktivität und Plasmin-Inhibitor-Aktivität gegeneinander abgrenzen. Gesamt-Homogenate zeigten neben der Plasmin-Inhibitor-Aktivität auch Antiurokinase (Antiplasminogen-Aktivator-)- und Anti-streptokinase-Aktivität. Wesentlicher aber erscheint, daß sich in den menschlichen Leukocytenfraktionen auch Proaktivator-Plasminogen-Komplex-Aktivitäten nachweisen ließen, die durch Streptokinase aktivierbar waren. PROKOPOWICZ sowie PROKOPOWICZ u. STORMORKEN (1968) diskutierten Granulocyten als Plasminogen-Quelle des Blutes. Nach Hemmung der Protein-Synthese nahm der Plasminogen-Gehalt von Meerschweinchen-Granulocyten rasch ab (PROKOPOWICZ, RENJNIAK u. NIEWIAROWSKI, 1967). BARNHART u. RIDDLE (1963) sehen die wesentliche Plasminogen-quelle des Blutes dagegen ausschließlich in *eosinophilen* Granulocyten. Granulocyten vom Schwein besitzen, wie die eigenen Untersuchungen zeigten, keine mit Strepto-kinase aktivierbare fibrinolytische Aktivität, bereits oben war darauf verwiesen worden, daß die Proaktivator-Eigenschaft im Sinne eines an ein und demselben Molekül lokalisierten Proaktivator-Plasminogen-Komplexes (PP-Komplex) für den Menschen weitgehend artspezifisch ist.

Die voraufgegangenen *morphologischen* Untersuchungen zeigten, daß auch durch Leukocyten wesentlich eine *Fibrinolyse,* nicht aber eine *Thrombolyse* induziert wird. Die Leukocyten zeigten bei der puriformen Erweichung eine auffallend konstante, selbst in älteren Abscheidungsthromben mit beginnender Homogenisation der Plätt-chenbalken aufrecht erhaltene lokale Abgrenzung auf die fibrinhaltigen Bezirke *zwischen den Plättchenbalken,* während diese selbst nicht oder nur außerordentlich spärlich leukocytär infiltriert wurden. Diese scharfe örtliche Begrenzung blieb selbst dort erhalten, wo zwischen den Atheromen und den diese bedeckenden fibrinhalti-gen Abscheidungsthromben mehr oder weniger schmale, homogenisierte Fibrin-freie Thrombocytenaggregate erhalten geblieben waren (Abb. 14 c). Auch hier fanden sich

Leukocyten nur dort, wo Fibrin lag, während die Thrombocyten-Aggregate nicht leukocytär durchsetzt und destruiert waren. Eine leukocytäre Andauung der Thrombocytenaggregate haben wir *nie* beobachtet. Hier bestehen offenbar Parallelen zur Fibrinolyse nach humoraler Plasminogen-Aktivierung durch plasmatische Aktivatoren und durch Streptokinase.

Im übrigen dürfte auch eine derartige spezifische Plasmin-bedingte abakterielle Endolyse durch Leukocyten zeitlich begrenzt sein und nach Homogenisation des Fibrins und Kondensation mit den Thrombocyten rasch verloren gehen, da auch diese leukocytäre Fibrinolyse durch einen mit der Alterung des Fibrins auftretenden Verlust an aktivierbarem Fibrin-ständigem Plasmin limitiert ist. Plasminogen kann in ausgebildete Abscheidungsthromben wie oben beschrieben nur noch nach einer Quellung und plasmatischen Durchtränkung sekundär aufgenommen werden. Diese Aufnahme ist damit limitiert auf die Reifungsstadien von Abscheidungsthromben *vor* der Homogenisation und Hyalinisierung. Damit wird verständlich, warum wir in bereits homogenisierten und hyalinisierten Abscheidungsthromben der Aorta eine abakerielle puriforme Erweichung nie beobachten konnten.

VII. Experimentelle Untersuchungen zur fibrinolytischen Aktivität des Endothels der Aorta und ihrer Vasa vasorum

1. Vorbemerkungen

Auffallend spärlich waren unsere Befunde zur Fibrinolyse an parietalen thrombotischen Sedimentationen dort, wo Vasa vasorum in unmittelbaren topographischen Kontakt mit der Basis thrombotischer Sedimentationen traten. Auch hier fanden sich Lysephänomene nur herdförmig begrenzt, während breite homogenisierte Thrombocyten-Aggregate keine Indizien einer lytischen Aktivität erkennen ließen.

Die nachfolgenden Untersuchungen zur fibrinolytischen Potenz von Endothelien wurden durchgeführt, um einerseits diese lytische Aktivität der Aorta, ihres Endothels und ihrer Vasa vasorum, zu analysieren, andererseits aber einige in der Literatur niedergelegte widersprüchliche Ergebnisse experimenteller Untersuchungen zur fibrinolytischen Aktivität in der menschlichen Aorta aufzuklären.

Die entscheidende Rolle des Endothels als der Quelle fibrinolytischer Aktivität des Blutplasma wurde von Todd (1958) mit seiner Methode der Fibrinolyse-Autographie nachgewiesen, nachdem es zuvor Albrechtsen (1957) durch Gewebsextraktion mit Kalium-Thiocyanat nicht gelungen war, eine eindeutige Beziehung zwischen dem Aktivator-Gehalt der verschiedenen Organe und ihrer fibrinolytischen Aktivität zu erfassen (Abb. 30).

Die Methode der Fibrinolyse-Autographie basiert auf der Fibrinplatten-Methode von Astrup u. Müllertz und ihrer Weiterentwicklung zur Prüfung fibrinolytischer Gewebsaktivitäten durch Astrup u. Permin. Astrup u. Permin (1947) hatten durch Aufbringen von nicht-homogenisierten, unzerstörten Gewebeproben auf derartigen Fibrinplatten zeigen können, daß auch das erhaltene Gewebe zu einer Aktivierung des in Fibrinplatten enthaltenen Plasminogen in der Lage ist. Während derartige Fibrin-Platten-Methoden nur eine generelle Aussage über die Existenz von Plasminogen-Aktivatoren im Gewebe erlauben, läßt sich mit der Methode der Fibrinolyse-Autographie eine sehr detaillierte histotopochemisch-morphologische Gewebsanalyse durchführen. Bei dieser Methode werden die Gefrierschnitte auf durch Thrombin zur Gerinnung gebrachte Fibrinfilme aufgetragen und bei 37° C für 15—120 min inkubiert. Während dieser Inkubation aktiviert der in den Schnitten enthaltene Plasminogen-

Organ	E/g Frisch-gewebe	Organ	E/g Frisch-gewebe
Uterus	720	Niere	110
Nebenniere	410	Muskulatur	110
Lymphknoten	378	Herz	82
Prostata	334	Gehirn	35
Schilddrüse	325	Testis	25
Lunge	323	Milz	20
Ovarien	210	Leber	0
Hypophyse	140		

Abb. 30. Plasminogen-Aktivator-Gehalt verschiedener Organe. (Nach ALBRECHTSEN)

Aktivator das in dem *unter* ihm liegenden Fibrinfilm enthaltene Plasminogen zu Plasmin und dieses verdaut in topochemischer Bindung an die gewebliche Lokalisation des Plasminogen-Aktivators den Fibrinfilm. Lyseareale im Fibrinfilm markieren somit die Topochemie — und in Abhängigkeit von der Inkubationsdauer — auch die Aktivität der geweblich gebundenen Plasminogen-Aktivatoren.

TODD konnte nachweisen, daß Organe mit hohem Gefäßgehalt in der Regel auch eine hohe fibrinolytische Aktivität besitzen. Ausschlaggebend waren dabei vor allem der Reichtum an Venen und Venolen, der Aktivator-Gehalt der Arterien war dagegen im allgemeinen auffallend gering. WARREN (1963 und 1964) konnte diese Ergebnisse an unfixierten Endothelhäutchen-Präparaten von Venen mit der Fibrinolyse-Autographie bestätigen. Zu widersprüchlichen Ergebnissen führten dagegen vergleichende Untersuchungen zum Plasminogen-Aktivator-Gehalt von arteriellen Endothelien. TODD hatte an Gewebeschnitten mit der Fibrinolyse-Autographie in der Regel keine fibrinolytische Plasminogen-Aktivator-Aktivität nachweisen können. Fibrinolytische Aktivitäten waren in den Fibrinfilmen nur dann erfaßbar gewesen, wenn diese Endothelien durch Artefakte von der Intima abgelöst worden waren und nun isoliert auf den Fibrinfilmen inkubiert wurden. Häutchenpräparate von Arterien zeigten andererseits in den Versuchen von WARREN mit großer Regelmäßigkeit eine wenngleich geringe Plasminogen-Aktivator-Aktivität. WARREN diskutierte aufgrund dieser Diskrepanzen die Existenz von Inhibitor-Aktivitäten in der Aortenintima, die einer Plasminogen-Aktivator-Aktivität oder einer Plasmin-Aktivität entgegenwirken könnten. BENZER, BLÜMEL u. PIZA (1966) haben in Aortenwandextrakten eine derartige Antiplasmin-Aktivität nachweisen können (vgl. oben). Inwieweit auch die Inkorporation von Neuraminsäure aus dem Plasma in die Aortenwand antifibrinolytisch wirksam werden kann, ist — wie ausgeführt wurde — nicht bekannt. Für eine Fibrinolysehemmung kommt darüber hinaus aber auch der in den einleitenden Untersuchungen nachgewiesene Fibrin-stabilisierende Faktor der Aortenwand (FSF) in Betracht. Der Fibrinolyse-Inhibitor-Effekt des FSF ist wiederholt demonstriert worden.

LORAND hatte bereits 1950 auf die größere Kohäsion stabilisierten Fibrins gegenüber unstabilisiertem Fibrin aufmerksam gemacht, ein Befund, der in den Untersuchungen von

FERRY, MILLER u. SHULMAN (1951) bestätigt wurde. Auf die größere Resistenz des stabilisierten Fibrins gegenüber proteolytischem Angriff wurde von LORAND u. JACOBSEN (1962) erstmals hingewiesen. Die im Vergleich zu nicht-stabilisiertem Fibrin in stabilisiertem Fibrin beobachtete Resistenz gegenüber verschiedensten Proteinasen sowie gegenüber Proaktivatoren und Aktivatoren der Fibrinolyse ist erheblich (FLETCHER, ALKJAERSIG u. SHERRY, 1962; BICKFORD, TAYLOR u. SHEENA, 1964; LORAND, PILKINGTON u. LORAND, 1966; GORMSEN et al., 1967). Für die von WARREN diskutierte Hemmung der Fibrinolyse durch aortales Intimagewebe und den daraus resultierenden negativen Ausfall der Fibrinolyse-Autographie über aortalen Endothelien in Schnittpräparaten könnte dementsprechend auch die Existenz des FSF in der Aortenintima verantwortlich sein.

Wir sind dieser Frage mit einer Modifikation der Methode der Fibrinolyse-Autographie unter Verwendung von Schnitt- und Häutchenpräparaten der Aorta sowie einer Vielzahl anderer Gewebe nachgegangen. Die Untersuchungen wurden in zwei Gruppen unter Verwendung von stabilisiertem Fibrin sowie von nicht-stabilisiertem, FSF-inhibiertem Fibrin durchgeführt.

2. Material und Methode

Die Untersuchungen wurden im Gegensatz zum Vorgehen von TODD an *Kryostat-Schnitten* (Schnittdicke 10 µ) menschlichen Gewebes durchgeführt. Fettfreie Objektträger wurden mit einem zarten Ausstrichfilm von in 0,9% NaCl gelöstem Thrombin (Thrombinum purum, Behring-Werke, Marburg; 20 NIH-Einheiten/ml) überzogen und bei 37° C im Brutschrank bis zur vollständigen Eintrocknung des Thrombinfilmes verwahrt. Nach Abkühlung der Objektträger auf —24° C wurden Kryostatschnitte über der Thrombinschicht auf den Objektträgern aufgezogen. Während der Streckung der Schnitte vermag das durch die Feuchtigkeit des Schnittes wieder gelöste Thrombin in den Kryostatschnitt zu diffundieren. Nach erneutem kurzfristigem Antrocknen bei Zimmertemperatur wurden die Objektträger mit einem möglichst dünnen Fibrinogenfilm überzogen und in der feuchten Kammer bis zur Fibrinbildung beobachtet.

Die Fibrinogenfilme wurden aus Rinderfibrinogen („Fibrinogen vom Rind", Behring-Werke, Marburg, 90% gerinnbar) und Humanfibrinogen (EGA-Chemie, Steinheim, 90% gerinnbar) hergestellt. 60 ml Fibrinogen wurden in 10 ml 0,9% NaCl (steril) gelöst und bei Zimmertemperatur aufbewahrt. Um die Fibrinogenfilme möglichst dünn über den Objektträgern und Kryostatschnitten auszubreiten, wurden 2—3 Tropfen der Fibrinogenlösung an einer Querkante der Objektträger aufgetragen und mit Hilfe eines zweiten Objektträgers durch capillare Attraktion über die Kryostatschnitte gezogen.

Während der nachfolgenden Inkubation (15—120 min, 37° C) können die im Schnitt vorhandenen Plasminogen-Aktivatoren die unmittelbar über ihnen im Fibrinfilm liegenden Plasminogen-Komplexe zu Plasmin aktivieren und die „spezifische" Fibrinolyse in enger topochemischer Bindung an Prädilektionsorte des Plasminogen-Aktivator-Gehaltes induzieren.

Unmittelbar nach der Bebrütung wurden die Schnitte mit den sie bedeckenden Fibrinfilmen in 5% Formalin eine halbe Std fixiert, mit Hämatoxylin-Eosin gefärbt und nach Passage der aufsteigenden Alkoholreihe zur ausgiebigen Entwässerung der Fibrinfilme über Xylol-Aufhellung in DePeX (Gurr, London) eingedeckt. Zur Untersuchung kamen überwiegend menschliche Organe, in einzelnen Fällen wurden vergleichende Inkubationen mit Rattenorganschnitten durchgeführt.

3. Ergebnisse

A. Untersuchungen an Schnittpräparaten

Herzmuskel. Das Myokard der rechten und linken Herzkammer zeigt bei der Fibrinolyse-Autographie eine erhebliche fibrinolytische Aktivität. Bereits nach ¹/₂-stündiger Inkubationsdauer haben sich im Substratfilm breite Fibrinolyse-Zonen über

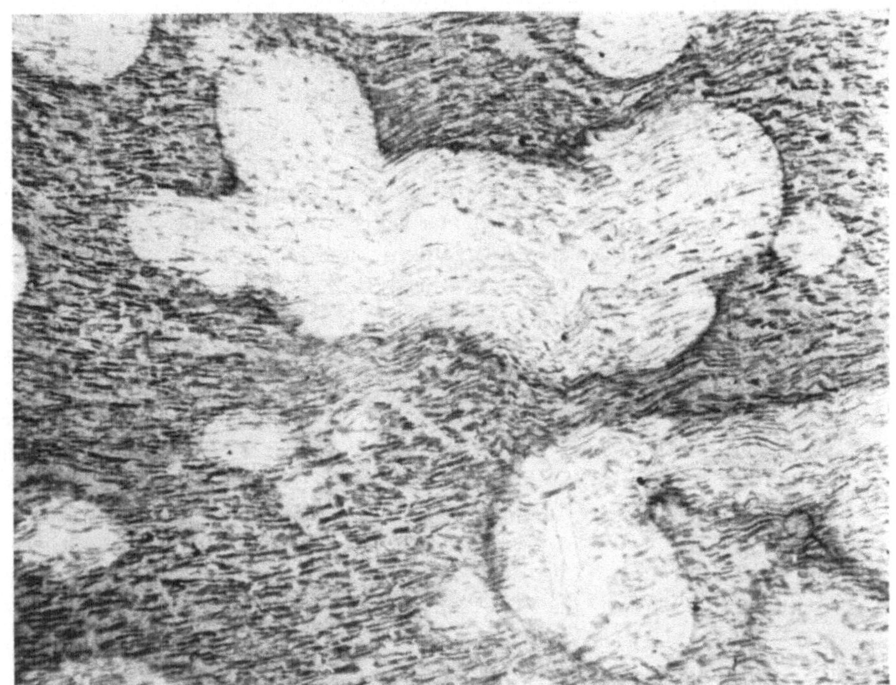

Abb. 31. Menschlicher Herzmuskel. Obduktionsmaterial mit fortgeschrittener Organ-Autolyse. Die Andauung des Substratfilmes tritt konstant in der Umgebung der Venen und Venolen auf und folgt in gleichbleibendem Abstand den Gefäßkrümmungen. Fibrinolyse-Autographie. Inkubationsdauer 1 Std

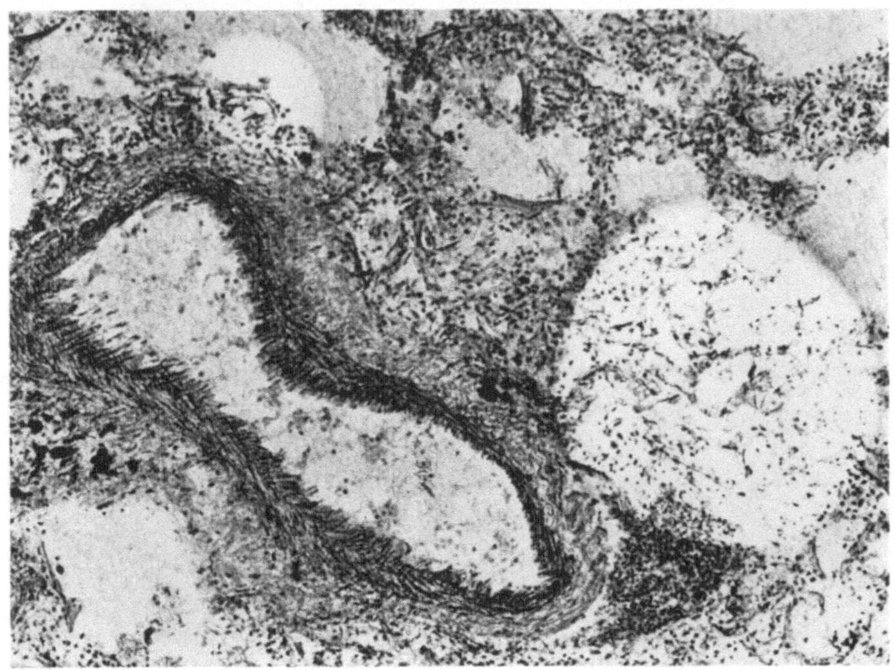

Abb. 32. Menschliche Lunge. Obduktionsmaterial. Charakteristische perivasale Fibrinolyse mit noch unvollständiger An- und Verdauung des Substratfilmes. Fibrinolyse-Autographie. Inkubationsdauer 1/2 Std

Gefäßen ausgebildet. Diese Fibrinolyse-Zonen zeigen einen sehr konstanten Bezug zu intramyokardialen Venen und Venolen. Über Anschnitten von Capillaren wird keine Plasminogen-Aktivator-Aktivität sichtbar. Werden Venen und Venolen im Längsschnitt getroffen, so folgt die Ausdehnung der Lysezonen auch nach langfristiger Inkubation nach den Biegungen und Verzweigungen im Schnitt (Abb. 31) und erlaubt damit selbst kurz vor dem Konfluieren der herdförmig initiierten Lysezonen noch eine Zuordnung der Plasminogen-Aktivator-Aktivität zum Gefäßendothel. Fortschreitende Autolyse hat auf die Aktivität des endothelialen Plasminogen-Aktivators keinen Einfluß.

Lunge. Lungengewebe besitzt — bezogen auf Feuchtgewicht — eine hohe fibrinolytische Aktivität (ALBRECHTSEN, 1957). In Schnittpräparaten ist der Plasminogen-Aktivator-Gehalt dagegen nicht übermäßig hoch. Stärkste fibrinolytische Aktivität lassen die kleinen Pulmonalarterienäste und Arteriolen erkennen (Abb. 32). In den größeren Pulmonalarterien sowie in den Bronchialarterien und in den Pulmonalvenen sind es vornehmlich die Vasa vasorum, die durch ihren Plasminogen-Aktivator-Gehalt

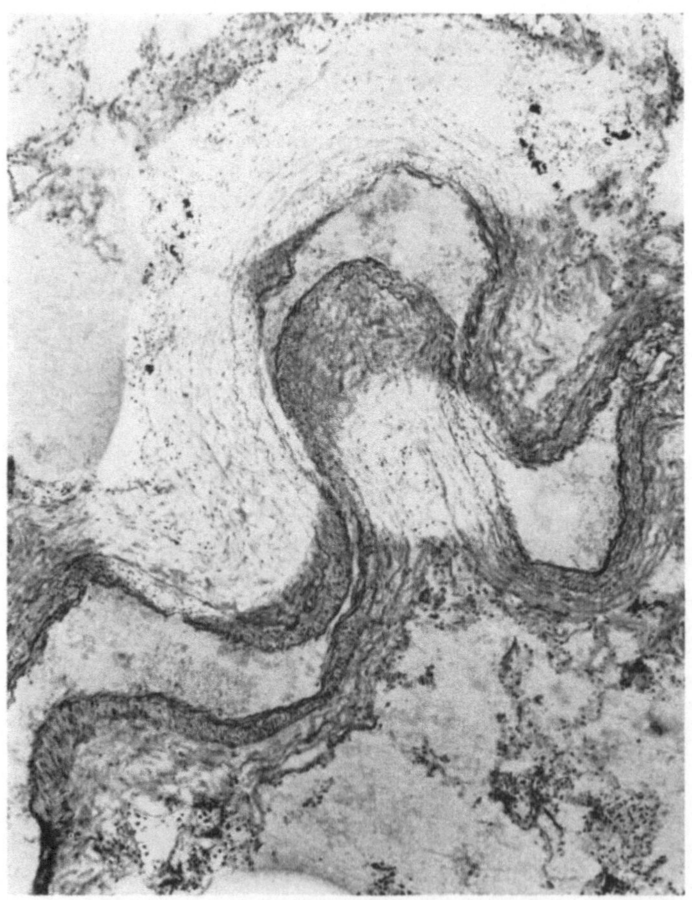

Abb. 33. Menschliche Lunge. Obduktionsmaterial. Charakteristische Plasminogen-Aktivator-Aktivität der Vasa vasorum. Fibrinolyse-Autographie. Inkubationsdauer 45 min

den Substratfilm aus Rinderfibrinogen auflösen, während das eigentliche Gefäßendothel arm an fibrinolytischer Aktivität ist und den Substratfilm vielfach erst nach Langzeit-Inkubation herdförmig zu lösen vermag (Abb. 33). Das Alveolar- und Bronchialepithel sind fibrinolytisch inaktiv. Dagegen zeigt der Plexus submucosus der Bronchialschleimhaut einen ausgeprägten Plasminogen-Aktivator-Gehalt.

Niere. Eine außerordentlich hohe fibrinolytische Aktivität zeigt Nierengewebe. Bereits nach $1/4$-stündiger Inkubationszeit treten über dem Nierenmark breitflächige Lysezonen und Aufhellungsbezirke auf, die nicht selten konfluieren, noch ehe der Substratfilm vollständig verflüssigt ist. Die über dem Nierenmark wirksam werdende fibrinolytische Aktivität ist wesentlich größer als das fibrinolytische Potential der Venenendothelien an der Rinden-Mark-Grenze, das erst etwa $1/2$ Std nach Inkubationsbeginn zu einer umschriebenen, mit fortschreitender Inkubation mit den Verflüssigungszonen über dem Mark allerdings konfluierenden Substratfilmauflösung führt. Nierenarterien zeigen keinen Fibrinolyse-Effekt. Über den Glomerula treten nach $1/2$—$3/4$-stündiger Inkubationsdauer umschriebene, einigermaßen scharf konturierte Lysezonen auf, die erst nach längerer Inkubationszeit auf benachbartes Nierenrindenparenchym übergreifen. Im Gegensatz zum Plasminogen-Aktivator-Gehalt der glomerulären Capillaren lassen dagegen die intertubulären Capillaren des Rindengewebes keine fibrinolytische Aktivität erkennen (Abb. 34).

Pankreas. Menschliches Pankreasgewebe besitzt geringe fibrinolytische Aktivität. Lysezonen treten im Substratfilm wiederum ausschließlich über Venen und Venolen auf, während Arterien, Arteriolen und Capillaren keine ausreichende Plasminogen-

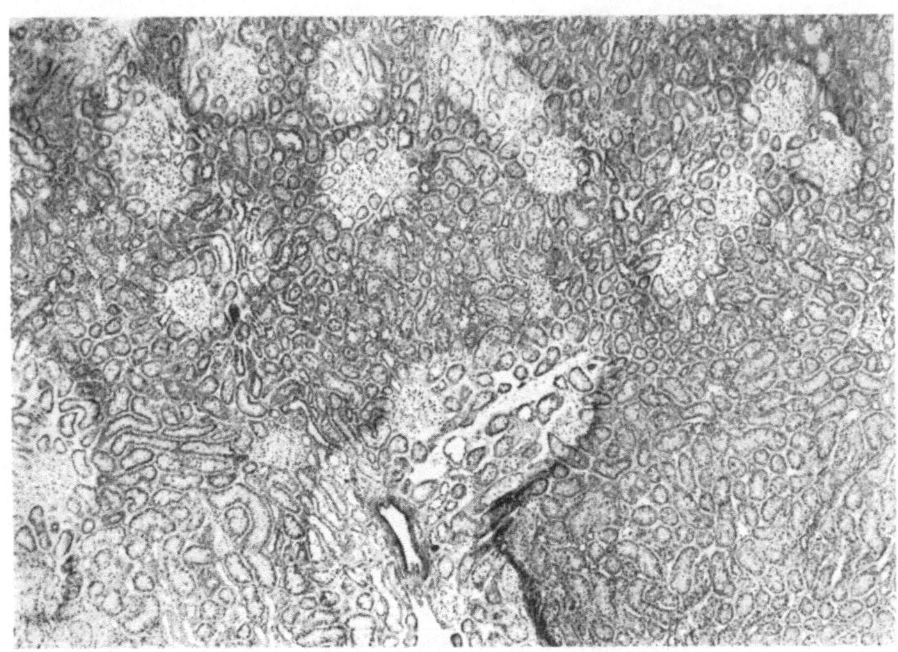

Abb. 34. Menschliche Niere. Obduktionsmaterial. Starke fibrinolytische (Plasminogen-Aktivator-)Aktivität der Glomerula und des Venenendothels bei fehlender fibrinolytischer Aktivität der intertubulären Capillaren. Fibrinolyse-Autographie. Inkubationsdauer 45 min

Aktivator-Aktivität besitzen, um den Rinderfibrinogen-Substratfilm über eine Aktivierung des Plasminogen zu Plasmin anzudauen (Abb. 35). Fibrinolytische Aktivitäten fehlen aber auch über den Ausführungsvorgängen des Pankreas und über dem exkretorischen Parenchym. Die strikte endotheliale Bezogenheit der fibrinolytischen Aktivi-

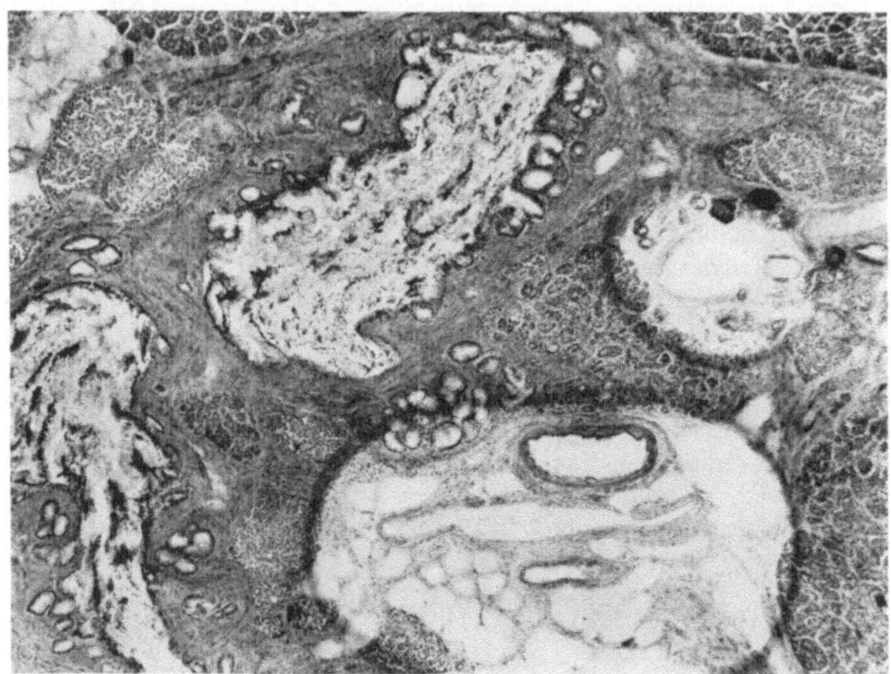

Abb. 35. Menschliches Pankreas. Obduktionsmaterial. Fibrinolytische Aktivität des Endothels der Organvenen. Das Epithel und das Sekret der Ausführungsgänge sowie das exokrine Pankreasparenchym sind fibrinolytisch inaktiv. Nur angedeutete fibrinolytische Aktivität wird über dem Endothel der Inselcapillaren sichtbar (unvollständige Substratfilmauflösung). Fibrinolyse-Autographie. Inkubationsdauer 1 Std

tät bleibt letztlich auch dann erhalten, wenn in Langzeitversuchen mit Schnittinkubation bis zu 2 Std die Lyseareale im Substratfilm auf das Acinusepithel und die initialen Gangabschnitte übergreifen. Die starke Bindung des Plasminogen und Plasmin an das Substrat Fibrin (siehe oben) verhindert offenbar, daß das im Substratfilm aktivierte Plasmin gleichzeitig die Pankreas-eigene Proteinase aktiviert. Andererseits lösen die im Pankreasgewebe enthaltenen Proteinasen den Fibrinfilm nicht auf und sind auch nicht zu einer Aktivierung des Plasminogen im Substratfilm befähigt. Da in vitro-Untersuchungen von JACOBSON (1953), LEWIS u. FERGUSON (1952), ASTRUP u. STERNDORFF (1952) und KOCHOLATY et al. (1952) ergeben haben, daß die Pankreasproteinasen in vitro Plasminogen enzymatisch zu Plasmin aktivieren können, muß aus den vorliegenden Befunden der Schluß gezogen werden, daß derartige Proteinasen im Pankreas nicht in aktiver Form vorliegen. Die Befunde mit der Fibrinolyse-Autographie bestätigen damit Untersuchungen von ROMPEL u. SCOMAZZONI (1963) mit dem Gelatine-Silberkornverfahren zum Nachweis proteolytischer Fermentaktivitäten im Schnitt. Untersuchungen bei der experimentell induzierten autodigestiv-tryptischen

Pankreatitis haben allerdings gezeigt, daß das Auftreten proteolytisch *aktiver intra-pankreatischer Fermente* zugleich zu einer unspezifischen, d. h. nicht durch den Gefäß-aktivator des Plasminogens bedingten Substratfilmandauung und -verdauung führen kann (BLEYL et al., 1966, 1967).

Myometrium und Endometrium. Ungleich stärkere fibrinolytische Aktivität als das Pankreas zeigt myometrales Muskelgewebe. Bereits nach kurzfristiger Inkuba-tionszeit sind die Substratfilme regelmäßig von breiten Lysezonen durchsetzt, die mit zunehmender Inkubationsdauer rasch konfluieren. Bei Kurzzeit-Inkubation läßt sich erneut ein eindeutiger Bezug der fibrinolytischen Aktivität zum Endothel der Venen und Venolen erkennen, während die Capillaren und myometranen Arterien keinen Plasminogen-Aktivator-Gehalt nachweisen lassen. Das Endometrium zeigt einen cyclisch wechselnden Aktivitätsgehalt. Während der Proliferationsphase findet sich nur in den basalen endometrialen Schleimhautbezirken eine diskrete fibrinolytische Aktivität. Während der Sekretionsphase wird diese indessen überlagert von einer in den oberflächlichen und mittleren Schleimhautformationen auftretenden, außerordent-lich intensiven fibrinolytischen Aktivität. Diese Plasminogen-Aktivator-reichen endo-metrialen Schichten werden desquamiert.

Corpus cavernosum penis. Die stärkste fibrinolytische Aktivität, die wir bei den vorliegenden Untersuchungen überhaupt gefunden haben, ließ sich in den kavernösen Räumen I. Ordnung des Corpus cavernosum penis nachweisen. Bereits nach ¹/₄-stün-diger Inkubationszeit waren die Lysehöfe über den kavernösen Räumen breitflächig konfluiert. Diese Konfluenz trat nicht selten auf, noch ehe der Substratfilm über den kavernösen Räumen vollständig abgedaut und aufgelöst war. Dadurch erschienen mitunter breite Bindegewebsbezirke en bloc fibrinolytisch aktiv und gestatteten keine eindeutige Zuordnung der Plasminogen-Aktivator-Aktivität zum Endothel der kaver-nösen Räume.

Placenta. Über Placentaschnitten fehlte jegliche fibrinolytische Aktivität im Rin-derfibrinogen-Substratfilm. Weder der Syncytiotrophoblast und Cytotrophoblast noch das Endothel der fetalen Stammzottengefäße und Endzottencapillaren ließen einen Plasminogen-Aktivator-Gehalt erkennen. Ob der Placenta grundsätzlich eine Plas-minogen-Aktivator-Aktivität mangelt, oder ob die ausbleibende Substratfilmandauung nur Ausdruck eines außerordentlich hohen Plasmin-Inhibitor-Spiegels des placentaren Gewebes ist, muß offenbleiben.

Vena cava caudalis. Das Endothel der Vena cava caudalis ist fibrinolytisch hoch aktiv. Der Plasminogen-Aktivator-Gehalt führt bereits nach kurzfristiger Inkubation zu breiten Verflüssigungsbändern im aufgelagerten Substratfilm aus Rinder- und Humanfibrinogen. Kaum geringer ist der Plasminogen-Aktivator-Gehalt der Vasa vasorum in der Adventitia und Media. Bereits nach ¹/₂-stündiger Inkubation der Schnitte sind die Substratfilmbezirke über den Vasa vasorum vollständig aufgelöst und beginnen mit benachbarten Lysearealen zu konfluieren. Thrombosierte Venen lassen dementsprechend dort, wo Capillaren in den Thrombus vordringen, gleichfalls hohe fibrinolytische Aktivität erkennen. Das fibrinolytische Potential des Endothels erlaubt mithin keine Differenzierung zwischen vom Venenendothel der Vasa vasorum und vom Lumen selbst ausgehenden Capillaren.

Sinus venosus coronarius. Das Venenedothel des Sinus venosus coronarius ist gleichermaßen reich an Plasminogen-Aktivator. Der Substratfilm ist erneut bereits nach ½-stündiger Inkubationsdauer über dem Endothel nahezu vollständig verflüssigt. Die Vasa vasorum des Sinus venosus coronarius verhalten sich ähnlich wie die der Vena cava caudalis, ihre lytische Aktivität steht der des Endothels kaum nach.

Aorta. Bereits nach kurzfristiger Inkubation der Aortenschnitte treten über dem periadventitiellen Fettgewebe scharf konturierte fleckförmige Lysezonen im Substratfilm aus Rinderfibrinogen auf, die sich außerordentlich rasch über das gesamte Fettgewebe ausbreiten und miteinander konfluieren (Abb. 36 a). Die Fibrinolyse über periadventitiellem Fettgewebe tritt auf, noch ehe über Adventitia, Media und Intima jegliche Aktivator-Aktivität sichtbar wird. Nach ½-stündiger Inkubation treten auch über der Adventitia umschriebene Lyse-Areale auf. Von Anfang an zeigen diese Lysebezirke enge Bindung an die adventitiellen Vasa vasorum. Dieser topochemische Bezug wird insbesondere bei Inkubationen der Schnitte unter dicken Fibrinfilmen sichtbar (Abb. 36 b), bei denen zunächst umschriebene Aufhellungsbezirke in der Umgebung jedes einzelnen Gefäßastes ausgebildet werden, ehe diese Aufhellungsbezirke

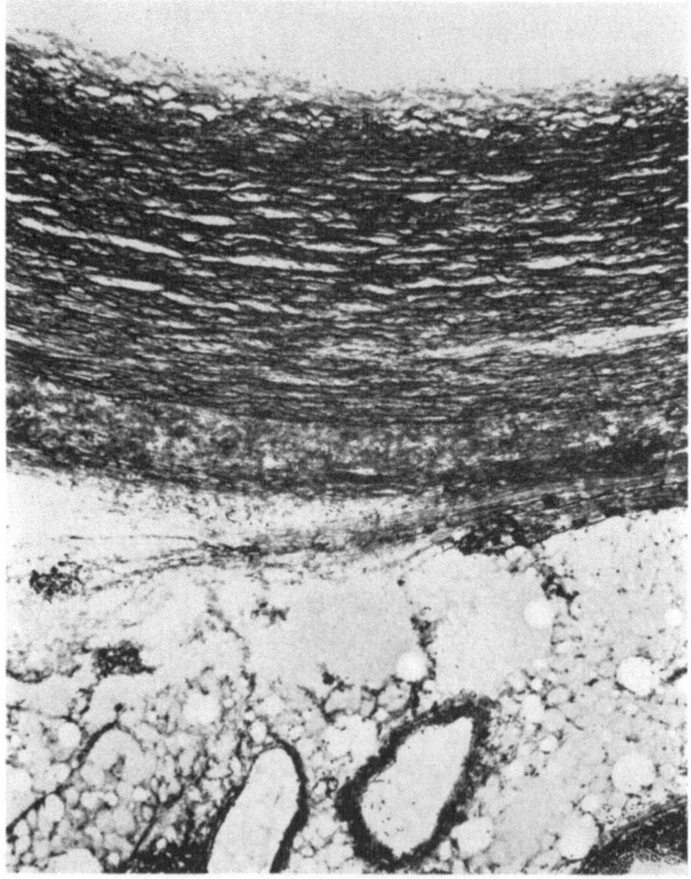

Abb. 36 a

Abb. 36 a u. b. a Menschliche Aorta. Obduktionsmaterial. Beginnende fibrinolytische Substratfilmandauung über periadventitiellem Fettgewebe bei noch fehlender Lyse des Fibrinfilms über Adventitia und Media. Fibrinolyse-Autographie. Inkubationsdauer 20 min.

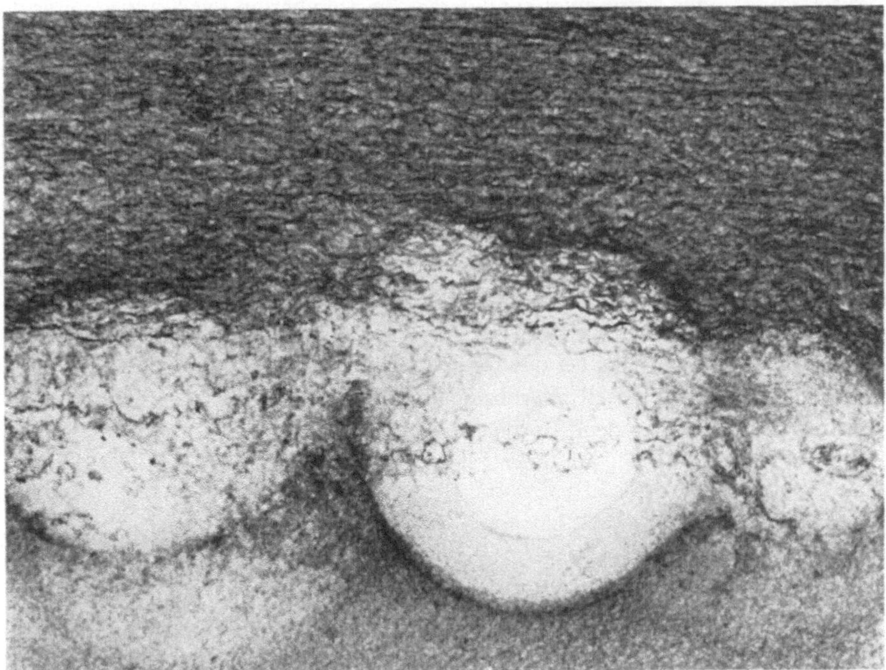

Abb. 36 b. Menschliche Aorta. Obduktionsmaterial. Unter dem verdickten Substratfilm wird die unterschiedliche fibrinolytische (Plasminogen-Aktivator-)Aktivität einzelner adventitieller Vasa vasorum in Form einer unterschiedlich starken Andauung und Verdauung des Fibrinfilms sichtbar. Fibrinolyse-Autographie. Inkubationsdauer 30 min

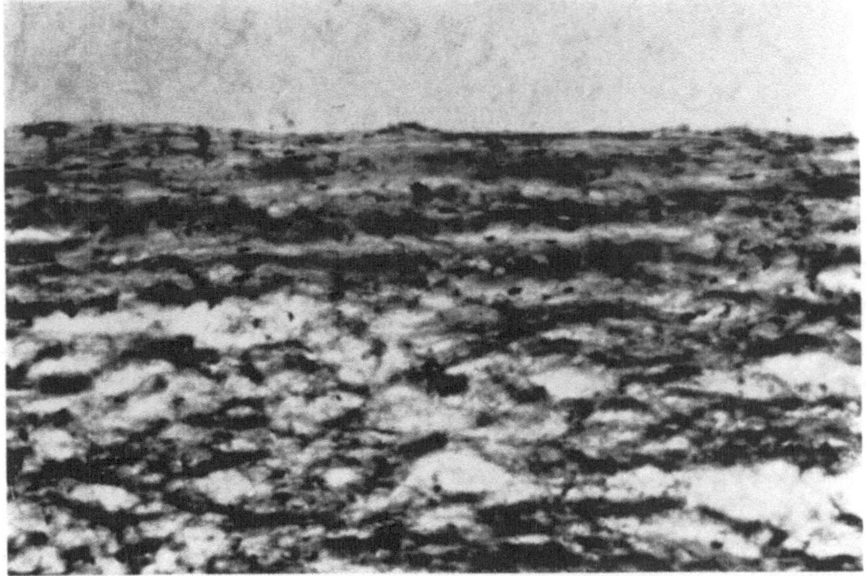

Abb. 37. Fehlende fibrinolytische (Plasminogen-Aktivator-)Aktivität des Aortenendothels nach Langzeitinkubation. Fibrinolyse-Autographie. Inkubationsdauer 2 Std

unter fortschreitender Fibrinolyse konfluieren. Bei Inkubation der Schnitte unter dünnen Fibrinfilmen werden regelmäßig von Anfang an breite Lysebänder ausgebildet.

In erheblicher zeitlicher Verzögerung gegenüber der Adventitia treten auch über der Media Substratfilmaufhellungen auf. Sie bleiben indessen auch bei langfristiger Bebrütung in der Regel scharf umschrieben und konfluieren nur über Adventitia-nahen Mediabezirken mit den adventitiellen Lysezonen. Der strenge topochemische Bezug zum Verteilungsmuster der intramuralen Vasa vasorum bleibt in der Media gewahrt. Haben derartige Vasa vasorum mit zunehmender arteriosklerotischer Gefäßwandschädigung die innere Grenzlamelle der Aorta durchbrochen, so treten auch über der Intima vereinzelt Lyseareale im Substratfilm aus Rinderfibrinogen auf. Dagegen ist die arteriosklerosefreie Intima auch frei von Plasminogen-Aktivator-Aktivität.

Das Aortenendothel war bei der Inkubation von Schnitten nicht in der Lage, den bedeckenden Fibrinfilm aus Rinderfibrinogen aufzulösen (Abb. 37). Nur ganz vereinzelt zeigten sich über dem Aortenendothel kleine Lyseherde, die indessen stets scharf umschrieben blieben, nur über Einzelzellen sichtbar wurden und sich nie auf

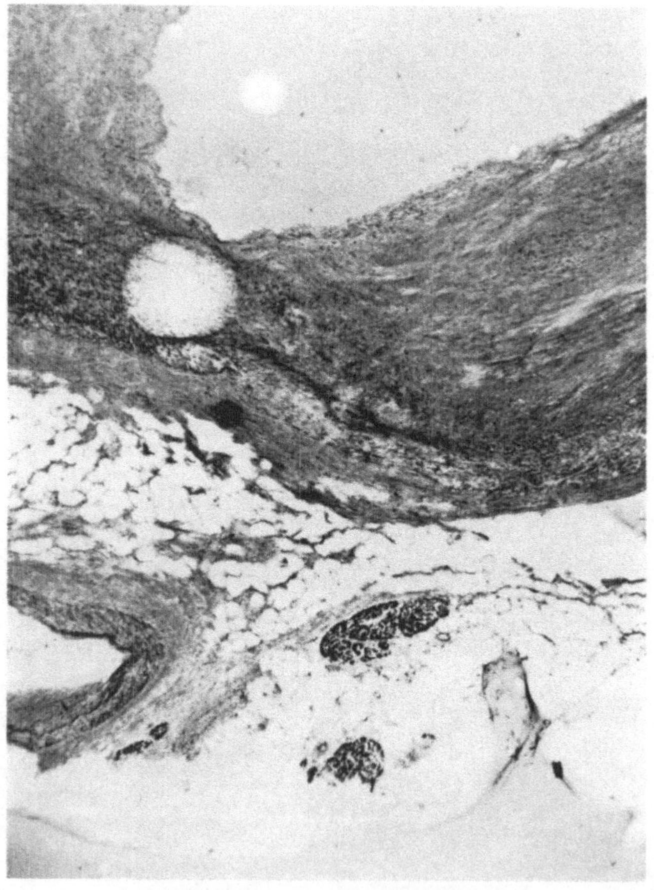

Abb. 38. Menschliche Arteria coronaria. Obduktionsmaterial. Fortgeschrittene fibrinolytische Abdauung des Substratfilms über dem periadventitiellen Fettgewebe, über den Vasa vasorum der Adventitia, der Media und über einigen wenigen coronariellen Endothelien. Fibrinolyse-Autographie. Inkubationsdauer 1 Std

die benachbarten Endothelien ausdehnten. Größere Lyseareale zeigten Aortenendothelien — wie schon in den Untersuchungen von Todd — in Rinderfibrinfilmen nur nach Abschilferung von der Aortenintima oder nach Inkubation mit Humanfibrinogen Substratfilme aus *Humanfibrinogen* ließen stets eine wesentlich stärkere fibrinolytische Aktivität erkennen, als Substratfilme aus Rinderfibrinogen.

Coronararterien. Maximale fibrinolytische Aktivität findet sich erneut über der Adventitia, der Aktivator-Gehalt im epikardialen Fettgewebe ist wesentlich größer als im adventitiellen Bindegewebe der Coronararterien. Die Lysezonen über dem Fettgewebe sind regelmäßig konfluiert, ehe die Aktivatoren der adventitiellen Vasa vasorum zu einer vollständigen Auflösung des Substratfilmes geführt haben (Abb. 38). Der Aktivator-Gehalt der Adventitia ist andererseits wesentlich größer als der der Media. Die Intima der Coronararterien läßt wie die Aortenintima Plasminogen-Aktivatoren nur dann erkennen, wenn mit fortschreitender Arteriosklerose die Lamina elastica interna aufgebrochen ist und sich Vasa vasorum bis in die Nachbarschaft atheromatöser oder fibröser Wandveränderungen vorgeschoben haben (Abb. 39 a und b).

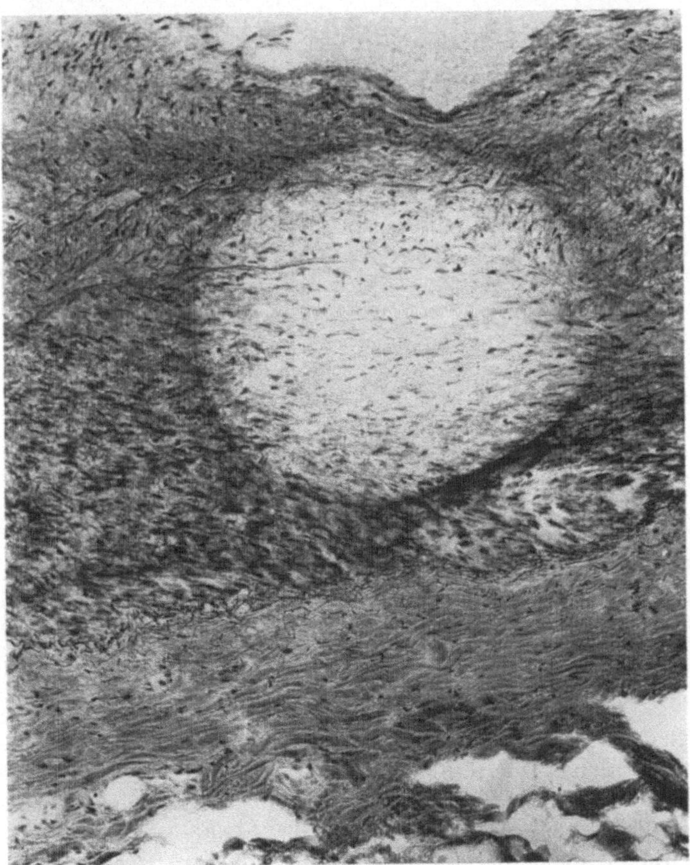

Abb. 39 a u. b. a Menschliche Arteria coronaria. Obduktionsmaterial. Ausgedehnte Fibrinolyse in der Umgebung eines Intima-nahen Vas vasis. Darunter ein kleinerer umschriebener perivasaler Lyseherd. Fibrinolyse-Autographie. Inkubationsdauer 1 Std

Das Endothel der Coronararterien ist erneut nicht oder nur außerordentlich spärlich fibrinolytisch aktiv. Wie über Aortenschnitten haben die Endotheltapeten der Coronararterien den Rinder-Fibrinfilm in der Regel nicht abgebaut. Allerdings finden

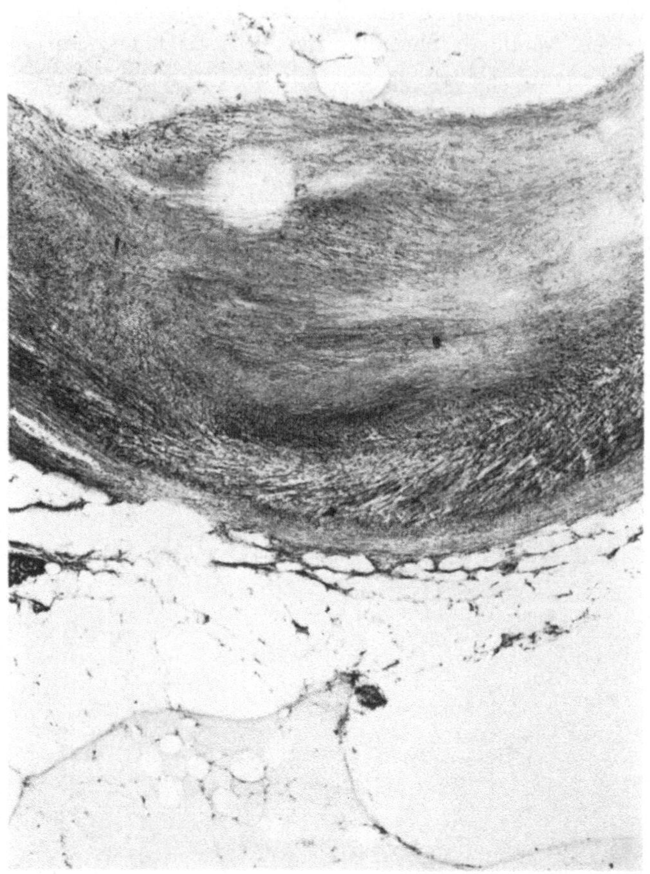

Abb. 39 b. Menschliche Arteria coronaria. Obduktionsmaterial. Ausgedehnte periadventitielle und adventitielle Fibrinolyse. Umschriebene Substratfilmandauung über einem bei fortgeschrittenem arteriosklerotischem Gefäßwandumbau bis in die Intima vorgedrungenem Vas vasis. Geringe fibrinolytische Aktivität des Endothels der Coronararterien. Am Oberrand der Abbildung abgeschilferter kleiner Endothelverband mit deutlich stärkerer fibrinolytischer Aktivität als das mit der Intima noch verbundene Endothel. Fibrinolyse-Autographie. Inkubationsdauer 1 Std

sich in dem homogenen Fibrinfilm disseminiert immer wieder einmal kleine scharf konturierte Lyseareale über einzelnen Endothelzellen als Zeichen eines zwar geringen, bei Langzeit-Inkubation aber effektiven Plasminogen-Aktivator-Gehaltes. Sind dagegen Endothelverbände oder Einzelzellen von der Intima abgelöst und abgeschilfert, so zeigen diese isolierten Endothelien wie schon in der Aorta eine wesentlich stärkere fibrinolytische Aktivität als die der Intima unmittelbar anhaftenden Endothelverbände. Bei Inkubation der Schnitte mit Humanfibrinogen wurde auch über dem Endothel der Coronararterien eine stärkere fibrinolytische Aktivität sichtbar als nach Inkubation mit Rinderfibrinogen. Diese Aktivität ließ sich selbst dann nachweisen, wenn die Endothelien nicht von der Intima abgelöst waren.

Entsprechend der geringeren Ausbildung von Vasa vasorum ist in Seitenarterien die fibrinolytische Aktivität über der verschmälerten Media in der Regel geringer, und die wenigen Lyseareale über der Media konfluiren rasch mit benachbarten Lysearealen über der Adventitia.

B. Untersuchungen an Häutchenpräparaten von Venen und Arterien

Die Untersuchungen von Häutchenpräparaten wurden gleichfalls an menschlichem Obduktionsgut durchgeführt. Thrombinüberschichtete Objektträger wurden auf Gefrier-Mikrotom-Blöcke aufgefroren und mit breiten Aortensegmenten bedeckt, wobei die endotheliale Oberfläche der Aortensegmente dem Objektträger unmittelbar auflag. Nach kurzfristigem Auffrieren des Endothels am Objektträger wurde das übrige Aortengewebe abgelöst. Derartige „native Häutchenpräparate" (WARREN) wurden ohne Kontakt mit wäßrigen Agentien nach kurzem Antrocknen am Schnitt mit homogenen Fibrinfilmen überzogen. Die Präparate wurden erneut 15—120 min in der feuchten Kammer bei 37° C inkubiert.

Vena cava caudalis. Die Substratfilmauflösung über Venenendothelien tritt an Häutchenpräparaten außerordentlich rasch und intensiv auf. Bereits nach 15 min finden sich in den Substratfilmen scharf ausgestanzte Aufhellungsbezirke über den landkartenartig begrenzten Endothelinseln des Objektträgers. Diese Aufhellungsbezirke sind nach 30 min regelmäßig in komplette Lysezonen übergegangen, die zunächst scharf auf die über den Objektträgern liegenden Endothelien begrenzt bleiben. Erst mit Langzeit-Inkubationen konfluieren benachbarte Lysezonen über benachbarten Endothelinseln.

Aorta. Im Gegensatz zu den Schnittpräparaten zeigen Aortenendothelien nach Ablösung von der Intima im Substratfilm aus Rinderfibrinogen gleichfalls eine beträchtliche Plasminogen-Aktivator-Aktivität. Wiederum finden sich — nach im Vergleich zu Aortenendothelien allerdings wesentlich längerer Inkubationsdauer — zunächst scharf auf die Endothelinseln begrenzte Aufhellungsbezirke in den Substratfilmen. Die Lysezonen bleiben auch hier zunächst scharf auf die landkartenartig begrenzten Endothelinseln und endothelialen Häutchen begrenzt, ehe sie auf zellfreie Objektträger-Areale übergreifen und zunehmend konfluieren.

4. Besprechung der Befunde

In den vorliegenden Untersuchungen konnte in Übereinstimmung mit den Ergebnissen von TODD (1958—1964) und WARREN (1963, 1964) nachgewiesen werden, daß Endothelien eine intensive Plasminogen-Aktivator-Aktivität besitzen. Die fibrinolytische Aktivität ist über Venen und Venolen am intensivsten. Auch Capillaren sind offenbar fibrinolytisch aktiv. Über den glomerulären Capillaren der Niere treten scharf konturierte Lyse-Areale auf, die zunächst mit dem äußeren Blatt der Bowmanschen Kapsel abschließen, ehe mit fortdauernder Bebrütung die Verflüssigung des Substratfilmes auch auf das benachbarte Nierenparenchym übergreift. Daß Endothelien von Capillaren anderer Organe in der Regel keine oder nur sehr geringe fibrinolytische Aktivität aufweisen, liegt offenbar weniger an ihrem geringen Plasminogen-Aktivator-Gehalt als an der in Schnittpräparaten geringen Kontaktfläche zwischen dem capillären Endothel und dem proteolytisch inaktivierten Proenzym Plasminogen. Dort indessen, wo Endothelien in dichtem cellulärem Verband auftreten, wie in den Glomerula oder in reich capillarisiertem Granulationsgewebe (TODD, 1958; KWAAN

u. Astrup, 1964), wird dieser Plasminogen-Aktivator-Gehalt der Capillaren fibrinolytisch voll aktiv. Dagegen ist das Endothel der Arterien mit Ausnahme der Pulmonalarterienäste arm an Plasminogen-Aktivatoren. In Schnittpräparaten erscheint das
Aortenendothel wie das Endothel der Coronararterien und Organschlagadern bei
Inkubation mit *heterologem* Fibrin fibrinolytisch in der Regel inaktiv, wenn auch
weit verstreute Einzelzellen mitunter einen geringen Plasminogenaktivator-Gehalt
erkennen lassen. Auch nach Inkubation im *homologen* System mit Humanfibrinogen
als Substrat ist die Aktivität der arteriellen Endothelien wesentlich schwächer als
die der Venenendothelien. Werden dagegen Endothelien aus dem Verband heraus-
gerissen und von der Intima abgelöst, so zeigen diese Endothelien selbst im heterologen System eine nicht unerhebliche, wenngleich gegenüber Venenendothelien wesentlich geringere fibrinolytische Aktivität. Zum gleichen Ergebnis führten die Inkubationsversuche mit Endothelien von Aorta und Coronararterien, die als intimafreie
Häutchenpräparate bebrütet wurden.

Wir haben angesichts der Diskrepanzen zwischen Schnittpräparaten und endothelialen Häutchenpräparaten die Frage geprüft, ob neben Artspezifitäten der FSF
der Aortenwand als einer der möglichen wandeigenen Faktoren der Aorta für eine
Hemmung der endothelialen Plasminogen-Aktivator-Aktivität infrage kommt und
damit die merkwürdige Diskrepanz erklären könnte.

VIII. Untersuchungen zur fibrinolytischen Aktivität des Aorten-endothels bei nicht-stabilisiertem Fibrinfilm (Fibrinolyse-Autographie) und zur Topochemie des Fibrin-stabilisierenden Faktors der Aorta

1. Material und Methode

Die histochemischen Untersuchungen wurden erneut mit der oben beschriebenen Modifikation
des Toddschen Verfahrens der Fibrinolyse-Autographie durchgeführt. In Abänderung des
originalen Substratfilmes wurde in Anlehnung an die Untersuchungen von Sayers, Tyler u.
Lack (1965) Plasminogen-haltiges, durch p-Chlormercuribenzoat ($1 \cdot 10^{-4}$ M) und nachfolgende
erschöpfende Dialyse gegen 0,9% NaCl bei 4° C FSF-inhibiertes Fibrinogen-„s" (soluble)
verwendet. Bezüglich der methodischen Einzelheiten kann auf die Ausführungen zur Durchführung des modifizierten Verfahrens der Fibrinolyse-Autographie an Kryostatschnitten verwiesen werden.

Da Ca^{++} auch in Spuren die Reaktionsintensität des FSF erheblich beeinflußt (Gormsen
et al., 1967), wurden die Objektträger vor dem Überschreiten mit Thrombinum purum für
24 Std in Äthylendiamin-Tetra-Essigsäure (EDTA $1 \cdot 10^{-4}$ M) eingebracht. EDTA empfahl sich
für diese Decalcifizierung aufgrund des hohen Logarithmus der ersten Assoziationskonstante
von Calcium gegenüber EDTA (10,6), entsprechende Werte für Zitrat und Oxalat liegen nur
bei 3,0 bzw. 3,15. Die Untersuchungen von Gormsen u. Mitarb. (1967) hatten gezeigt, daß
Calciumspuren im Oxalatplasma und Citratplasma noch ausreichen, die Fibrin-Aggregate zu
stabilisieren und in 5 M Harnstoff unlöslich zu machen.

Zur Hemmung des gewebseigenen FSF wurden p-Chlormercuribenzoat und Glycinmethylester verwendet. Glycinmethylester-HCl (EGA-Chemie, Steinheim) wurde mit verdünnter NaOH neutralisiert und mit NaCl auf eine 0,12 M-Stammlösung in 0,9% NaCl eingestellt. Zur Ausschaltung des gewebseigenen Plasminogen-Aktivators wurde EACA in 0,3 M
Endkonzentration, gepuffert im Verhältnis 1:9 mit Tris HCl-Puffer (pH 7,4, 0,05 M) verwendet. EACA wurde erneut in den Substratfilm eingeführt. Die definitive Zusammensetzung der
Fibrinogen-„s"-Filme vor der Überschichtung der Kryostatschnitte ist der Tabelle 6 zu entnehmen.

Tabelle 6

Ansatz		I	II	III	IV	V
Fibrinogen + p-Chlormercuribenzoat	3 ml	+	+	+	+	+
Holmes-Puffer, pH 7,4	0,5 ml	+	+	+	+	+
$CaCl_2$ (0,1 M)	0,5 ml	−	+	+	+	+
ε-Aminocapronsäure (0,3 M)$_I$	0,5 ml	−	−	+	−	−
Glycinmethylester (0,12 M)	0,5 ml	−	−	−	+	−
p-Chlormercuribenzoat $(6 \cdot 10^{-4})$	0,5 ml	−	−	−	−	+

+ = im Ansatz enthalten; − = im Ansatz nicht enthalten.

Untersucht wurden Kryostatschnitte menschlicher Aorten von Verstorbenen des 1. bis 9. Lebensjahrzehntes. Der Grad der Physio- und Arteriosklerose der Aorten war unterschiedlich. Die Schnitte wurden nach Überschichtung mit dem Fibrinogen-„s" und Ausbildung homogener Fibrin-„s"-Filme 30—60 min bei 37° C in der feuchten Kammer inkubiert. Danach wurde ein Teil der Schnitte sofort in Formalin fixiert, gewässert, mit Hämatoxylin-Eosin gefärbt und nach Passage der aufsteigenden Alkoholreihe und Aufhellung in Xylol in DePeX eingedeckt. Die übrigen Schnitte wurden wechselweise in 5 M Harnstoff, 2% Essigsäure oder 1% Monochloressigsäure eingestellt, um zu prüfen, ob unter dem Einfluß des gewebseigenen FSF das Fibrin-„s" sekundär in ein FSF-stabilisiertes Fibrin-„i" überführt worden war. Auch diese Schnitte wurden nach Fixierung in Formalin mit Hämatoxylin-Eosin gefärbt.

Zur gerinnungsanalytischen Kontrolle der histochemischen Versuchsansätze wurde jeweils 1 ml der Substratfilm-Stammlösungen ohne Zugabe von Gewebsextrakten im Reagenzglas mit 2 NIH-Einheiten Thrombin zur Gerinnung gebracht und der anschließenden Lyse mit 2% Essigsäure ausgesetzt. Damit konnte für jeden gerinnungsanalytischen Ansatz mit p-Chlormercuribenzoat-versetztem Fibrinogen-„s" die totale Hemmung des plasmatischen FSF überprüft werden. Schließlich wurden zur Kontrolle der Inkubationsversuche von jedem Versuchsansatz Substratfilme mit Fibrinogen-„i" (d. h. ohne Hemmung des plasmatischen FSF) hergestellt und mit parallelen Kryostatschnitten in der feuchten Kammer inkubiert.

2. Ergebnisse

A. Inkubationsversuche ohne artefizielle Substratfilmauflösung

Ansatz I und II. Das histotopochemische Verteilungsmuster des geweblich gebundenen Plasminogen-Aktivator-Gehaltes der Aorta unterscheidet sich in Adventitia, Media und Intima nicht wesentlich von den oben erhobenen Befunden an FSF-haltigen Substratfilmen. Stärkste fibrinolytische Aktivität zeigen nach Blockade des plasmatischen FSF das periadventitielle Fettgewebe und — danach — die adventitiellen Vasa vasorum. Deutlich geringer ist das fibrinolytische Potential der Media, während die Intima und insbesondere das Aortenendothel auch bei langfristiger Inkubation der Kryostatschnitte in der feuchten Kammer im FSF-freien Rinderfibrin-Substratfilm keine lytische Aktivität induziert. Zugabe von Ca-Ionen hat auf das Inkubationsergebnis keinen Einfluß.

Ansatz III. In Gegenwart von ε-Aminocapronsäure zeigen weder das periadventitielle Fettgewebe noch die adventitiellen oder medialen Vasa vasorum eine fibrinolytische Aktivität. Das gesamte Schnittpräparat bleibt auch bei langfristiger Inkubation von einem gleichmäßig homogenen Fibrinfilm überzogen, ohne daß am Substrat Plasminogen-Aktivatoren sichtbar werden. EACA ist in $5 \cdot 10^{-2}$ M Konzentration ein nichtkompetitiver Inhibitor von Plasmin und Trypsin, es hemmt damit in der von uns verwandten Endkonzentration sowohl die Plasminogen-Aktivierung als auch die proteolytisch-fibrinolytische Aktivität von Plasmin.

Ansatz IV und V. Die Versuchsansätze IV und V zeigen nach Hemmung des plasmatischen FSF durch p-Chlormercuribenzoat und Einführung von Glycinmethyl-ester oder p-Chlormercuribenzoat zur Ausschaltung der gewebseigenen FSF-Aktivität ein von den bisherigen Befunden abweichendes Bild bei der Fibrinolyse-Autographie. Wesentlich rascher als in FSF-haltigen Substratfilmen und in Substratfilmen nach Hemmung des plasmatischen FSF ohne Beeinflussung der gewebseigenen FSF-Vor-kommen treten in p-Chlormercuribenzoat- oder Glycinmethylester-haltigen Fibrin-filmen über dem periadventitiellen Fettgewebe sowie über adventitiellen Vasa vaso-rum Aufhellungs- und Verflüssigungszonen auf, die konfluieren. Auch über der Media finden sich in der Regel bereits 15 min nach Inkubationsbeginn breite Lyseareale (Abb. 40), die rasch untereinander und mit den Lysearealen über der Adventitia

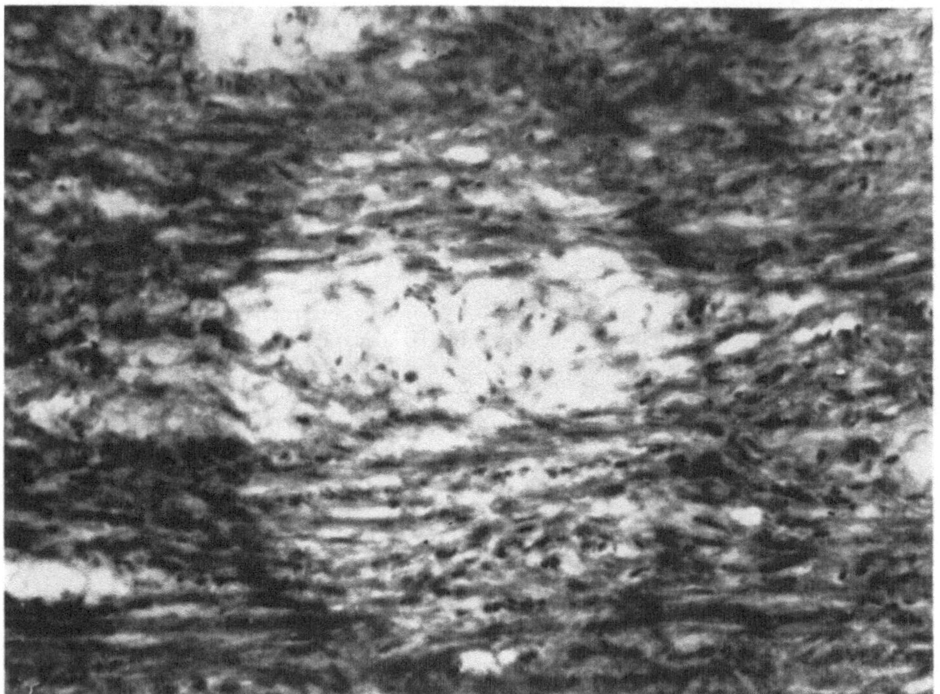

Abb. 40. Menschliche Aorta. Obduktionsmaterial. Einigermaßen umschriebene Substratfilm-verdauung über medialen Vasa vasorum. Fibrinolyse-Autographie. Inkubationsdauer 1 Std

konfluieren. Ihre Ausdehnung ist bereits nach 30 min Inkubation ähnlich groß wie die benachbarter Schnitte unter FSF-haltigen Substratfilmen nach 45—60 min dauernder Inkubationszeit.

Mit fortschreitender Inkubationszeit fanden sich aber auch in Substratfilmen aus Rinderfibrinogen, die zur Hemmung der *gewebseigenen* FSF-Aktivität p-Chlormer-curibenzoat enthielten, kleine, scharf kontuierte, dicht bei dicht liegende Lyseareale über dem aortalen Endothel. Ihre Entwicklung verlief außerordentlich langsam, die Intensität der lytischen Aktivität war nicht entfernt zu vergleichen mit der der Media und Adventitia. Im Gegensatz zu FSF-haltigen Rinderfibrin-Substratfilmen (vgl. Abb. 39 b) waren diese in der Regel kreisförmigen Lyseareale (Abb. 41) aber über nahezu allen Endothelzellen sichtbar, konfluierten rasch und überzogen damit das gesamte endotheliale Band als fibrinolytisch abgedaute, schmale, mit dem Endothel parallel laufende Straße.

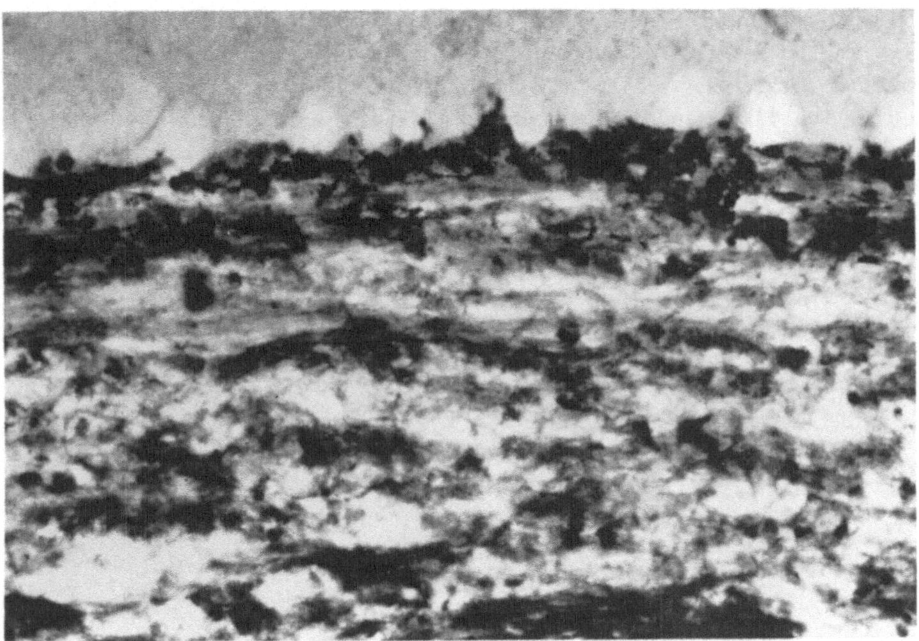

Abb. 41. Menschliche Aorta. Obduktionsmaterial. Scharf umschriebene, halbkreis- bis kreisförmige Lyseareale über den Endothelzellen bei Kryostatschnitt-Inkubation mit Fibrin-„s" als Substratfilm. Fibrinolyse-Autographie. p-Chlormercuribenzoat-haltiger Substratfilm. Inkubationsdauer 1 Std

Mit Glycinmethylester als Inhibitor der *gewebseigenen* FSF-Aktivität ließ sich eine derartige fibrinolytische Aktivität des Aortenendothels dagegen nicht nachweisen. In diesen Versuchsansätzen (Gruppe V) traten erneut nur disseminierte, herdförmige Plasminogen-Aktivierungen über endothelialen Einzelzellen auf, wie sie auch in FSF-haltigen Substratfilmen beobachtet worden waren.

B. Inkubationsversuche mit artefizieller Substratfilmauflösung

Wurden die Schnitte menschlicher Aorten nach Überschichtung mit homogenen Fibrinfilmen aus Rinderfibrinogen und wechselnd langer Inkubationsdauer *vor* der Fixierung in Formalin einer artefiziellen Lyse durch 5 M Harnstoff, 2⁰/o Essigsäure oder 1⁰/o Monochloressigsäure ausgesetzt, so boten sie gleichsam ein Negativbild zu oben beschriebenen Befunden.

Gruppe III. Die einförmigsten Befunde ergaben sich in den Versuchsansätzen der Gruppe III. Während über den präparatfreien Objektträgerbezirken der homogene Fibrinfilm regelmäßig zerstört war, breitete sich über der Intima, Media und Adventitia ein gleichmäßig homogener, nicht lytisch angedauter Fibrinfilm aus. Seine Begrenzung über dem Endothel der Aorta war vielfach außerordentlich scharf, die Endothelien bildeten mit dem über ihnen liegenden Substratfilm eine unmittelbare

scharf konturierte Grenze gegenüber Schnitt- und Fibrinfilm-freien Objektträgerbezirken (Abb. 42).

Entsprechend der ungleichmäßigeren Begrenzung des Gewebes im Bereiche der
Adventitia fanden sich über dem periadventitiellen und adventitiellen Binde- und
Fettgewebe mitunter weniger scharf konturierte Grenzen zwischen Substratfilm und
Gewebe einerseits, Substratfilm- und gewebefreien Objektträgerbezirken andererseits.
Mitunter waren kleinere Teile des adventitiellen Bindegewebes frei von Substrat-
filmen (Abb. 43). In anderen Fällen hatten sich Fibrinfilmanteile segelförmig zwischen
bindegewebigen Adventitiafasern ausgespannt und waren nicht artefiziell aufgelöst
worden, so daß der Fibrinfilm auch über kleinere Strecken gewebefreier Objektträger-

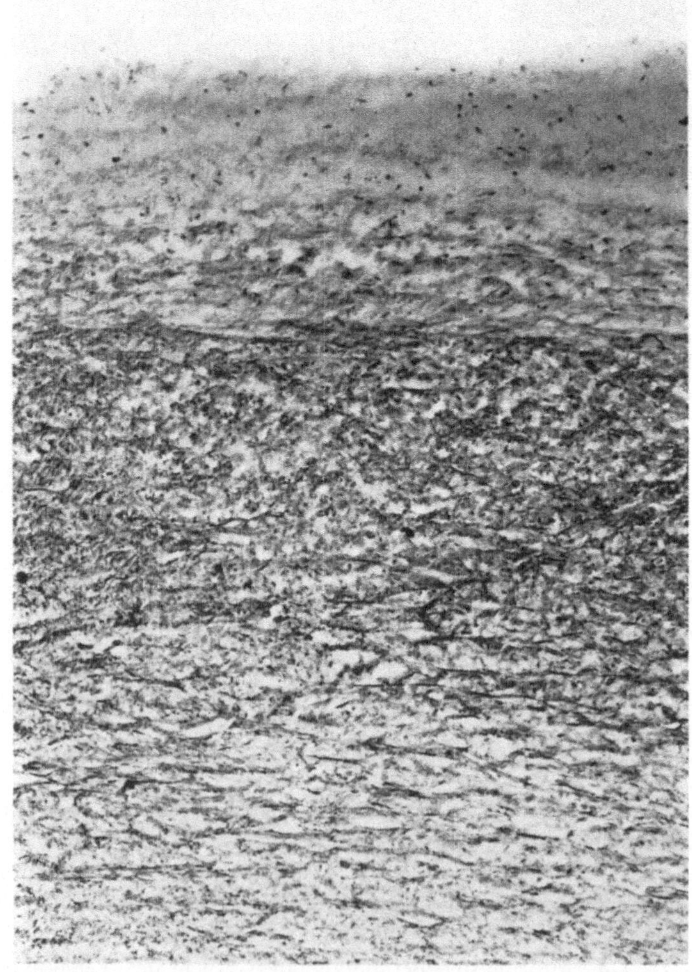

Abb. 42. Menschliche Aorta. Obduktionsmaterial. Nachweis des gewebseigenen FSF über Intima und Media bei Ausschaltung der Plasminogen-Aktivator-Aktivität durch EACA. Zarter,
durch 5 M Harnstoff nicht auflösbarer Fibrinfilm über dem Aortengewebe, der mit dem
Endothel einigermaßen scharf abschließt. Über Schnitt-freien Objektträgerbezirken vollständige
Lyse des nicht stabilisierten Fibrin-„s". Fibrinolyse-Autographie (Versuchsgruppe III). Inkubationsdauer 1 Std

bezirke erhalten und sichtbar war. Die Ausdehnung des Fibrinfilmes nach Blockade des plasmatischen FSF durch p-Chlormercuribenzoat und der fibrinolytischen Aktivität durch EACA entsprach im ganzen jedoch immer genau der Ausdehnung des

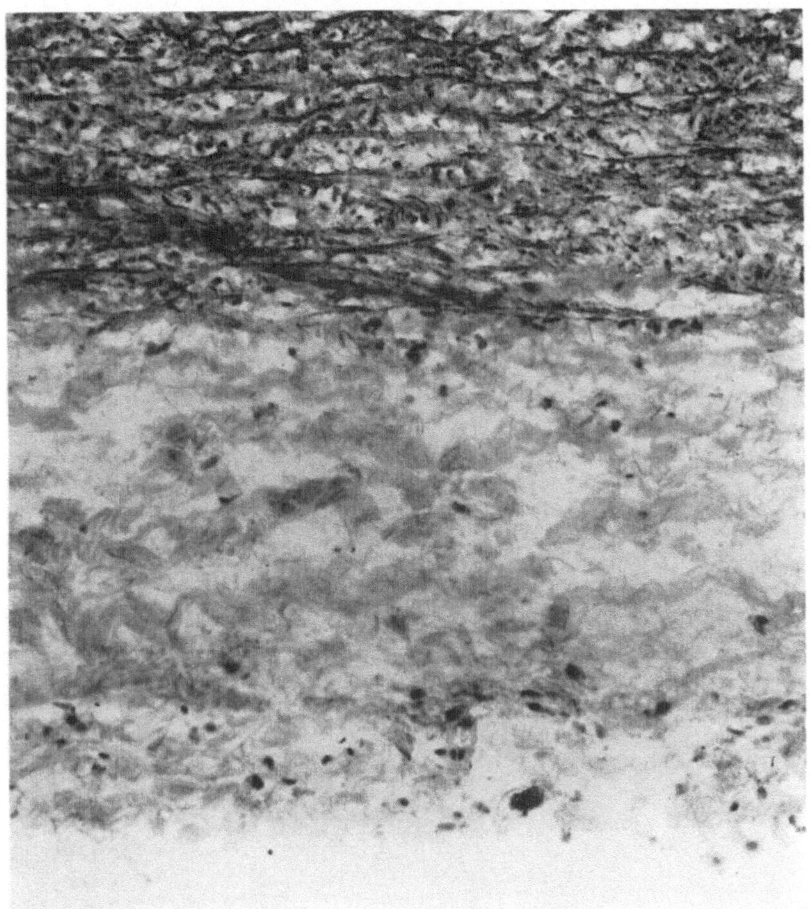

Abb. 43. Menschliche Aorta. Obduktionsmaterial. Gleicher Versuchsansatz wie in Abb. 42. Das über Media und Adventitia stabilisierte Fibrin „i" reicht nicht ganz bis zum Rand des Schnittes. Fibrinolyse-Autographie. Inkubationsdauer 1 Std

Schnittes, präparat-freie Objektträgerbezirke waren nach artefizieller Lyse regelmäßig auch frei von Substratfilmen (Abb. 44).

Gruppe IV und V. Beide Ansatzgruppen führten zu einer totalen Auflösung des Substratfilmes über schnittfreien Objektträgerbezirken wie über den Aortenschnitten. Diese totale Substratfilmauflösung entsprach der Erwartung, daß nach Hemmung des *plasmatischen* FSF durch p-Chlormercuribenzoat und Kontamination des *gewebs-eigenen* FSF mit Glycinmethylester oder p-Chlormercuribenzoat durch Thrombin ein nicht stabilisierter Fibrin-„s"-Substratfilm ausgebildet wurde, der — per definitionem — auch in Gegenwart von Ca^{++} in 5 M Harnstoff, 2% Essigsäure oder 1% Mono-chloressigsäure vollständig zu lösen sei.

Ansatzgruppe I und II. Bei den Versuchsansätzen der Gruppen I und II waren präparatfreie Objektträgerbezirke auch frei von Substratfilm. Über der Adventitia und Media zeigten sich die gleichen wechselnd ausgedehnten Lyseareale wie in FSF-

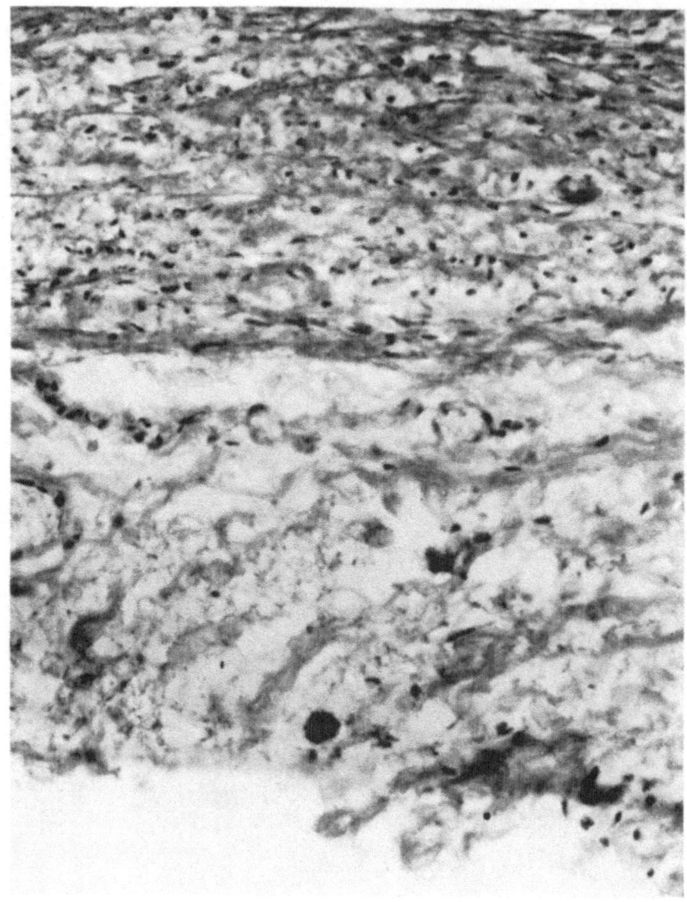

Abb. 44. Menschliche Aorta. Obduktionsmaterial. Nachweis des gewebseigenen FSF über Media und Adventitia Vasa vasorum durch EACA. Scharfe Begrenzung des stabilisierten Fibrins über der Adventitia. Über schichtfreien Arealen vollständige Auflösung des Fibrin „s" durch 2%igen Essigsäure. Fibrinolyse-Autographie (Versuchsgruppe III). Inkubationsdauer 1 Std

haltigen Versuchsansätzen. Die Intima dagegen und das Endothel waren von einem gleichmäßig homogenen Rinderfibrin-Substratfilm bedeckt und ließen keinerlei Plasminogen-Aktivator-Aktivität erkennen. Wiederum schloß der Substratfilm ähnlich wie bei den EACA-haltigen Ansätzen scharf über der Endothellage der Aorta ab und hatte sich nicht auf die angrenzenden schnittfreien Objektträgerbezirke ausgedehnt.

Zwischen Ca^{++}-haltigen und Ca^{++}-freien Substratfilmen ließ sich kein Unterschied erkennen, auch der Calcium-freie Substratfilm war über der Intima durch 5 M Harnstoff, 2% Essigsäure und 1% Monochloressigsäure nicht auflösbar. Offenbar reicht der hohe Calciumgehalt menschlicher Aortenschnitte vollständig für die Aktivierung des gewebseigenen FSF und für die Polymerisation der Fibrin-Aggregate zu stabilisiertem Fibrin aus.

3. Besprechung der Befunde

Die in Anlehnung an das methodische Vorgehen von SAYERS, TYLER u. LACK (1965) durchgeführten histochemischen Untersuchungen zeigen, daß der in den gerinnungs-analytischen Untersuchungen aufgefundene Fibrin-stabilisierende Faktor (FSF) der Aortenwand in allen drei Wandschichten, in Intima, Media und Adventitia, vorkommt. Dieser gewebseigene FSF ist durch Blockade seiner Aktivierung mit Hilfe von p-Chlormercuribenzoat als Sulfhydryl-Gruppen-Inhibitor und durch Glycinmethyl-ester als Inhibitor der Transamidierung bzw. Transpeptidierung vollständig hemmbar. Nach Hemmung des plasmatischen FSF durch p-Chlormercuribenzoat und anschließender ausgiebiger Dialyse zur Abtrennung nicht gebundener Inhibitoren ist der gewebseigene FSF auch allein in der Lage, Fibrin in Gegenwart von Calciumionen über allen drei Wandschichten der Aorta zu stabilisieren, wobei offenbar der hohe Calciumgehalt der menschlichen Aorta für diese Stabilisierung vollständig ausreicht. Derart stabilisierte Fibrin-Substratfilme sind in Parallele zu den Reagenzglas-Ansätzen durch 5 M Harnstoff oder Säuredenaturierung nicht mehr löslich.

Die Existenz eines FSF in allen drei Aortenwandschichten ist wesentliche Voraussetzung für die Organisation in der Gefäßwand sich vorwühlender, bei fortschreitender Arteriosklerose bis zur Adventitia sich ausdehnender Plasmabestandteile. Ob der gewebseigene FSF nur durch in diesen Plasmabestandteilen enthaltene Thrombinspuren aktiviert wird oder ob die Vasculokinase, die Thrombin-artige, mit Thrombin indessen nicht identische, thromboplastische Aktivität der Aortenwand gleichfalls zur Aktivierung des gewebseigenen FSF in der Lage ist, wird zu prüfen bleiben.

Neben dem topochemischen Nachweis der FSF-Aktivität in der menschlichen Aorta gestatten die vorliegenden Untersuchungen mit Fibrin-„s"-Aggregaten als Substratfilmen jedoch zugleich eine über unsere bisherigen Kenntnisse hinausführende *Aussage zur fibrinolytischen Aktivität der menschlichen Aorta* und ihres Endothels. Fibrin „s"-Aggregate aus Rinderfibrinogen unterliegen, wie die vorliegenden Befunde zeigen, fibrinolytischen Angriff durch Aktivierung ihres Plasminogen-Gehaltes wesentlich rascher als stabilisierte Fibrin-Polymerisate. In den eigenen Inkubationsversuchen hatte die fibrinolytische Aktivität bereits nach kurzfristigen Inkubationszeiten zu wesentlich ausgedehnteren Lysezonen über Adventitia und Media der Aortenschnitte geführt als in vergleichbaren Fibrin-„i"-Substratfilmen. Dabei ließen sich zwischen p-Chlormercuribenzoat- und Glycinmethylester-induzierten Fibrin-„s"-Aggregaten über Adventitia und Media keine verwertbaren Differenzen in der Sensibilität gegenüber Plasminogen-Aktivatoren nachweisen. Die Intima war bei Inkubation mit p-Chlormercuribenzoat-haltigen wie mit Glycinmethylester-kontaminierten Fibrin-„s"-Aggregaten fibrinolytisch inaktiv.

In Gegenwart des Sulfhydryl-Gruppen-Inhibitors *p-Chlormercuribenzoat* traten in den Fibrin-„s"-Substratfilmen aus Rinderfibrinogen jedoch *auch über dem Aorten-endothel schmale Lyseareale* auf, die sich zunächst halbkreisförmig um die Endothelien ausbildeten, ehe sie zu einem dünnen fibrinolytisch abgedauten Band konfluierten. Die fibrinolytische Aktivität der Aortenendothelien war stets wesentlich geringer als über den Vasa vasorum der Media und Adventitia, und selbst nach langfristiger Inkubationszeit blieb die Ausdehnung der Lysezonen gering. Sie gestattete stets eine eindeutige Zuordnung der Plasminogen-Aktivator-Aktivität zum Endothel.

Wurde anstelle des p-Chlormercuribenzoat *Glycinmethylester* als Inhibitor der Fibrin-Stabilisierung in den Substratfilm eingeführt, so waren andererseits über den

Aortenendothelien keine Plasminogen-Aktivator-Aktivitäten sichtbar. Der Substratfilm aus Fibrin-„s"-Aggregaten blieb auch nach Langzeit-Inkubation frei von Lysezonen.

Dieses scheinbar widersprüchliche Ergebnis der Inkubationsversuche mit dem Sulfhydryl-Gruppen-Inhibitor p-Chlormercuribenzoat und dem „Substrat"-Inhibitor Glycinmethylester wird verständlich unter Berücksichtigung bisher unveröffentlichter Befunde von TYLER. In biochemischen Untersuchungen mit Casein als Substrat der Plasmin-bedingten Proteolyse ließ sich nachweisen, daß dem Glycinmethylester neben seiner Inhibitor-Aktivität gegenüber dem plasmatischen und gewebseigenen FSF auch ein *Hemmeffekt auf die Aktivierung von Plasminogen zu Plasmin* und auf die *Plasmin-bedingte Proteolyse* eignet. Dieser Inhibitor-Effekt auf Plasmin und seine Aktivierung ist konzentrationsabhängig und tritt im caseinolytischen Ansatz erst oberhalb 0,01 M Konzentration auf. Niedrigere Glycinmethylester-Konzentrationen beeinflussen weder die Plasmin-induzierte Caseinolyse noch die Plasmin-bedingte Fibrinolyse (GORMSEN et al., 1967). Bei den eigenen Inkubationsversuchen lag der Glycinmethylester in 0,02 M Endkonzentration vor. p-Chlormercuribenzoat besitzt dagegen in der von uns verwendeten Endkonzentration von 10^{-4} M noch keine Hemmwirkung auf die Fibrinolyse, eine solche findet sich erst bei einer Konzentration von 10^{-3} M auf Fibrin-Platten-Ansätzen (GORMSEN et al., 1967).

Die Inkubationsversuche mit Fibrin-„s"-Aggregaten als Substratfilmen erlauben damit folgende Schlußfolgerungen:

1. Die Aortenendothelien besitzen eine geringe — mit Venenendothelien allerdings nicht vergleichbare — Plasminogen-Aktivator-Aktivität. In Substratfilmen aus *Humanfibrinogen* wird diese Aktivität voll wirksam, in Filmen aus *Rinderfibrinogen* infolge ungenügender Substratspezifität dagegen nur selten nachweisbar. Da stabilisierte Fibrin-„i"-Polymerisate als Substratfilme einen Inhibitor-Effekt gegenüber einer Plasmin-bedingten Fibrinolyse besitzen, kommen geringe Plasminogen-Aktivator-Aktivitäten in Inkubationsversuchen mit stabilisierten Fibrinsubstratfilmen aus *Rinderfibrinogen* bei der Fibrinolyse-Autographie nicht zur Wirkung. Auch der FSF-Inhibitor Glycinmethylester besitzt eine geringe antifibrinolytische Aktivität und verhindert damit eine enzymatische Entfaltung der geringen endothelialen Plasminogen-Aktivator-Aktivität der Aorta.

2. Der im Vergleich zu $5 \cdot 10^{-2}$ M EACA geringe antifibrinolytische Effekt des plasmatischen und des gewebseigenen FSF sowie des Glycinmethylesters reicht indessen nicht aus, die durch den Plasminogen-Aktivator-Gehalt der Endothelien der Vasa vasorum induzierte fibrinolytische Aktivität zu unterdrücken. Allerdings tritt diese Lyse bei kurzfristiger Inkubation in Substratfilmen aus Fibrin-„s"-Aggregaten wesentlich rascher und intensiver auf als in Fibrin-„i"-Polymerisaten aus Rinderfibrinogen.

3. Nach Blockade des plasmatischen FSF durch p-Chlormercuribenzoat reicht die Aktivität des gewebseigenen FSF aus, um die geringe, durch den Plasminogen-Aktivator des Aortenendothels induzierte fibrinolytische Aktivität am Rinderfibrinogen nahezu vollständig zu hemmen (Ansatz I und II). Die vorliegenden Befunde bestätigen damit die These von WARREN, daß Inhibitoren der Intima maßgeblich für den negativen Ausfall der Fibrinolyse-Autographie am aortalen Schnittpräparat sein können.

4. Allerdings dürften neben dem gewebseigenen FSF weitere Inhibitoren (der Plasmin-Inhibitor aus Aortenextrakten von BENZER et al. sowie die Neuraminsäure) für den negativen Ausfall der Fibrinolyse-Autographie über dem Endothel bei Verwendung von Rinderfibrinogen mitverantwortlich sein. Denn die nativen Häutchen-

präparate waren mit Fibrinfilmen überschichtet, deren plasmatischer FSF nicht gehemmt worden war. Mithin traten an den Häutchenpräparaten die charakteristischen
Lyseareale *trotz* einer diskreten Hemmung der fibrinolytischen Aktivität durch den
plasmatischen FSF auf, ein Zeichen dafür, daß die fibrinolytische Aktivität des Aortenendothels insgesamt wesentlich stärker ist als aus den in Gegenwart von p-Chlormercuribenzoat inkubierten Schnitten ersichtlich wird (Ansatz V).

Als Ergebnis der vorliegenden Untersuchungen kann damit festgehalten werden,
daß die Aortenwand erhebliche fibrinolytische Aktivität besitzt. Die topochemischen
Untersuchungen weisen diese fibrinolytischen Aktivitäten, in Parallele zu Befunden an
Venen und Pulmonalarterien, vornehmlich den Vasa vasorum der Adventitia — und
in deutlich geringerem Maße — der Media zu. Erst mit zunehmender Arteriosklerose
und mehr oder weniger parallel laufender Vascularisation der Intima durch die Vasa
vasorum wird auch die Intima fibrinolytisch aktiv. Das *Aortenendothel* besitzt im
homologen System bei Inkubation mit Humanfibrinogen gleichfalls eine — allerdings
diskrete — fibrinolytische Aktivität. In vivo dürfte diese fibrinolytische Aktivität bei
unversehrter Endotheltapete voll wirksam werden. Bei der Fibrinolyse-Autographie
mit Rinderfibrinogen wird die fibrinolytische Aktivität des Aortenendothels allerdings
sowohl durch den Gehalt der Aortenintima an Fibrinolyse-Inhibitoren als auch
durch mangelhafte Substratspezifität im heterologen System überlagert und ver-
deckt.

Es wäre sicher voreilig, wollte man aufgrund der histotopochemischen Befunde
mit der Methode der Fibrinolyse-Autographie und unter Berücksichtigung der Inkuba-
tionsuntersuchungen mit der Fibrinplatten-Methode nach Astrup u. Müllertz dem
Aortenendothel jegliches fibrinolytisches Potential absprechen. Im Rahmen einer physiologischen „latenten Gerinnung“ und reaktiven „latenten Fibrinolyse“ dürfte das fibrinolytische Potential des unversehrten Aortenendothels ausreichend effektiv werden können. Bei der parietalen Thrombose treten der geringen fibrinolytischen Aktivität des
Aortenendothels dagegen ausgeprägte Inhibitor-Aktivitäten entgegen. Die hohe Inhibitor-Aktivität des thrombocytären Antiplasmins und des Plasmin- und im weiteren
Sinne Protease-Inhibitors aus Leukocyten reicht offenbar vollständig aus, um den im
ganzen geringen Plasminogen-Aktivator-Gehalt des Aortenendothels zu paraly-
sieren.

Aber auch für eine durch den Aktivator-Gehalt der *Vasa vasorum* und der von
ihnen ausgehenden endothelialen Proliferate ausgelöste basale Fibrinolyse bestehen im
Bereiche der Intima ungünstige Bedingungen. Der mit fortschreitender Arteriosklerose
steigende Plasmin-Inhibitor-Gehalt der Aortenwand (Benzer, Blümel u. Piza, 1966)
und der mit fortschreitender Arteriosklerose gleichfalls ansteigende Neuraminsäure-
Gehalt der Aortenintima scheinen wesentliche fibrinolytische Potenzen gerade im
Bereiche der Intima zu unterdrücken. Darüber hinaus kondensieren die Thrombocyten
mit dem „interstitiellen“ Fibrin zu dichten homogenen Massen, noch ehe die endotheliale Proliferation von den Vasa vasorum der Intima aus recht in Gang kommen
kann. Die Fibrinschollen verlieren ihr Fibrin-ständiges Plasminogenpotential und
werden einem spezifisch-fibrinolytischen Angriff unzugänglich. Schließlich wird ein
„spezifisch“ fibrinolytischer Angriff bereits *vor* der Homogenisierung des thrombotischen Materials dadurch verhindert, daß dem Endothel oder der aufgebrochenen
Intima unmittelbar mehr oder weniger breite Thrombocyten-Schichten aufgelagert
werden, die kraft ihres Antiplasmin-Gehaltes die Effektivität des an sich nicht unbe-

trächtlichen fibrinolytischen Potentials der Vasa vasorum zu unterdrücken vermögen, ein Befund, auf den bereits Aschoff (1911—1912) unter Vergleich mit Sandbank-bildungen bei verlangsamter oder verhinderter Strömung aufmerksam gemacht hatte.

Die vorgelegten morphologischen, gerinnungsanalytischen und biochemischen Befunde zur Fibrinolyse machen — in Verbindung mit den theoretischen Erörterungen — somit verständlich, daß abgesehen von der puriformen Erweichung fibrinolytische Vorgänge an parietalen Abscheidungsthromben nur außerordentlich selten und spärlich sichtbar werden. Abscheidungsthromben sind ein außerordentlich ungünstiges Substrat für eine „spezifische" Fibrinolyse. Gleiches gilt darüber hinaus für plasmatische Proteine, die sich zwischen dissezierenden Aortenwandschichten im Ulcusgrund oder -randgebiet oberflächlich exulcerierter atheromatöser, arteriosklerotischer mehr oder weniger gereinigter Aortenintimaaufbrüche vorwühlen und erst fernab vom Hauptblutstrom zur Gerinnung kommen. Fibrinolytische Vorgänge sind selten, thrombolytische Vorgänge haben wir nie beobachtet. *Die geringe fibrinolytische Aktivität der Aortenintima ist weniger Folge eines Plasminogen-Aktivator-Mangels als Folge eines hohen Antiplasmingehaltes der Aortenintima.*

IX. Zusammenfassende Erörterung

Die eigenen morphologischen, gerinnungsanalytischen und biochemischen Untersuchungen waren davon ausgegangen, daß das Schicksal parietal abgelagerter thrombotischer Sedimentationen oder intramural inkorporierter, zwischen dissezierenden Intima-schichten sich vorwühlender plasmatischer Proteine aus der morphogenetischen Potenz dieser sedimentierten und inkorporierten Plasmabestandteile und dem Ausmaß fibrinolytischer und im weiteren Sinne thrombolytischer Vorgänge an diesen Plasma-proteinen resultiere. Wir hatten nachgewiesen, daß die Aortenwand selbst in der Lage ist, inkorporierte plasmatische Proteine gegenüber proteolytischem Zugriff zu stabilisieren und die morphogenetischen Potenzen derartig stabilisierter Proteine im Hinblick auf eine Organisation nutzbar zu machen. Unsere Untersuchungen zur Existenz eines gewebseigenen Fibrin-stabilisierenden Faktors in der Aortenwand hatten zu dem Ergebnis geführt, daß dieser Faktor prinzipiell in der Lage sein müsse, inkorporierte Plasmaproteine einer Organisation durch aortales Granulations- und Organisations-gewebe zugänglich zu machen.

In den morphologischen Untersuchungen erwies sich die fibrinolytische Aktivität der aortalen Intima und insbesondere ihres Endothels als gering. Die histochemisch-gerinnungsanalytischen Untersuchungen erlaubten die Schlußfolgerung, daß die spärliche fibrinolytische Aktivität maßgeblich beeinträchtigt wird durch den hohen Gehalt der Intima an Plasmin-Inhibitoren. Bei der parietalen Thrombose wird die spärliche fibrinolytische „Restaktivität" überdies wesentlich beeinflußt durch den hohen Anti-plasmin-Gehalt Thrombocyten-reicher parietaler Abscheidungsthromben. Die gleichen Faktoren, die für die schlechte therapeutische Zugänglichkeit dieser Abscheidungs-thromben verantwortlich zu machen sind, sind auch für die spärlichen fibrinolytischen Effekte des Plasminogen-Aktivator-Potentials des Aortenendothels und des Endothels der Vasa vasorum der Aortenwand maßgeblich. Wesentliche fibrinolytische Effekte ließen sich nur im Rahmen einer puriformen Erweichung parietaler Thromben erkennen. In gerinnungsanalytischen und biochemischen Untersuchungen wurde die fibrinolytische Potenz der bei der puriformen Erweichung maßgeblichen Leukocyten bestimmt. Es konnte gezeigt werden, daß die puriforme Erweichung keine unspezifische Proteolyse, sondern eine spezifische, Plasmin-bedingte Fibrinolyse darstellt. Sie ist damit ebenso wie der spezifisch-fibrinolytische Angriff der geringen Plasminogen-Aktivator-Aktivitäten des Endothels der Vasa vasorum an thrombotischen Sedimentationen limitiert durch den mit zunehmender Alterung und beginnender Homogenisation der parietalen thrombotischen Ablagerungen abnehmenden Plasminogen-Gehalt. Spezifisch-fibrinolytische Vorgänge sind mithin nach der Zerstörung dieses Plasminogen-Gehaltes nur noch vom Lumen aus vorstellbar, von der Basis oder vom Thrombusinneren können spezifisch fibrinolytische Prozesse nicht mehr initiiert werden.

Der homogenisierte, „hyalinisierte" Thrombus kann im Bereich der Aortenintima mithin kein fibrinolytisches, sondern allenfalls ein Substrat für eine unspezifische Proteolyse — sei es im Rahmen einer generalisierten Histolyse, wie sie bei arteriosklerotischem Gefäßwandumbau auftritt und an sog. Amputationsstümpfen (ESSBACH, 1961) sichtbar wird, sei es im Rahmen einer organisationsbedingten intracellulären, an lysosomale Elemente des ortsständigen Mesenchyms der Intima gebundenen cellulären Verdauung — darstellen. Die organisatorischen Potenzen der *arteriosklerotisch veränderten Aortenintima* sind indessen offenbar gering. Die proliferative Kapazität wird unter parietal sedimentierten Abscheidungsthromben durch eine mangelhafte perfusorische Ernährung und Durchsaftung der Aortenintima maßgeblich beeinflußt. Unsere morphologischen Untersuchungsbefunde zeigten jedenfalls in vollständig hyalinisierten parietalen Thromben und intramuralen plasmatischen „Ausgüssen" dissezierender Aortenwandschichten Gruppen von spindelförmigen Cholesterinkristallhöhlen, noch ehe im Grenzbereich zwischen dem aortalen Bindegewebe und den hyalinisierten Thrombusschollen organisatorische Voränge sichtbar wurden. Da solche Cholesterinkristallhöhlen in hyalinisierten Thromben frühestens zwei Monate nach Thrombusentstehung auftreten (IRNIGER, 1963), zeigen die morphologischen Untersuchungen, daß die Ausbildung neuer Atherome auf dem Boden und aus der Matrix parietaler Thrombocyten-reicher Abscheidungsthromben beginnt, noch ehe eine mesenchymale Organisation in Gang kommen kann. Das Schicksal parietaler Abscheidungsthromben ist — das hatte DUGUID (1946, 1948) zu zeigen versucht — weniger die Organisation als das Atherom und Atheromrezidiv.

Die Bedeutung parietaler Thrombosen der Aortenwand für den Werdegang einer Arteriosklerose im Sinne der Duguidschen These ist wiederholt herausgestellt worden (HARRISON, 1948; GEIRINGER, 1951; McLETHIE, 1952; CRAWFORD u. Mitarb., 1952 bis 1964; ASPENSTROEM u. Mitarb., 1956; MORE u. Mitarb., 1957—1961; ASTRUP, 1958; MEESSEN, 1958; GORE u. Mitarb., 1962; DOERR, 1963, 1964; PICKERING, 1964 u. a.). Durch Inkorporation kleiner Fibringerinnsel in die Blutbahn konnten Teilaspekte der Duguidschen These in den Pulmonalarterien reproduziert werden (HARRISON, 1948; HEARD, 1952; BARNARD, 1954; THOMAS u. Mitarb., 1956; HAND u. CHANDLER, 1962). Die Autoren kommen nahezu einmütig zu dem Ergebnis, daß der Fettgehalt der aus thrombotischen Sedimentationen entstehenden Atherome aus organisiertem thrombotischem Material, d. h. in erster Linie aus Thrombocyten, stamme. Die These DUGUIDs von der thrombotischen Genese arteriosklerotischer Plaques hat überdies in den Untersuchungen von CARSTAIRS (1965) eine wesentliche Bestätigung erfahren, als es gelang, in arteriosklerotisch veränderten Aorten mit Antiseren gegen menschliche thrombocytäre Elemente Thrombocyten-Fragmente nachzuweisen, die ihren Antigencharakter noch nicht verloren hatten. "These preliminary experiments with an antiplatelet serum have shown, that platelets retain their antigenic identity after they have taken part in a thrombotic episode in vivo" (Carstairs, 1965).

Kann mithin an der Bedeutung parietaler Abscheidungsthromben für die Morphogenese arteriosklerotischer Wandveränderungen in mehr oder weniger fortgeschrittenen Stadien des arteriosklerotischen Wandumbaues kaum gezweifelt werden, so ist die Bedeutung dieses Faktors für die *Entstehung der Arteriosklerose* umstritten. Der Nachweis von Fibrin in der Aortenwand mit histologischen, histochemischen und immunfluorescenzoptischen Methoden in frühen arteriosklerotischen Veränderungen ist wiederholt als Beweis und Indiz einer derartigen thrombogenetischen Theorie der Entstehung der Arteriosklerose diskutiert worden (Woolf u. Crawford, 1960; Woolf, 1961; Crawford et al., 1952—1963; Haust, Wyllie u. More, 1964; More et al., 1957—1961 u. a.). Gegen eine derartige Interpretation sprach indessen, daß sich Fibrin sowohl histochemisch als auch immunfluorescenzoptisch mit einiger Regelmäßigkeit in unmittelbarer Nachbarschaft der Lamina elastica interna nachweisen läßt (Abb. 45), ohne daß ein über das physiologische Maß hinausgehender physiosklerotischer oder arteriosklerotischer Gefäßwandumbau sichtbar würde. Ein intramuraler Transport hochpolymerisierten Fibrins ist unter Berücksichtigung der molekularen Dimensionen von Fibrin-Polymerisaten nicht möglich. Damit ist die Frage aufgeworfen, ob neben der Fibrininkorporation nach parietaler Abscheidungsthrombose auf der Aortenwand auch andere physiologische oder pathophysiologische Prozesse zu einer Fibrinansammlung im Bereich der elastischen muskulären Grenzschicht und der elastischen Grenzlamelle führen können und welche Bedeutung derartige physiologische oder pathophysiologische Vorgänge im Rahmen einer Physiosklerose und der Entstehung einer Arteriosklerose haben können.

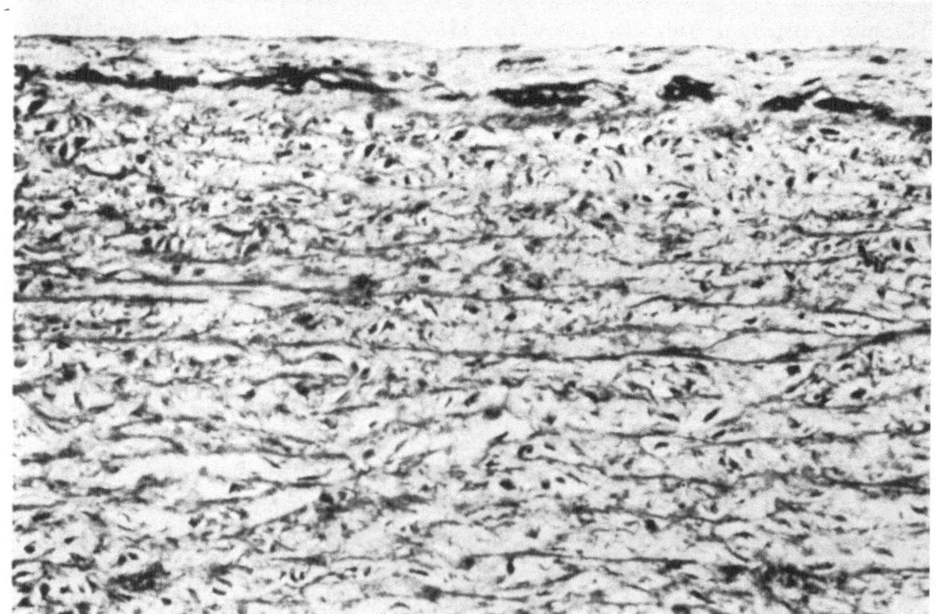

Abb. 45. Menschliche Aorta. Obduktionsmaterial. Schmale, nicht physiosklerotisch oder arteriosklerotisch umgebaute Intima. Plattenförmige plasmatische Ablagerungen längs der sog. inneren Grenzlamelle. Paraffin. Masson 44/41. Mikrophotogramm 1:180

Untersuchungen zur Fibrinogenperfusion

In den voraufgegangenen Untersuchungen war am Beispiel der uniloculären und der simultanen multizentrischen arteriellen Thrombosen gezeigt worden, daß inkorporiertes Fibrin in der Aortenwand nicht gleichförmig verarbeitet wird, sondern einem wechselvollen Um- und Abbau unterliegt, als deren Pole ein spezifisch-fibrinolytischer und unspezifisch-proteolytischer Angriff einerseits und eine hyaline und letztlich atheromatöse Degeneration andererseits gelten dürfen. Wir hatten versucht, morphologische Äquivalentbilder der verschiedenen Stadien eines derartigen Um- und Abbaues zu erfassen. Wir hatten gesehen, daß inkorporiertes Fibrin intramural am Orte seiner Inkorporation liegen bleibt und einer Dislokation nicht mehr unterliegt. Die Existenz breiter, zwischen den aortalen Wandschichten sich vorwühlender, coagulierter Plasmastraßen bei fortgeschrittenem arteriosklerotischem Wandumbau hatte zu der Schlußfolgerung geführt, daß die Existenz intramuralen Fibrins keine ausreichend gesicherte Aussage über die Pathomechanik seiner Entstehung und Inkorporation erlaubt. Aus dem Auftreten von Fibrin in unmittelbarer Nachbarschaft der inneren Grenzlamelle war geschlossen worden, daß es andere pathomechanische Faktoren geben müsse, als die der Duguidschen These von der Inkorporation parietal sedimentierter, sekundär intramural inkorporierter Fibrin-reicher, aber auch Thrombocyten-reicher Thromben, die für eine derartige Fibrinsedimentation an der Intima-Media-Grenze in Betracht kämen. Aufgrund molekularer Dimensionen sei es nicht vorstellbar, daß *Fibrin* den Mesenchymschwamm der Intima nach oberflächlicher Sedimentation durchdringe und erst im Bereich der inneren Grenzlamelle und der elastisch-muskulären Grenzschicht liegen bleibe.

Wir haben deshalb in morphologischen, histochemischen und fluorescenz-immunologischen Untersuchungen geprüft, ob Fibrinogen im Rahmen einer *plasmatischen Perfusion* die Aortenintima unpolymerisiert durchwandern kann, um erst intramural im Bereiche der elastisch-muskulären Grenzschicht in Fibrin umgewandelt zu werden.

I. Morphologische Untersuchungen zur plasmatischen Perfusion der Aorta bei der Urämie

1. Vorbemerkungen

Die morphologischen Untersuchungen wurden an menschlichen Aorten in der Urämie Verstorbener des laufenden Sektionsgutes des Pathologischen Institutes der Universität Heidelberg durchgeführt. Urämiker-Aorten erschienen uns aus mehreren Gründen für eine Untersuchung der plasmatischen Perfusion geeignet. Einerseits bestehen in der Urämie Störungen der Permeabilität und Fragilität der Gefäßwand im Gefolge der Anhäufung toxischer Stoffwechselprodukte (FEHER et al., 1958) und Störungen der Serum-Kolloidität, die nicht nur im Bereiche der Capillaren, sondern auch in der Aorta zu einer gesteigerten Perfusion führen können. SCHETTLER (1961) diskutiert derartige Permeabilitäts- und Kolloiditätsstörungen als Ursache für eine gesteigerte Inkorporation plasmatischer Lipide und Lipoproteine in die Aortenwand bei der Glomerulonephrose, die mit charakteristischen Verschiebungen im plasmatischen Lipid- und Lipoproteidspektrum einhergeht. Es ließe sich denken, daß die gleichen Störungen der Permeabilität und Kolloidität, die für die eigenartig fibrinreichen intraalveolären Netze in der Lunge bei urämischen Patienten verantwortlich gemacht werden, auch einer plasmatischen und „fibrinösen" Gefäßwandperfusion Vorschub leisten. Acidotische Depolymerisationen in der Grundsubstanz der Aorta mögen darüber hinaus gleichfalls zu einer gesteigerten Permeabilität, zu vermehrter extravasaler Perfusion und intensiviertem plasmatischem Einstrom in den Extravasalraum beitragen.

Zum anderen geht die Urämie mit einer Reihe mehr oder weniger charakteristischer Veränderungen im Gerinnungssystem einher. Die Literaturangaben sind keineswegs einheitlich. Die für die Urämie charakteristischen, wenn auch nicht obligaten Gerinnungsveränderungen dokumentieren sich vor allem in einem pathologischen Ausfall der Globalteste der Gerinnung, mit denen gleichzeitig auch die Thrombocytenfunktion erfaßt wird. Neben einer inkonstanten Verminderung plasmatischer Gerinnungsfaktoren mit und ohne Einschluß des Prothrombinkomplexes (CASTELLANOS, 1964; KENDALL et al., 1961), einer Erhöhung des Fibrinogenspiegels (GROSS et al., 1958; KENDALL, 1961) werden vor allem *Plättchenabnormitäten* (GEIGER et al., 1960) beschrieben. Ein Teil dieser Symptome, wie etwa die Verlängerung der Thrombinzeit und die Reduzierung der Aktivität des Prothrombinkomplexes, dürfte unspezifisch sein und als Folge der Störung der Leberfunktion bei Urämie bzw. als Ausdruck des hochgradig reduzierten Gesundheitszustandes gewertet werden müssen (v. KAULLA u. v. KAULLA, 1966). Im Vordergrund urämischer Gerinnungsstörungen steht offenbar die dem Rest-N-Anstieg folgende *Thrombocytopathie* (CAHALANE et al., 1958; v. KAULLA et al., 1966), die durch einen *Mangel an Plättchenfaktor 3* (LEWIS, ZUCKER u. FERGUSON, 1956; CHENEY u. BONNIN, 1962; CASTELLANOS, 1964) und die *Existenz eines Hemmfaktors der Plättchenfunktion im urämischen Blut* (DONNER u. NEUWIRTOWA, 1961; LARRAIN u. LANGDELL, 1956; v. KAULLA u. v. KAULLA, 1966) charakterisiert ist. Adhäsion und Agglomeration der Blutplättchen sind vermindert (DONNER u. NEUWIRTOWA, DEUTSCH u. FISCHER, 1968). Elektronenmikroskopisch fanden sich an Urämiker-Thrombocyten auffallend viele pathologische Stäbchengranula, herdförmig daneben massive Glykogenablagerungen (DEUTSCH u. FISCHER, 1968). Neben der Thrombocytopathie kommt es bei der Urämie überdies nicht selten zu einer *Verminderung der fibrinolytischen Aktivität* (SMYRNIOTIS et al., 1959; McNICOL u. DOUGLAS, 1963; DEUTSCH u. FISCHER, 1968), ein Befund, der auf eine mangelhafte Urokinase-Abgabe der Tubulusepithelien in das Nierenvenenblut bei der Urämie zurückgeführt wird (NIEWIAROWSKI et al., 1964).

Aus der Summe derartiger Teileffekte resultiert bei der Urämie eine *multifaktorielle Hypocoagulabilität* bei gestörter Gefäßpermeabilität und -fragilität, die sich zu erhöhter plasmatischer Perfusion des Extravasalraumes summiert.

Gerade die Störungen der Blutplättchen bei der Urämie sind aber für die *extravasale Coagulation* im Lymphgefäßsystem ohne Belang. Es ist bekannt, daß die Konzentration plasmatischer Gerinnungsfaktoren im Extravasalraum und in der Lymphe schon physiologischerweise hoch genug ist, um eine Gerinnung auch trotz des Fehlens von Thrombocyten in der Lymphe hervorzurufen (LEANDOER et al., 1968). Das plasmatische Gerinnungssystem der Lymphe ist schon physiologischerweise via Verminderung der Faktoren V und VIII zugunsten einer extravasalen Gerinnung verschoben, wenn auch die Thrombinzeit infolge Mangels an Fibrinogen in der Lymphe prolongiert ist. Über Einzelheiten dieser „lymphatischen Hypercoagulabilität" wird unten berichtet werden. Bei einer *gesteigerten Fibrinogenperfusion* im Gefolge der Urämie und bei dem daraus resultierenden höheren Fibrinogengehalt in der Lymphe könnte die schon physiologisch manifeste Teilaktivierung der extravasalen Gerinnung zu einer begrenzten extravasalen Fibrinpolymerisation führen und in dem ausfallenden Fibrin *einen plasmatischen Perfusionsstrom intramural „demaskieren"*.

Die eigenen Untersuchungen liefen demnach darauf hinaus zu prüfen, ob es gelingt, die physiologischen Verhältnisse einer postulierten plasmatischen Perfusion an einem durch eine intramurale extravasale Gerinnung gleichsam „eingefrorenen" plasmatischen Perfusionsstrom bei der Urämie zu dokumentieren.

2. Material und Methode

13 Aorten wurden nach der Methode von KLINGE (1933) aufgerollt, in Formalin fixiert und in Paraffin eingebettet. Als Färbemethoden wurden verwandt: Hämatoxylin-Eosin, van Gieson, Elastica-van Gieson, Masson-Goldners Trichromique, Elastica-Masson-Goldner, Azan, Weigerts Fibrinfärbung, Phosphorwolframsäure-Hämatoxylin nach MALLORY, Picro-Mallory V nach LENDRUM et al. (1962), Martius-Scarlet-Blue nach LENDRUM et al., Masson 44/41 nach LENDRUM et al. sowie die Obadiah-Methode nach LENDRUM et al. Bei den Lendrumschen Methoden handelt es sich um für die Darstellung wechselnd alten Fibrins besonders geeignete Verfahren. Die folgende Befunddarstellung beschränkt sich auf den Fragenkomplex einer plasmatischen Perfusion der Aortenwand und insbesondere der Aortenintima. Eine ausführliche Darstellung der in den für die vorliegenden Untersuchungen verwandten Aorten auftretenden arteriosklerotischen Veränderungen war nicht beabsichtigt. Eine statistische Auswertung des Materials erschien angesichts der Heterogenität der Grundkrankheiten nicht sinnvoll.

3. Befunde

Bei den sog. Übersichtsfärbungen stellten sich intramural keine Plasmaprotein-Ablagerungen dar. Auch die Elastica-Färbungen zeigten keine Tingierung intramural inkorporierter Plasmaproteine. Mit der Masson-Goldner- und Azan-Färbung traten zwar zwischen den kollagenen und elastischen Fasern der Intima hin und wieder rotfarbene Ablagerungen inkrustierter Plasmaproteine auf. Indizien einer gesteigerten plasmatischen Perfusion wurden jedoch bei diesen Färbungen genau so wenig sichtbar wie nach Phosphorwolframsäure-Hämatoxylin, Picro-Mallory V- und Martius-Scarlet-Blue-Färbung.

Überraschende Befunde zeigten dagegen die Urämiker-Aorten nach Färbung mit Masson 44/41 und Naphthalene Blue Black CS (Obadiah). 8 der 13 Urämiker-Aorten ließen in dem intimalen mesenchymalen Faserfilz mehr oder weniger breite *Fibrinpositive Ablagerungen* erkennen. Solche Ablagerungen fanden sich bevorzugt *in der tieferen Intima* und im Bereiche der elastisch-muskulären Grenzschicht (Abb. 46). Die in den Originalschnitten nach Masson 44/41 im Zentrum purpurrot, in den Randbezirken blauschwarz, nach Obadiah-Färbung schwarz tingierten intramuralen Präcipitate waren z. T. in unmittelbarer Nachbarschaft der inneren Grenzlamelle niedergeschlagen. Nur vereinzelt zeigten sie fädig-netzige Strukturen. Auch zwischen den vorgelagerten kollagenen Fasergruppen wurden Fibrin-positive Ablagerungen sichtbar. Ihre Ausdehnung war unregelmäßig. In 3 Aorten ließen sich bis zu 12 cm lange

Intimastrecken nachweisen, in der Regel waren sie indessen nur herdförmig umschrieben sichtbar. Bevorzugt traten sie dort auf, wo die Intima als Langhans-Zellen-reicher Mesenchymschwamm imponierte. Mit zunehmender fibröser oder atheromatöser Ver-

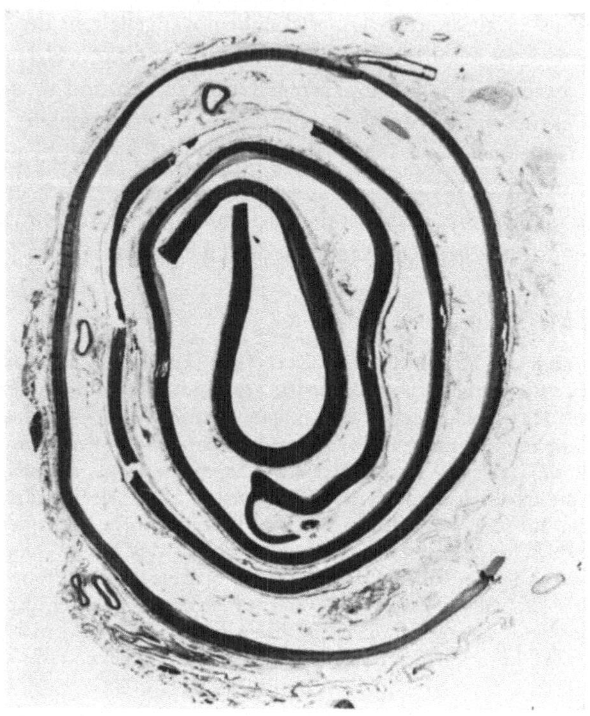

Abb. 46 a

Abb. 46 a—c. Menschliche Aorta. Urämie. Nur geringgradige Arteriosklerose. Plasmatische Durchtränkung des Media-nahen Mesenchymschwammes der Aortenintima mit Aufstau im Bereich der elastisch-muskulären Grenzschicht. Ein Übertritt solcher plasmatischer Substanzen in die Media wird nicht sichtbar. Paraffin. Masson 44/41. Mikrophotogramme 1:1, 1:180 und 1:420

dichtung nahm dagegen die „fibrinöse Durchtränkung" der Interstitien ab, während nun ältere „inkustierte", plattenförmig zwischen den kollagenen und elastischen Fasern ausgebreitete Proteinablagerungen sichtbar wurden.

Die topographische Verteilung solcher Fibrin-positiver Präcipitate ließ eine gewisse, wenn auch nicht konstante Bevorzugung der Brustaorta und hier des absteigenden Teiles erkennen (Abb. 46), in der Bauchaorta fanden sich die Ablagerungen dagegen seltener.

Stufenschnitte durch Aorten mit derartigen intramuralen Präcipitaten ließen z. T. eine recht erhebliche, in einem Fall bis auf 1,8 cm ausgedehnte Breite erkennen. Regelmäßig fanden sie sich im Bereiche der Hinterwand der Aorta, während die ventrale und laterale Circumferenz zumeist nur kleine umschriebene Ablagerungen aufwiesen. Einen eindeutigen Übertritt derartiger plasmatischer Proteine in die aortale Media im Bereiche von *Internodien* haben wir nicht gesehen. Vielmehr schienen die Plasmaproteinablagerungen in der tiefen Intima verfilzt, verfasert und an den elastischen und kollagenen Fasern „fixiert" zu sein.

In einigen Schnitten waren solche Präcipitate darüber hinaus nicht als locker aufgespannte Netze zwischen den elastischen und kollagenen Fasergruppen der tiefen

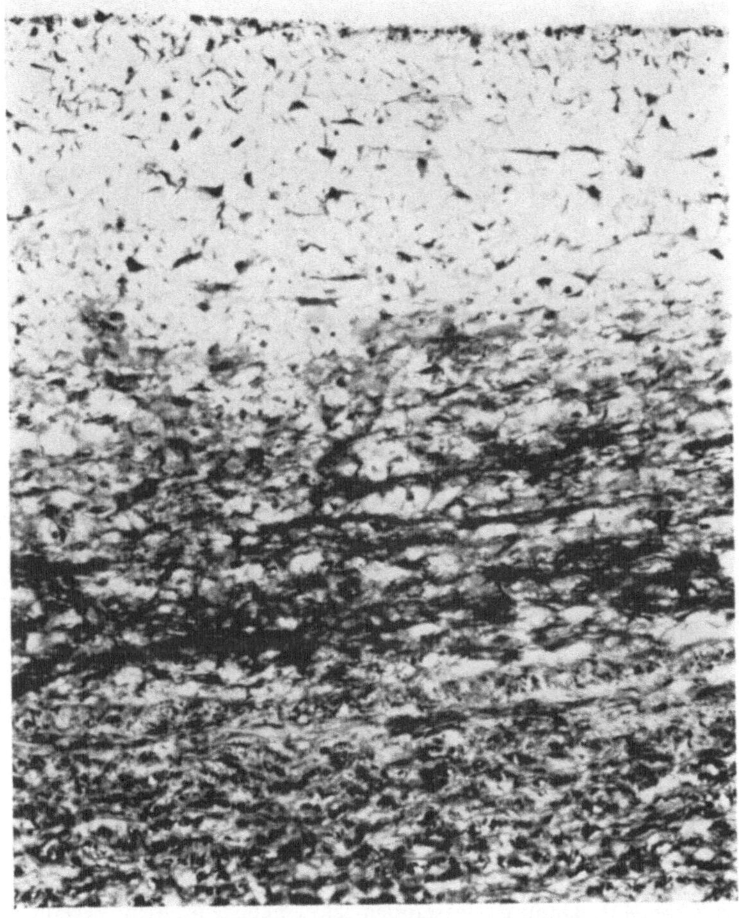

Abb. 46 b

Intima eingelagert, sondern lagen der elastischen Grenzlamelle an der Intima-Media-Grenze als dichtgepackte Kondensate direkt an. Sie erschienen plattenförmig ausgewalkt und barrierenförmig den Internodien präponiert. Die unmittelbar darunterliegenden Muskelfasern waren aufgerichtet, ihre elastischen Lamellen auseinandergedrückt, die Interstitien zwischen den Muskelfasern schienen verbreitert. Aber auch im Bereiche solcher medianaher Plasmaprotein-Kondensate wurde kein Übertritt in die innere Media erkennbar (Abb. 46 b), die Ablagerungen waren stets auf die tiefe Intima begrenzt.

Um so eindrucksvoller waren die Befunde, die wir an insgesamt 7 schräg getroffenen *Astabgängen* erheben konnten. Auch hier traten in allen 8 Aorten flächig ausgebreitete Fibrin-positive Präcipitate auf. Während diese in der Regel jedoch nur bis zur Intima-Media-Grenze reichten, zeigten die 7 schräg-longitudinal getroffenen Ast-abgänge einen Übertritt von Plasmaproteinen in die Media und z. T. auch in die

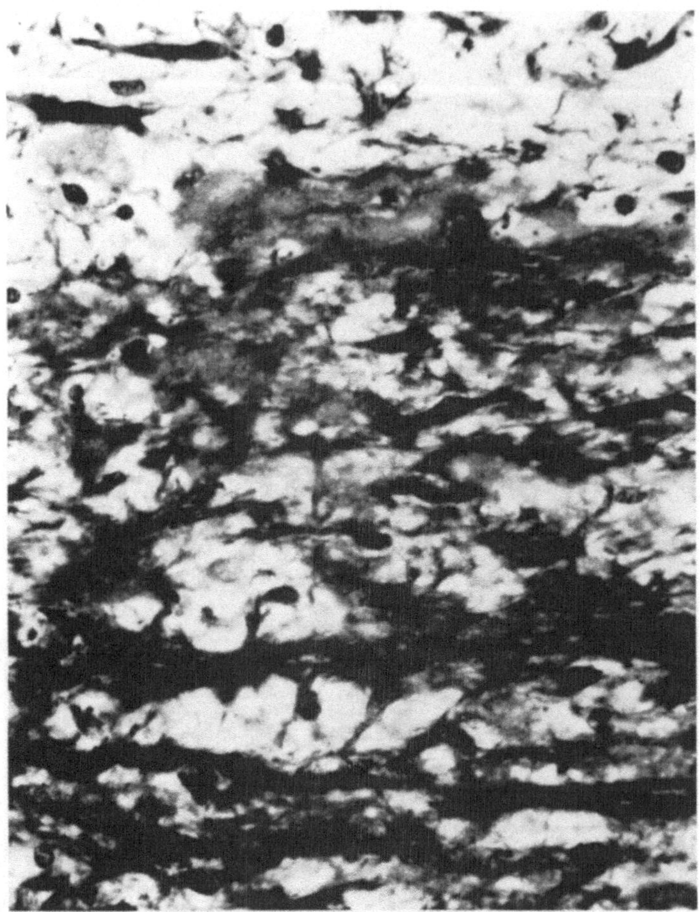

Abb. 46 c

Adventitia (Abb. 47). Dadurch entstanden leicht gebogene, dem Verlauf der Fasern der elastischen Lamellen im Astabgang sich anschmiegende plasmatische „Saftstraßen". Die Präcipitate schienen auch hier mit dem kollagenen und elastischen Bindegewebe verfasert und verfilzt zu sein. Ihre Ausdehnung nahm zur Adventitia hin merklich ab. Im Masson 44/41-Präparat waren die intimalen Präcipitate wiederum nur in den äußeren Bezirken durch Naphthalene Blue Black CS tingiert, während ihr Zentrum vielfach das Rot des Brilliant Crystal Scarlet 6 R gebunden hatte. In der Media waren solche intramuralen Ablagerungen dagegen regelmäßig uniform blauschwarz gefärbt als Zeichen einer starken örtlichen Kondensation.

Mit Phosphorwolframsäure-Hämatoxylin, Picro-Mallory V und Martius Scarlet-Blue wurden solche Präcipitate unterschiedlich, im ganzen aber nur sehr fragmentarisch angefärbt. Neben der Masson 44/41- und Obadiah-Färbung eignete sich nur noch die Masson-Goldner-Färbung zu einer ausreichend intensiven und genügend kontrastreichen Darstellung. Da aber die Masson-Goldner-Färbung gleichzeitig zu roter Anfärbung der Muskelfasern und eines Teils der elastischen Fasern führte, war eine topographische Zuordnung in den Masson-Goldner-Präparaten nicht befriedigend durchzuführen. Differenzierungen führten überdies in diesen Präcipitaten zu rascherer Farbstoffelution als in den benachbarten wandeigenen Gewebestrukturen.

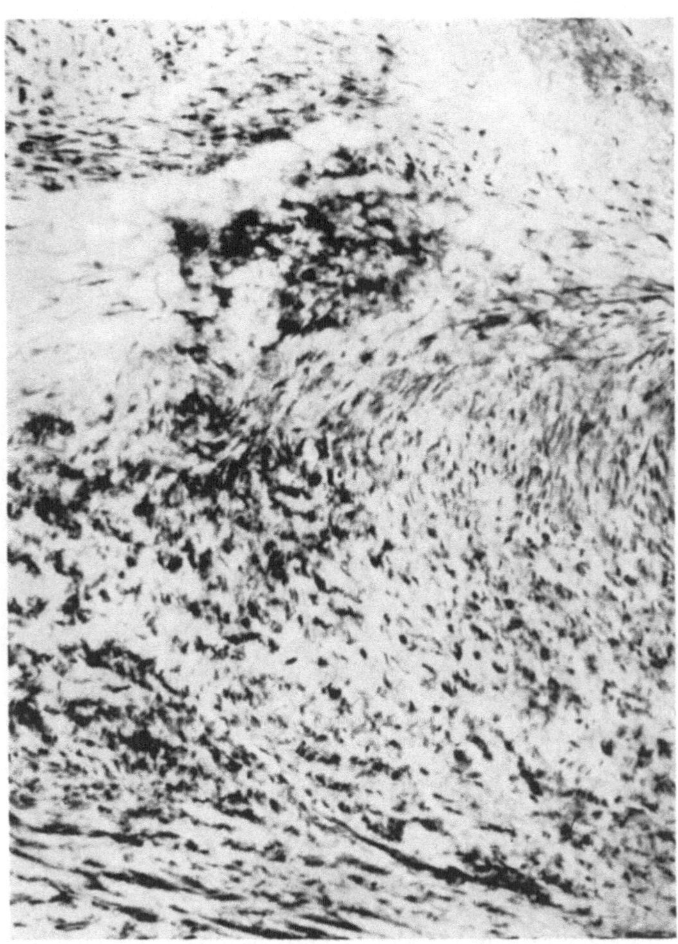

Abb. 47 a

Abb. 47 a u. b. a Menschliche Aorta. Urämie. Schrägschnitt durch den Abgang einer Arteria intercostalis aus der Aorta, Tangentialschnitt durch die Intima im Bereich der Durchtrittsstelle des Gefäßes durch die Aortenwand. In die Intima inkorporierte, coagulierte Plasmaproteine werden zwischen den Medialamellen in die Adventitia „abgepreßt". Paraffin. Obadiah-Färbung. Mikrophotogramm 1:150.

Neben diesen bevorzugt in der tiefen Intima und — im Bereich von Astabgängen — in der Media und Adventitia auftretenden, mehr oder weniger kondensierten, im ganzen aber farbkräftig tingierten Präcipitaten wurde in 3 Urämikeraorten auch eine *oberflächliche plasmatische Proteineinsickerung* erkennbar. Das Bild dieser oberflächlichen plasmatischen Ablagerungen unterschied sich von dem der tiefen Präcipitate erheblich. Wiederum gelang eine befriedigende Darstellung nur nach Masson 44/41 und Obadiah-Färbung. Mit beiden kamen im subendothelialen Bindegewebe des intimalen Mesenchymschwammes longitudinal verlaufende zarte plasmatische Stromfäden zur Darstellung (Abb. 48), die sich zwischen den kollagenen und elastischen Fasern sowie den subendothelialen Langhans-Zellen hindurchwanden und über mehr

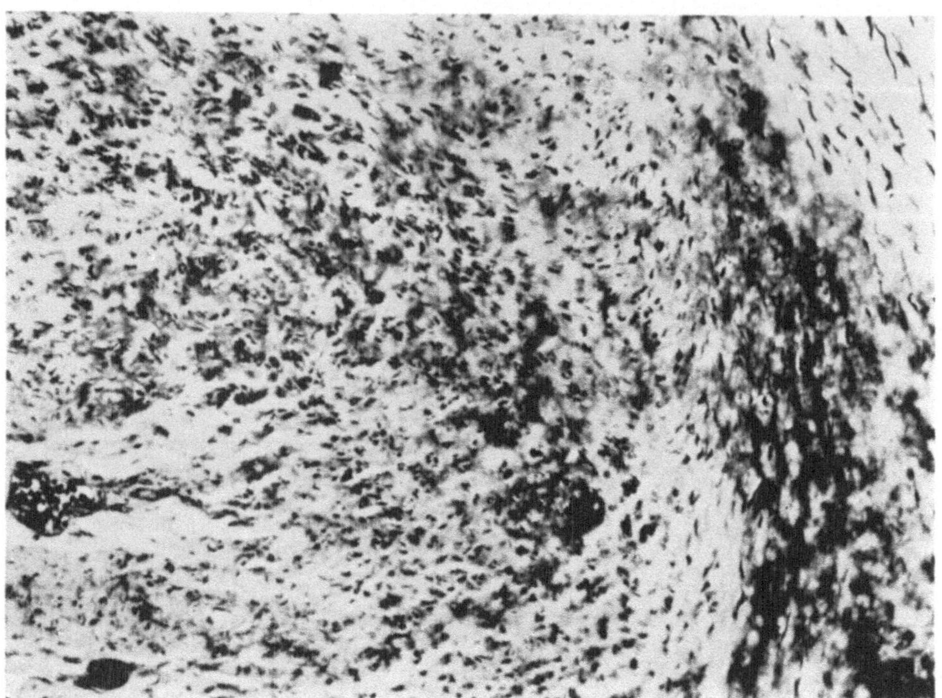

Abb. 47 b. Menschliche Aorta. Urämie. Abgang der Arteria renalis dextra aus der Aorta. Im Bereich der Durchtrittsstelle der Seitenarterie durch die Aortenwand auf dem Weg aus der Intima in die Adventitia coagulierte Plasmaproteine. Paraffin. Obadiah-Färbung. Mikrophotogramm 1:180

oder weniger lange, maximal über 3 cm ausgedehnte Intimaareale sichtbar waren, ehe sie unter zunehmender Verbreiterung und Abschwächung der Anfärbbarkeit im intimalen Maschenwerk gleichsam versickerten. Das in ihrer Umgebung liegende Mesenchym war aufgelockert, ödematös durchtränkt. Eine Verfaserung und Verflechtung solcher Stromfäden mit den elastischen und kollagenen Faserelementen der Intima wurde nicht sichtbar, auch eine zunehmende Kondensation unter Intensivierung der Anfärbbarkeit, wie sie in den tiefen intramuralen Bezirken der elastisch-muskulären Grenzschicht an den Plasmaproteinen aufgetreten waren, konnte nicht beobachtet werden.

Besonderes Interesse galt notwendigerweise den adventitiellen *Lymphgefäßen*. Denn die Existenz einer über das physiologische Maß der Teilaktivierung der Gerinnung im Extravasalraum hinausgehenden latenten extravasalen Hypercoagulabilität ließ erwarten, daß eine plasmatische Perfusion mit nachfolgender extravasaler Fibrin-Polymerisation in den adventitiellen Lymphbahnen das Schicksal unter physiologischen Bedingungen intramural inkorporierter Plasmaproteine erkennen lasse. Dabei gingen wir von der Vorstellung aus, daß die gleichen Noxen, die bei der Urämie die

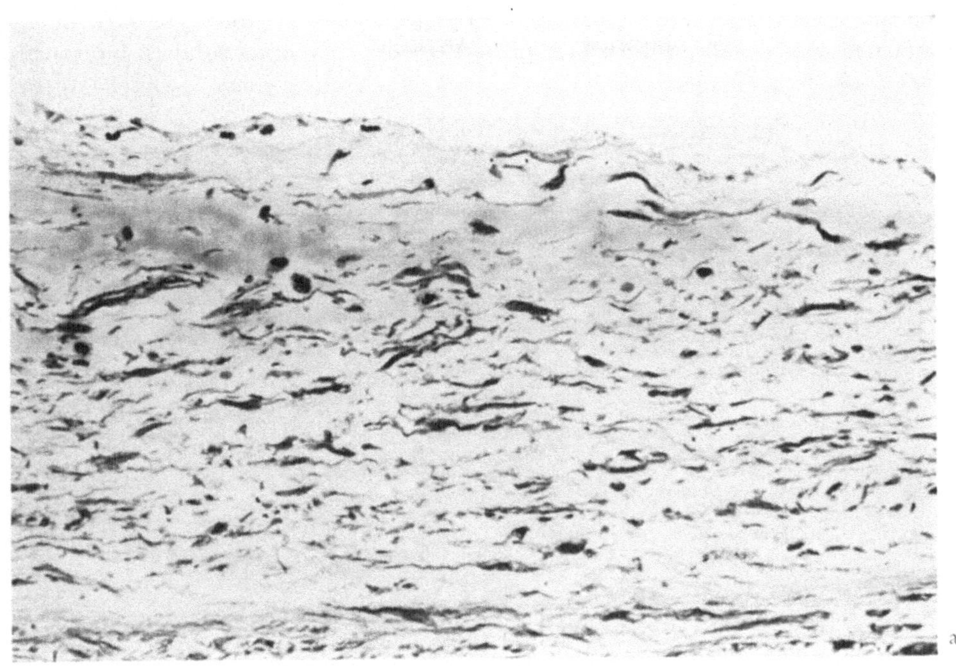

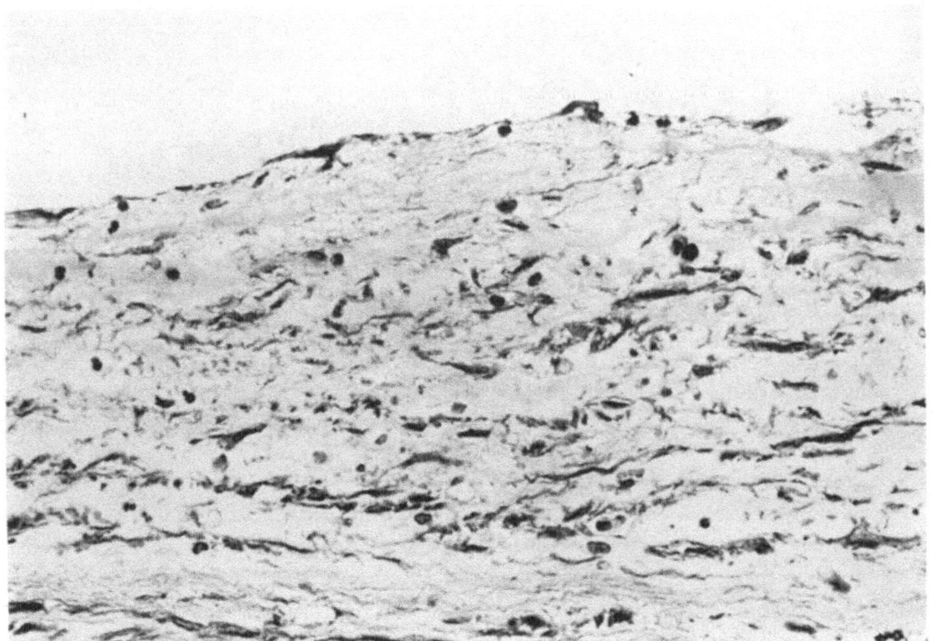

Abb. 48 a u. b. Menschliche Aorta. Urämie. In der stark aufgelockerten Intima überwiegend longitudinal gerichtete, unmittelbar subendothelial verlaufende Plasmastraßen. Paraffin. Masson 44/41. Mikrophotogramme 1:210

extravasale Perfusion begünstigen und zur Demaskierung intramuraler plasmatischer Proteine führen, auch in der gefäßeigenen Lymphbahn noch wirksam seien. Lymph-capillaren und -gefäße wurden nur im Bereiche der Adventitia sichtbar. Sie traten

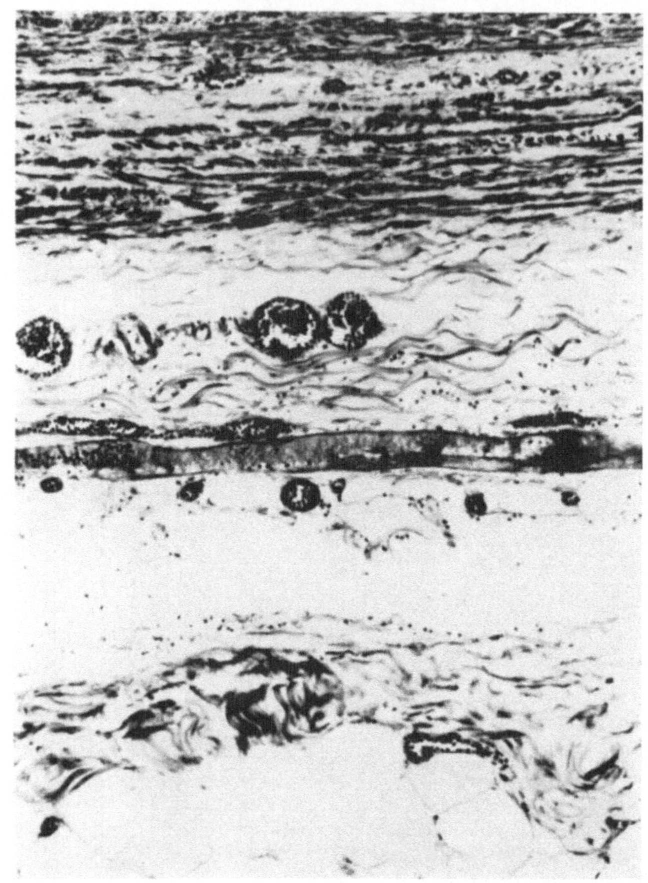

Abb. 49 a

Abb. 49 a—c. a Menschliche Aorta. Urämie. Längsschnitt durch ein schmales adventitielles Lymphgefäß mit feinkörnigen, teilweise vernetzten Plasmaproteinen im erweiterten Lumen. Paraffin. Masson 44/41. Mikrophotogramm 1:150. b Menschliche Aorta. Urämie. Longitudinal und tangential getroffene adventitielle Lymphbahnen mit teils feinkörnigen, wenig vernetzt (b), teils breitflächig vernetzten c plasmatischen Proteinen. Paraffin. Picro-Mallory V (b) und Masson 44/41 (c). Mikrophotogramme 1:150 und 1:180.

nicht im unmittelbaren Grenzbereich von Media und Adventitia, sondern zwischen den kollagenen und elastischen Faserbündeln des adventitiellen Bindegewebes auf. Hier fanden sich in 9 der 13 Urämie-Aorten Plasmaproteinablagerungen. Wiederum waren die Masson 44/41- und die Obadiah-Färbung LENDRUMS bevorzugt geeignet für ihre Darstellung. Aber auch nach Masson-Goldner, Picro-Mallory V und Martius Scarlet Blue wurden diese Ablagerungen sichtbar. Sie erschienen teils feingekörnt, teils weitmaschig vernetzt (Abb. 49 a), waren nur selten homogen und kompakt, lagen als streifige Gebilde dem Endothel der Lymphbahnen an oder imponierten — ähnlich

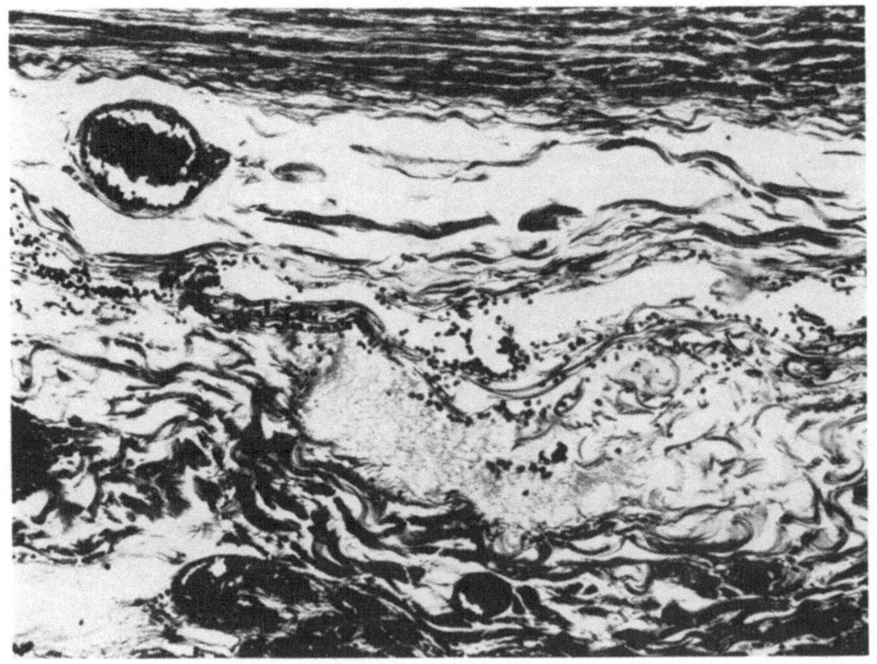

Abb. 49 b

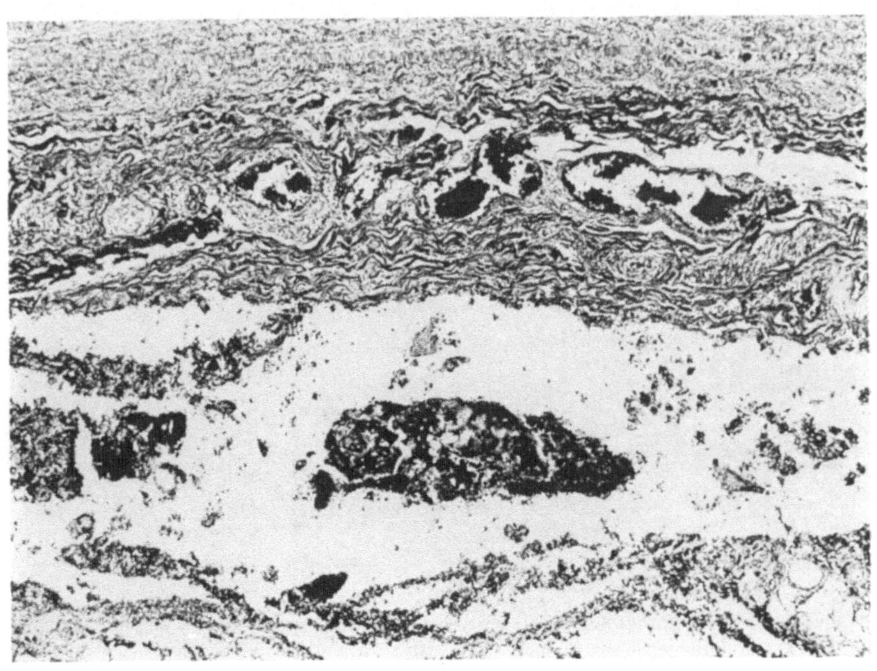

Abb. 49 c

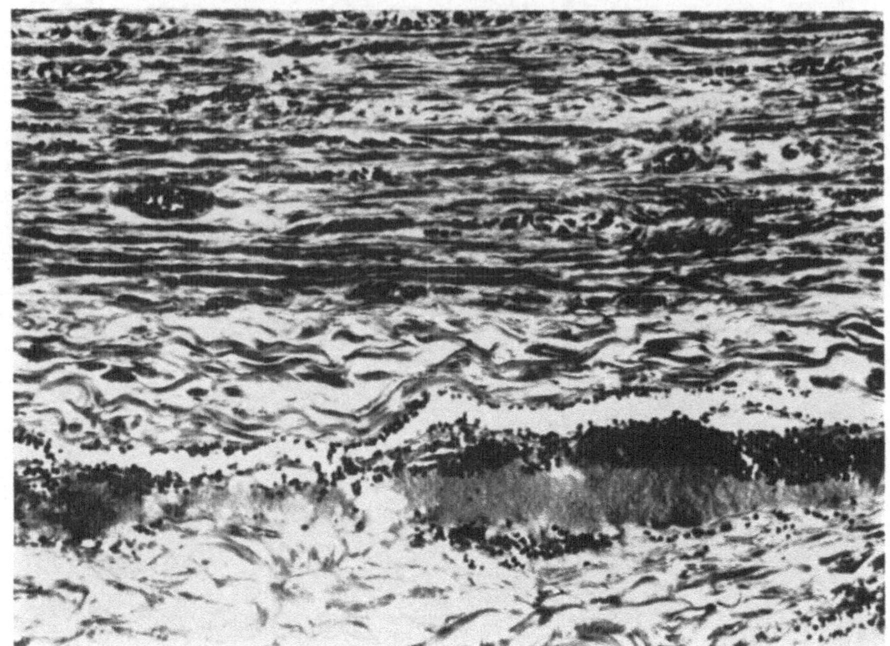

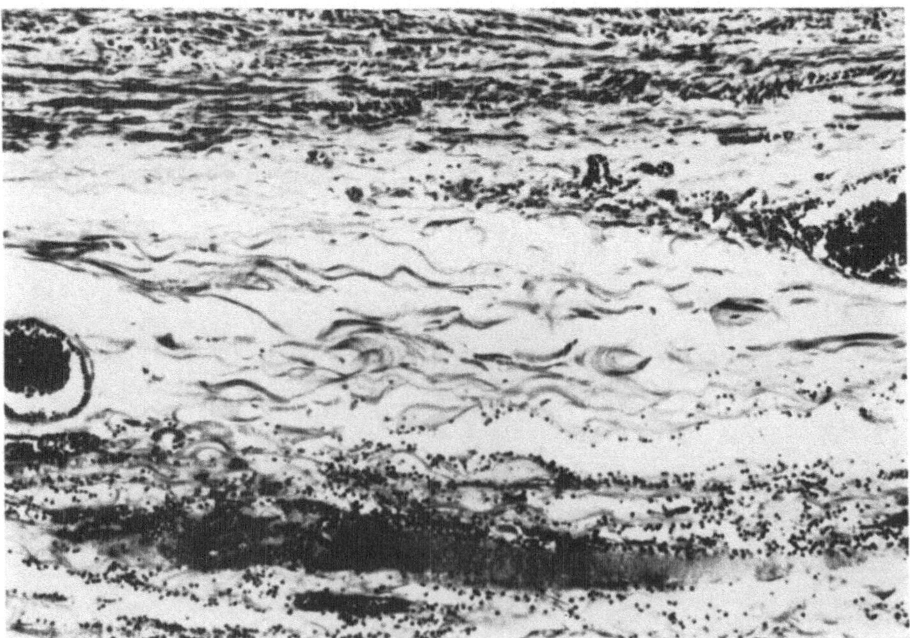

Abb. 50 a u. b. Menschliche Aorta. Urämie. Longitudinale adventielle Lymphbahnen a zwischen der Media und den Vasa vasorum der Adventitia sowie b zwischen den adventitiellen Vasa vasorum und dem periadventitiellen Fettegewebe. Paraffin. Obadiah-Färbung (a) und Picro-Malory V (b). Mikrophotogramm 1:150

wie im Bereiche der oberflächlichen intimalen Präcipitate — als wenig kondensierte „Saftstraßen" (Abb. 49 b). Nur in einigen wenigen Fällen fanden sich typische Fibrinnetze (Abb. 49 c).

Die Beurteilung der Herkunft dieser adventitiellen plasmatischen Proteine bereitete mitunter Schwierigkeiten. Denn auch die im periadventitiellen Fettgewebe sich ausbreitenden Lymphbahnen zeigten entsprechend der bei der Urämie auftretenden Permeabilitäts- und Kolloiditätsstörung mit der Masson 44/41- und der Obadiah-Färbung derartige intravasale Plasmaprotein-Ablagerungen. Da das periadventitielle Lymphsystem mit dem der Adventitia vereinzelt Kommunikationsstellen aufwies, war die Provenienz der intravasalen Plasmaproteine nicht immer eindeutig bestimmbar. Detaillierte Angaben über den Verlauf und die Ausdehnung der adventitiellen Lymphbahnen, ihre Verbreitung in der Aortenmedia, ihr Verhalten in der Umgebung von Gefäßabgängen aus der Aorta und ihre Bedeutung für eine Drainage der Gefäßwände stehen weitgehend aus. Die wenigen Angaben in der Literatur lassen erhebliche Variabilitäten und Art-Spezifitäten erkennen (HOGGAN u. HOGGAN, 1882 bis 1883; LEE, 1922; KUTSUNA, 1930; IWANOW, 1933; HIGGINBOTHAM, HIGGINBOTHAM u. WILLIAMS, 1963). Eigene Vergleichsuntersuchungen bei sog. entzündlicher Arteriosklerose der Aorta konnten die Existenz eines besonders intensiv verzweigten Lymphgefäßsystems in der Umgebung von Astabgängen aus der Aorta wahrscheinlich machen.

Insgesamt 4 Aorten zeigten solche Lymphbahnpräcipitate auch in umschriebenen Bereichen an der Grenze zwischen der Media und den adventitiellen Vasa vasorum (Abb. 50 a). Häufiger lagen sie aber zwischen den adventitiellen Gefäßen und dem periadventitiellen Fettgewebe (Abb. 50 b).

4. Methodische Befundkritik

Die vorliegenden Untersuchungen zur plasmatischen Perfusion waren mit dem Ziel durchgeführt worden, intramural inkorporierte Plasmaproteine auf ihrem Perfusionsweg durch die Aortenwand darzustellen. In der Annahme, daß die Urämie zu einer gesteigerten transmuralen Perfusion der Aortenwand, gleichzeitig aber auch zu einer extravasalen Hypercoagulabilität und Aktivierung der Endphase der Gerinnung führen könne, hatten wir gehofft, am Beispiel dieses Krankheitsbildes in pathophysiologischer Übertreibung der Perfusions- und Ernährungsbedingungen der Intima den intramuralen Saftstrom darstellen und die Rolle des Fibrinogen bei dieser Perfusion bestimmen zu können.

Eine Beurteilung der erhobenen Befunde unter diesen Aspekten erfordert eine kritische Analyse der konventionellen Fibrinnachweisverfahren. Spezifische oder auch nur ausreichend selektive „Fibrinfärbungen" gibt es — mit Ausnahme immunologischer Methoden — bislang nicht. Mit den sog. Fibrinfärbungen der konventionellen Histologie werden chemisch-reine Fibrinkoagel nicht dargestellt. Erst die Existenz einer Reihe anderer plasmatischer Proteine in Fibrinnetzen führt zum positiven Ausfall der Fibrinreaktion (GITLIN u. CRAIG, 1957).

Es ist bekannt, daß Plasmaproteine, die während des Gerinnungsprozesses im Inkubat vorhanden sind, in wechselnder Quantität im Maschenwerk des Fibrins retiniert werden, diese Retention wird mit MORRISON (1947) als Okklusion bezeichnet (CULLEN u. VAN SLYKE, 1920; BAUMANN, 1929; FEARNLEY, 1951; RATNOFF u. MENZIE, 1951; LASKOWSKI, RAKOWITZ u. SHERAGA, 1953). Dabei besitzen die verschiedenen Plasmaproteine einen jeweils charakteristischen und in Abhängigkeit von ihrer Konzentration im Inkubationsmedium einigermaßen konstanten Okklusionsfaktor, den spezifischen Prozentsatz des in Fibrin retinierten Plasmaproteins. REGOECZI (1968) konnte nachweisen, daß Transferrin und insbesondere Albumin, d. h. 60% aller Plasmaproteine, in Fibringerinnseln physiologischerweise nicht retiniert werden. Dagegen werden nach REGOECZI in Fibringerinnseln neben Plasminogen (54% des im Inkubationsmedium enthaltenen Plasminogen ließen sich aus Fibringerinnseln nicht mehr auswaschen) insbesondere IgA- und IgM-Globuline besonders stark retiniert, aber auch α_2-Makroglobuline, Bence-Jones-Proteine (Typ K mehr als Typ L), β-Lipoproteine sind aus derartigen Gerinnseln nicht mehr ohne weiteres eluierbar. Ca^{++}-haltige Gerinnsel retinieren mehr Plasmaproteine als Ca^{++}-freie Gerinnsel, Plasmaverdünnungen führen unter Vergrößerung des Fibrinmaschenwerks zu reduzierter Inkorporation. Andererseits scheinen Molekulargrößen bzw.

Molekulargewichte nicht unbedingt in Relation zum Okklusionsfaktor zu stehen, β-Lipo-proteine werden beispielsweise wesentlich schwächer retiniert als IgM-Globuline (REGOECZI, 1968). Für in vivo-Untersuchungen oder Versuche an in vivo-coaguliertem Fibrin dürfte eine ausreichende Inkorporation plasmatischer Proteine im Fibrin als gegeben betrachtet werden.

Wesentlicher für die vorliegenden Untersuchungen dürften histochemische Versuche von NÉMETH-CSÓKA (1963) sein, mit denen nachgewiesen wurde, daß auch Fibrin-freie Serum-proteine nach Fällung mit Kollagen und Chondroitinsulfat zum positiven Ausfall der Fibrin-nachweis-Reaktionen führen. Schließlich traten Fibrin-positive Färbungen auch an Fibrinogen, das mit Chondroitinsulfat gefällt worden war, auf, ohne daß eine Fibrinpolymerisation statt-gehabt hatte.

Bei den eigenen morphologischen Untersuchungen zur plasmatischen Perfusion der Aorten-intima war zu erwarten, daß Fibrinogen bzw. Fibrin immer gemeinsam mit Serumeiweißen im Gewebe auftrat. Neben Fibrin konnten indessen bei den morphologischen Untersuchungen auch Fibrinogen in Bindung an Chondroitinsulfat und Fibrin-freie Plasmoproteine zum positiven Ausfall der Fibrinnachweisverfahren geführt haben. Die dargestellten Befunde im Gewebe erlaubten mithin von vornherein *nicht* den Analogieschluß, das, was intramural als Fibrin imponiere, sei auch wirklich polymerisiertes Fibrin. Von Fibrin durfte nur dort gesprochen werden, wo gleichzeitig netzig-fädige Präcipitate im Gewebe vorlagen. Wohl aber durfte bei positivem Ausfall der Fibrinreaktionen ganz allgemein die Existenz von Plasmaproteinen angenommen werden.

5. Besprechung der Befunde

Die vorliegenden morphologischen Untersuchungen an aortalen Längsschnittpräpara-ten von Aorten an der Urämie Verstorbener beweisen, daß eine plasmatische Per-fusion unter den Bedingungen einer gesteigerten Permeabilität und extravasalen Hypercoagulabilität in der Intima, in den Lymphbahnen der Adventitia sowie im Bereiche von Astabgängen in der Media sichtbar gemacht werden kann. Nur ein kleiner Teil der derart inkorporierten Plasmaproteine liegt intramural indessen als fädig-netziges Fibrin vor. Dieses erscheint nur im Bereiche der elastisch-muskulären Grenzschicht. In den oberflächlichen, subendothelialen Intimaschichten finden sich da-gegen vornehmlich nicht coagulierte, nicht polymerisierte Plasmaproteine in einem überwiegend longitudinalen, parallel dem Endothel orientierten „Saftstrom". Die Existenz eines solchen plasmatischen Perfusionsstromes ist wiederholt gefordert wor-den (LINZBACH, 1959; DOERR, 1959—1964, dort weitere Lit.). Daß er gerade bei der Urämie intramural sichtbar wird, dürfte im wesentlichen Folge einer gesteigerten Permeabilität der Gefäßwand bei multifaktorieller intravasaler Hypocoagulabilität mit Fibrinogenvermehrung, Folge der extravasalen physiologischen Hypercoagulabi-lität — begünstigt durch extravasale Fibrinogenvermehrung — und Folge der gestör-ten plasmatischen Serum-Kolloidität sein. Daß aus diesem plasmatischen Perfusions-strom im Bereiche der Intima-Media-Grenze zumindest partiell Fibrin ausgefällt wird und am Orte seiner Polymerisation liegen bleibt, imponiert als Ausdruck der lokalen extravasalen Hypercoagulabilität in der tiefen Intima der Aorta bei der Urämie.

Der von LINZBACH aufgrund theoretischer Gesichtspunkte eines kontinuierlichen An- und Abtransportes von Stoffwechselprodukten in der Aortenwand geforderte, von DOERR u. Mitarb. (DOERR, 1959—1964; JIPP, 1962—1964; JIPP u. HARTMANN, 1963; KIRSCH, 1965; GRISS, KIRSCH u. WEGENER, 1967) aus dem morphologischen Bild intramuraler Ödemstraßen erschlossene plasmatische Perfusionsstrom unterliegt intramural bestimmten teils longitudinal, teils axial gerichteten Druckgradienten, die ihm eine in der jugendlichen nicht-arteriosklerotisch veränderten Aorta nach latero-caudal gerichtete Diffusionsrichtung aufzwingen. Die elastisch-muskuläre Grenzschicht an der Intima-Media-Grenze stellt dieser latero-caudalen Perfusion eine natürliche Barriere entgegen, die nur im Bereiche sogenannter Internodien überwunden werden kann. Die Internodien sind mithin als die Prädilektionsorte eines plasmatischen Übertritts aus der Intima in die Media anzusehen. LINZBACH hat darüber hinaus gezeigt, daß im Bereiche der Internodien der auf dem Aortenendothel lastende Druck (Kompressionsdruck) zumindest partiell als Filtrationsdruck wirksam werden kann, da die in der übrigen Aortenwand durch die elastischen Grenzlamellen gegebene „Unterfütterung" hier wegfalle. DOERR u. Mitarb. haben die besondere Bedeutung der Ursprungstrichter von Seitenarterienabgängen für die Inkorporation von Plasmabestandteilen hervorgehoben. Die besonderen texturellen Gegebenheiten einer im Bereiche der Seitenarterienostien mangelhaft verankerten medialen Unterfütterung gestatte in Verbindung mit einer aus der spindeligen Astabgangserweiterung während des Durchtritts durch die Aortenwand resultierenden Strömungsverlangsamung und konsekutiv erhöhten hydrostatischen Wandbelastung eine Einpressung von Plasmabestandteilen in die Intima der Seitenarterienostien. Daraus resultiere die besondere Disposition gerade dieser Seitenarterienursprünge für das Angehen einer Arteriosklerose. JIPP u. HARTMANN (1963) konnten diese besondere Disposition der Seitenarterienostien für den plasmatischen Einstrom in die Intima auch experimentell belegen.

Aufgrund der eigenen Untersuchungen können wir keine Aussage über die Prädilektionsorte des Plasmaeinstromes in die Intima machen. Die vorliegenden Untersuchungen zeigen indessen etwas anderes: Während im Bereich der Internodien kein gesteigerter Übertritt von Plasmabestandteilen aus der Intima in die Media beobachtet werden konnte, trat ein solcher perfusorischer plasmatischer Übertritt im Bereich der Seitenarterienostien zutage. Hier insbesondere ließ sich ein durch Gerinnung und Fibrinausfällung „eingefrorener", „demaskierter" plasmatischer Perfusionsstrom nachweisen und seine Abpressung in die Media und Adventitia morphologisch verfolgen.

Die Situation ist verständlich: Die Intima wird im Bereich von Seitenarterienostien nur mangelhaft von elastisch-lamellären Widerlagern unterfüttert. Der in den übrigen Wandabschnitten der Aorta herrschende Kompressionsdruck kann — genau wie im Bereich der Internodien der Aorta — zumindest teilweise als Filtrationsdruck wirksam werden. Aus der spindeligen Erweiterung der Astabgänge während ihres Durchtritts durch die Aortenwand resultiert darüber hinaus ein erhöhter hydrostatischer Druck, der intramural gleichfalls als Filtrationsdruck wirksam wird. Die gleichen Bedingungen, die zu einer gesteigerten plasmatischen Einströmung im Bereiche der Seitenarterienostien führen, bedingen demnach auch eine örtlich gesteigerte plasmatische Abpressung aus der Intima in die Media und Adventitia. Die im Bereiche der Media nahezu axiale Richtung des „eingefrorenen" Perfusionsstroms wird aus dem starken Abfall des Kompressionsdrucks in der Media (LINZBACH) hinreichend verständlich. Aus im folgenden noch darzulegenden Gründen resultiert in der Aortenintima mit fortschreitender Physio- und Arteriosklerose der Gefäßwand ein nahezu ausschließlich longitudinaler Perfusionsstrom, der sich in zunehmendem Maße von der elastisch-muskulären Grenzschicht und von der elastischen Grenzlamelle entfernt. Die Ablenkung des Perfusionsstromes aus einer latero-caudalen Perfusionsrichtung in einen longitudinalen Strömungsverlauf führt notwendigerweise zu einer gesteigerten perfusorischen Belastung an der Intima-Media-Grenze der Seitenarterienostien und kann damit — in Verein mit der gesteigerten plasmatischen Einpressung in die Intima an diesen Prädilektionsorten — zu plasmatischem Aufstau, lokaler Inkrustation der

Plasmaproteine, fibrinoider Durchtränkung der Intima und Intimafibrose führen. Daraus aber würde eine zunehmende Insuffizienz gerade dieser Seitenarterienostien gegenüber den Erfordernissen eines intimalen Stoffan- und -abtransportes resultieren, der gerade hier, an der texturell schwächsten Stelle, einen Circulus vitiosus in Gang setzte.

Der morphologische Nachweis zumindest partiell aus der Aortenwand stammender Plasmaproteine in adventitiellen Lymphbahnen entspricht der Vorstellung, daß die intramural inkorporierten plasmatischen Proteine über die Lymphbahnen („Abführlymphe", ZINSERLING, 1934/1935; ASCHOFF, 1939) der Adventitia die Gefäßwand wieder verlassen. Unter derartigen Aspekten diskutieren DOERR (1963) und FRITSCH (1965) das Auftreten von subintimalen Ödembildungen und stärkeren arteriosklerotischen Veränderungen bei Tumorumscheidung der Aorta und Einbruch der Tumoren in die adventitiellen Lymphbahnen als Folge einer adventitiellen Abflußblockade.

Wir selbst beobachteten gemeinsam mit FRANK eine adventitielle Abflußblockade mit Lymphaufstau in Arteria pulmonalis sinistra und descendierender Brustaorta, konsekutiver Intima-Atheromatose und multilokulärer Wandthrombose im Gefolge einer silikotischen Verschwielung und Vernarbung eines hilären Lymphknotens, dessen perilymphadenitische Narbenplatten auf die Adventitia der descendierenden Brustaorta und des Ramus sinister arteriae pulmonalis übergegriffen hatten.

Prononcierter noch stellen HAM u. LEESON (1961) die Bedeutung eines Abtransportes plasmatischer Perfusate durch die Lymphbahnen der Adventitia dar, wenn sie ausführen, Arteriosklerose sei mangelhafter Abtransport der Gewebslymphe schlechthin als Folge des die intramuralen Lymphbahnen komprimierenden, auf der Aortenwand lastenden Blutdruckes.

Daß in derartiger Lymphe Fibrinogen auftreten kann und intramural auch zu Fibrin gerinnen kann, ist nicht ungewöhnlich. GITLIN u. BORGES (1953) konnten nach intravenöser Injektion von Fibrinogen bei Patienten mit kongenitaler Afibrinogenämie die Hälfte des Fibrinogen nach zwei Tagen im Extravasalraum nachweisen. Der normale Fibrinogengehalt der Lymphe des Ductus thoracicus beträgt 50% des Fibrinogengehaltes im Venenblut, in der Extremitätenlymphe lassen sich bis zu 10% des Fibrinogengehaltes von Venenblut nachweisen. LEANDOER, BERGENTZ u. J. M. NILSON (1968) geben den Fibrinogengehalt der Lymphe mit ⅓ des Fibrinogengehaltes im Blut an, BERGSTRÖM u. WERNER registrierten einen Fibrinogengehalt der Lymphe von ¼ des Blutgehaltes.

Die Lymphe zeigt darüber hinaus physiologischerweise eine partielle *Aktivierung der Gerinnung* (WITTE u. BRESSEL, 1958). Die Faktoren V und VIII waren gegenüber Venenblut deutlich verringert, während die Serum-ständigen Thrombokinase-Faktoren (Faktor IX und X) relativ erhöht waren. Zu ähnlichen Ergebnissen kamen LEANDOER et al. (1968), die ein Konzentrationsverhältnis von 1:4 für Faktor V und Faktor VIII, dagegen von 2:3 für Faktor IX zwischen Lymphe und Blut bestimmten. Neben Molekülgröße werden Molekulargestalt und elektrische Ladung für diese unterschiedlichen Konzentrationsverhältnisse verantwortlich gemacht. v. KAULLA u. PRATT (1956) berichteten zwar über eine trotz derartiger Teilaktivierung der Gerinnung verlängerte Thrombinzeit der Lymphe, LEANDOER u. Mitarb. konnten jedoch nachweisen, daß diese verlängerte Thrombinzeit nur als Folge des reduzierten Fibrinogengehaltes der Lymphe zu werten ist: Wurde der Fibrinogengehalt auf das plasmatische Niveau des Blutes erhöht, so resultierte eine *relative Hypercoagulabilität* mit verkürzter Thrombinzeit.

Wenn die Urämie in den vorliegenden Untersuchungen auch im Bereiche der adventitiellen Lymphe eine extravasale Hypercoagulabilität und damit eine Gerinnung in den Lymphbahnen induziert hatte, so nimmt dies bei der beschriebenen Ausgangssituation nicht wunder. Begünstigt wird eine derartige extravasale Gerinnung durch die niedrige fibrinolytische Aktivität in den Lymphbahnen (BLOMSTRAND et al., 1963; LEANDOER et al., 1968; YOUNG u. KOLMEN, 1968). Die in den Lymphbahnen auftretenden Plasmaproteine bei Urämie markieren im Bereiche der Adventitia mithin nur einen physiologisch-präexistenten Abflußweg des plasmatischen Perfusionsstromes.

Fassen wir die vorliegenden morphologisch-histologischen Untersuchungen zusammen, so läßt sich sagen, daß die Aortenwand bei Urämie von einem plasmatischen Perfusionsstrom durchsickert wird, der morphologisch sichtbar gemacht werden kann. Im Bereiche der Intima-Media-Grenze treten bei der Urämie fädig-netzige, mit Fibrinfärbungen positiv reagierende Kondensationsprodukte auf, die die Existenz von Fibrinogen im plasmatischen Perfusionsstrom und seine Polymerisation zu Fibrin in der tiefen Intima wahrscheinlich machen. Eine weiterreichende Aussage ist aus methodischen Gründen der unspezifischen Reaktionen mit konventionellen Fibrinnachweisverfahren zunächst nicht möglich. Die morphologischen Befunde gestatten insbesondere keine Aussage, ob Fibrinogen auch unter physiologischen Bedingungen an einer plasmatischen Perfusion teilhat, oder ob die Fibrinogenperfusion als ausschließliche Folge der urämischen Permeabilitäts- und Serumkolloiditätsstörungen angesehen werden muß. Ungeklärt bleibt auch die qualitative Zusammensetzung des plasmatischen Perfusionsstromes unter physiologischen Bedingungen wie unter den Bedingungen der Urämie. Immerhin lassen die vorliegenden Untersuchungen aber erkennen, daß die Existenz von Fibrin in der Aortenintima *nicht ausschließlicher Effekt einer Inkorporation* von parietal sedimentierten, intravasal präformierten fibrinreichen Thromben sein, sondern unter Umständen auch als Folge einer plasmatischen Hypocoagulabilität mit extravasaler Hypercoagulabilität auftreten kann. *Intramurales Fibrin ist nicht notwendigerweise parietal sedimentiertes, inkorporiertes Fibrin.* Die eingangs aufgeworfene Frage, ob Fibrinogen im Rahmen einer plasmatischen Perfusion die Aortenintima unpolymerisiert durchwandern könne, um erst intramural im Bereiche der elastischen Grenzschicht in Fibrin umgewandelt zu werden, muß — zumindest für den pathophysiologischen Sonderfall einer Urämie — bejaht werden. Im folgenden wird zu prüfen sein, ob ein fibrinogenhaltiger Perfusionsstrom auch unter physiologischen Verhältnissen auftreten kann.

II. Histochemische Untersuchungen zur plasmatischen Perfusion der Aorta

1. Vorbemerkungen

Aus den voraufgegangenen Untersuchungen wurde ersichtlich, daß ein die Aortenwand durchsickernder plasmatischer Perfusionsstrom unter Umständen mit konventionellen histologischen Methoden sichtbar gemacht werden kann. Dagegen erlaubten diese histologischen Methoden keine Aussage über die *Zusammensetzung* des plasmatischen Perfusionsstromes unter physiologischen und pathologischen Bedingungen. Insbesondere war es nicht möglich zu klären, welche Rolle dem Fibrinogen im Rahmen einer physiologischen Perfusion zukommt. Wir haben deshalb versucht, durch histochemische und fluorescenzoptisch-immunhistochemische Untersuchungen einer Klärung dieser Fragen näherzukommen.

Die *histochemischen Untersuchungen* gingen von der Überlegung aus, daß es möglich sein mußte, durch Inkubation von kleinen Gewebeproben in Cohnschen Alkoholfraktionen oder steigenden Ammoniumsulfatkonzentrationen bestimmte plasmatische Proteine im Gewebe selektiv zu fällen und aufgrund ihrer Aminosäure-Zusammensetzung histochemisch zu erfassen. Bereits MacMillan u. Mitarb. (1965) haben diesen Weg beschritten und darauf aufmerksam gemacht, daß sich der besonders hohe *Tryptophan-Gehalt* des Fibrinogen für eine histochemische Darstellung hervorragend eignet, wenn durch Alkoholfraktionierung die α-, β- und γ-Globuline als weitere Quellen des positiven histochemischen Tryptophan-Nachweises ausgeschlossen werden. Die Gewebsproteine Kollagen und Elastin besitzen kein Tryptophan. Der im Vergleich zu den übrigen Plasmaproteinen (vgl. Abb. 51) hohe Tryptophan-Gehalt von Fibrinogen und Fibrin findet in der „konventionellen Histochemie" seinen Ausdruck in dem positiven Ausfall der Tryptophan-Nachweisreaktion mit der p-Dimethylaminobenzaldehyd-Kondensationsmethode nach Adams, ihren Modifikationen nach Glenner sowie Glenner u. Lillie und der Naphthyläthylen-Methode (Bruemmer u. Mitarb., 1957) an Fibrin und Fibrinoid.

	Albumin	γ-Globulin	β-Globulin	α-Globulin	Fibrinogen
Glykokoll	1,6	4,2	5,6	3,1	5,6
Alanin	—	—	—	—	—
Valin	7,7	9,7	7,0	5,2	4,4
Leucin	11,0	9,3	7,9	14,2	7,1
Isoleucin	1,7	2,7	5,0	1,7	4,8
Prolin	5,1	8,1	7,1	4,7	5,7
Phenylalanin	7,8	4,6	4,7	4,6	4,2
Cystein	0,7	0,7	⟩3,5⟨	⟩1,5⟨	0,4
Cystin	5,6	2,4			2,3
Methionin	1,3	1,1	1,7	1,4	2,5
Tryptophan	(0,2)	2,9	2,0	1,9	3,3
Arginin	6,2	4,8	6,8	7,7	7,9
Histidin	3,5	2,5	2,8	2,8	2,8
Lysin	12,3	8,1	6,6	8,9	8,3
Asparaginsäure	10,4	8,8	9,8	9,0	13,6
Glutaminsäure	17,4	11,8	14,5	21,6	14,3
Serin	3,7	11,4	7,1	5,0	9,2
Threonin	5,0	8,4	6,1	4,9	6,6
Tyrosin	4,7	6,8	6,0	4,5	5,8

Abb. 51. Aminosäure-Gehalt der Plasmaproteine (nach Schultze et al.)

MacMillan u. Mitarb. hatten darüber hinaus nachweisen können, daß nach fraktionierter Fällung von Plasmaproteinen im Gewebe in Abhängigkeit von der verwendeten Alkoholkonzentration, der Ionenstärke und der Wasserstoffionenkonzentration mit der p-Dimethylaminobenzaldehyd-Methode nach Adams unterschiedlich intensive Reaktionsausfälle zu beobachten sind, die daran denken lassen, daß für plasmatische Proteine im Gewebe ähnliche Ausfällungsbedingungen bestehen wie im Plasma. Dies allerdings wäre deshalb überraschend, weil die Alkoholmethode der Plasmaprotein-Fraktionierung große Empfindlichkeit gegenüber Ionenstärke und Wasserstoffionen-Konzentration zeigen, zwei Faktoren, die bei Inkubation von Gewebsproben naturgemäß bestimmten Schwankungen unterliegen. Wir haben dessen ungeachtet die methodischen Versuchsansätze für die eigenen Fragestellungen nach der Existenz von perfundierenden Plasmabestandteilen und insbesondere Fibrin und nach der Topik dieser Plasmabestandteile in der menschlichen Aorta übernommen.

Für derartige Fällungsversuche im Gewebe waren indessen eine Reihe von histochemischen Kontrolluntersuchungen notwendig. BENEKE (1963, 1964) hatte im Rahmen von Untersuchungen zur chemischen Natur von Fibrinoid gezeigt, daß Fibrinogen in vitro mit kollagenen Fasern Polymerisationsreaktionen eingehen kann. Derartige Aggregationen und Polymerisationen der Fibrinogenmoleküle untereinander und mit Kollagen finden unter der Ausbildung von Wasserstoffbrücken statt. Als Wasserstoffdonator der Fibrinogen-Aggregation gilt die phenolische Hydroxylgruppe des Tyrosinrestes eines Fibrinogenmoleküls, als Wasserstoffacceptor fungieren die Imidazolringe der Histidinreste eines zweiten Fibrinogenmoleküls. Bei der Polymerisationsreaktion der Fibrinogenmoleküle mit Kollagen kommen die Carboxylgruppen der Glutaminsäure und der Asparaginsäure, der Imidazolrest des Histidins, die Guandio-Gruppe des Arginins und die Aminogruppe des Lysins des Kollagen als Wasserstoffacceptoren in Betracht, Der Nachweis derartiger Wasserstoffbrücken ist u. a. indirekt durch Sprengung durch Harnstoff möglich (vgl. oben).

Darüber hinaus konnten zwischen Plasmaproteinen und Mucopolysacchariden kolloidchemische Reaktionen experimentell induziert werden, wenn Fällungsbereiche um den isoelektrischen Punkt der Plasmaproteine gewählt wurden. Derartige Fällungsprodukte waren nach Alkalisierung wieder löslich. Mit Chondroitinsulfat ließen sich β- und γ-Globuline unterhalb von pH 4, β-Lipoproteine und Fibrinogen dagegen bereits bei Wasserstoffionen-Konzentrationen von pH 5—6 fällen. Bei derartigen kolloidchemischen Fällungsreaktionen ist die Konzentration der zur Fällung gelangenden Substanzen im allgemeinen weniger wichtig als die Wasserstoffionen-Konzentration. Bei gleichen Ausgangsmengen an Chondroitinsulfat und Fibrinogen stellte sich das Fällungsprodukt aus beiden bei pH 3 in lamellären Strukturen dar, die nahezu ausschließlich Mucopolysaccharide enthielten, während das Fällungsprodukt aus Chondroitinsulfat und Fibrinogen bei pH 5 aus homogenen Strukturen aufgebaut wurde, bei denen homogene Fibrinogenmassen von einem schmalen Mucopolysaccharidsaum mantelförmig umhüllt wurden.

Fibrinogen ist normalerweise im Plasma durch eine starke Neutralisation seiner polaren Gruppen vor einer Aggregation zu größeren Molekülkomplexen geschützt. Auch ANDERSON (1963) hatte indessen gezeigt, daß Änderungen in der Umgebung zu Aggregationen von Molekülen führen können, zumal dann, wenn sie mit Verschiebungen in der Wasserstoffionen-Konzentration einhergehen. BENEKE konnte wahrscheinlich machen, daß die Abhängigkeit der Fällungsreaktionen zwischen Mucopolysacchariden und Fibrinogen vom pH-Wert und isoelektrischen Punkt wesentliche Bedeutung für die wechselvolle Struktur und chemische Zusammensetzung des sog. Fibrinoid besitzt.

In der aortalen Intima tritt Fibrinoid in histochemisch außerordentlich heterogenen Formen auf. Parallel laufende histochemische Kontrolluntersuchungen mußten demzufolge klären, inwieweit ein positiver Ausfall der Fällungsversuche mit den Cohnschen Alkoholkonzentrationen im Gewebe mit derartigen präexistenten Fibrinoid-Ablagerungen um die Ausbildung von Kondensationsprodukten mit p-Dimethylaminobenzaldehyd konkurriert.

2. Material und Methode

A. Fällungsversuche

Die histochemischen Untersuchungen wurden an menschlichen Aorten bis zu 24 Std nach dem Tode Obduzierter beiderlei Geschlechtes und verschiedenen Alters (1.—9. Lebensjahrzehnt) durchgeführt. Dabei kamen alle Schweregrade der Arteriosklerose zur Untersuchung.

1 cm lange Segmente dieser Aorten wurden mit Nadeln auf Korkplättchen aufgespannt und für 24 Std in 3 unterschiedlich konzentrierte Alkohollösungen eingelegt. Ionenstärke, Wasserstoffionen- und Alkoholkonzentration dieser Lösungen entsprachen den Fraktionen I, IV und V des von Cohn u. Mitarb. (1946) veröffentlichten mehrstufigen Alkohol-Fraktionierungsverfahrens von menschlichem Sammelplasma (Abb. 52).

Dieses Verfahren findet als Methode 6 nach Cohn als Ausgangsfraktionierung bei der industriellen Herstellung einer Vielzahl gereinigter Plasmaproteine Verwendung. Es liefert bei pH 7,2 und einer Ionenstärke von 0,14 (60 mM Phosphatpuffer) bei einer Alkoholkonzentra-

Fraktion	pH	$\Gamma/2$	Alkohol %	Eiweiß %	Temperatur °C	Zusammensetzung
I	7,2	0,14	10	5,1	−3	60—65% Fibrinogen, Antihämophiliefaktor, Plasminogen, Prothrombin, γ-Globulin, α-Globulin
II+III	6,8	0,09	25	3,0	−5	γ-Globulin, großer Teil β-Globulin, einschl. β-Lipoprotein, Antikörper, Isoagglutinine, Plasminogen, Komplementmittelst., Cholesterin, Phosphatide
IV−1	5,2	0,09	18	1,6	−5	großer Teil α-Globuline, darunter ein Lipoprotein (35% Lipoid), β-Globuline, blaugrünes Pigment
IV−4	5,8	0,09	40	1,0	−5	α- und β-Globuline, Esterase, eisenbindendes Globulin, Hypertensinogen
V	4,8	0,11	40	0,75	−5	95% Albumin, β-Globulin, α-Globulin
VI	Abguß nach Verdunsten					wenig α-Globulin und Albumin, Salze, niedermol. Nichteiweißkörper

Abb. 52. Schematische Darstellung der Fraktionierungsstufen des Alkohol-Fraktionierungsverfahrens. (Nach Cohn et al. — Methode 6 — Darstellung nach Schultze et al.)

tion von 10% ein zu 60—65% aus Fibrinogen bestehendes Fällungsprodukt, das als Cohn I-Fraktion zur industriellen Herstellung gereinigter Fibrinogen-Präparate sowie der Gerinnungsfaktoren V, VII, VIII Plasminogen und Prothrombin dient. Dementsprechend ist bei der Inkubation von Gewebe in Cohn-I-Alkohollösungen mit dem Ausfall von geringen Mengen α- und γ-Globulin, antihämophilem Globulin, Plasminogen, Prothrombin sowie Faktor V und VII zu rechnen. Da ein Teil dieser Proteine in der Cohn-I-Fraktion jedoch nur in Spuren vorkommt, dürften diese „Verunreinigungen" den durch Fibrinogen bedingten Ausfall der histochemischen Tryptophan-Reaktion nur wenig beeinträchtigen.

Die Fraktion IV-4 nach Cohn führt bei fraktionierter Aufarbeitung von Plasma überwiegend zu α- und β-Globulinen. Bei Inkubation von Geweben in der Fraktion IV-4 ist dagegen mit einer Ausfällung auch aller anderen Plasmaproteine der Fraktionen I—IV zu rechnen, so daß das Präcipitat nahezu alle Plasmaproteine mit Ausnahme der Albumine sowie einiger weniger α- und β-Globuline der Fraktion V enthalten dürfte. Die Gewebeinkubation und Plasmaprotein-Präcipitation erfolgten bei einem pH von 5,8, einer Ionenstärke von 0,09 und einer Alkoholkonzentration von 40%.

Die dritte, von uns verwendete Alkoholkonzentration lag erneut bei 40%, der pH bei 4,8, die Ionenstärke bei 0,09. Diese Cohn V-Alkohollösung führt zu bevorzugter Präcipitation von Albuminen, in der Fraktion V werden normalerweise bis zu 95% Albumin aus Plasmaproteinen präcipitiert. Bei unserer Gewebeinkubation in dieser Präcipitationslösung war mithin mit einer Ausfällung sämtlicher Plasmaproteine zu rechnen. Aus der unterschiedlichen Intensität des Ausfalls der histochemischen Nachweisreaktion für Tryptophan nach 24stündiger Inkubation der Gewebeproben in den einzelnen Alkoholfraktionslösungen mußte sich demzufolge aussagen lassen, ob durch die Fraktionslösungen differierende Mengen Tryptophanhaltiger Proteine im Gewebe präcipitiert werden.

Unmittelbar im Anschluß an die 24-stündigen Inkubationen in den Cohnschen Extraktionslösungen wurden die auf den Korkplättchen befestigten Aortensegmente für 1 min in eine Lösung aus 100 ml 37% HCl und 5 g p-Dimethylaminobenzaldehyd eingelegt und anschließend sofort für 1 min in eine Lösung von 1 g Natriumnitrit in 120 ml 37% HCl überführt. Das Prinzip dieser p-Dimethylaminobenzaldehyd-Methode von Adams beruht auf einer Kondensation von Aryl-Aldehyden mit Indolkomponenten unter Ausbildung eines Farbstoffs. Ehrlich (1901) verwendete p-Dimethylaminobenzaldehyd zum Nachweis pathologischer Harnsubstanzen. Bei der p-Dimethylaminobenzaldehyd-Methode nach Adams kondensieren Tryptophan und p-Dimethylaminobenzaldehyd zu einem β-Carbolin, das durch nachfolgende Nitritoxydation in das Pigment β-Carbolin-blau überführt wird. Der wesentliche Kondensationsschritt ist in Abb. 53 wiedergegeben.

Während dieser Kondensation kommt es zu erheblicher Schrumpfung der Aortensegmente, der durch das Aufspannen auf Korkplatten entgegengewirkt werden sollte. Nach der Nitritoxydation wurden die Aortensegmente 30 min in Leitungswasser gewaschen und anschließend

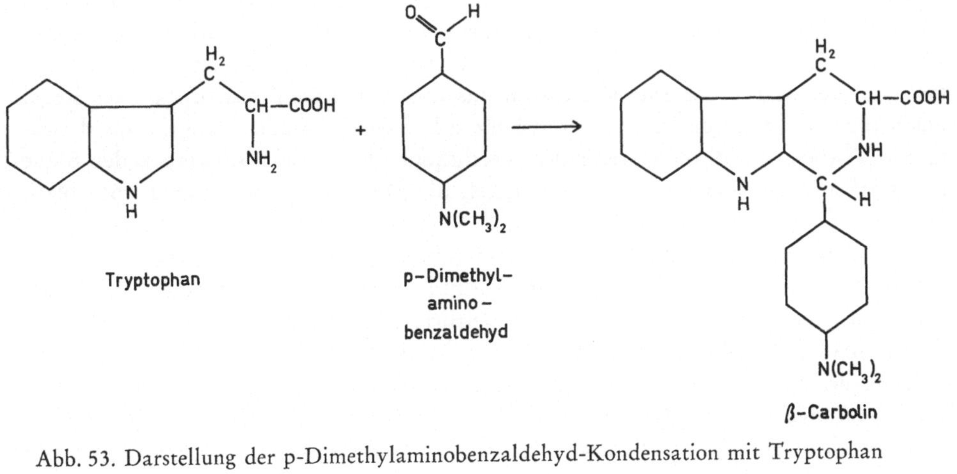

Abb. 53. Darstellung der p-Dimethylaminobenzaldehyd-Kondensation mit Tryptophan

zur Anfertigung von Gefrierschnitten aufgefroren. Die Gefrierschnitte wurden aus Leitungswasser auf Objektträger aufgezogen und mit Glycerin oder Karion F eingedeckt.

20 Aorten wurden darüber hinaus in entsprechend größeren Alkohollösungen *in toto* inkubiert und anschließend auch in toto der p-Dimethylaminobenzaldehyd-Methode nach ADAMS zugeführt. Nach Wässerung wurden diese Aortenpräparate zunächst makroskopisch befundet und zur Ausschaltung von Glanzlichtern unter Wasser photographiert, ehe eine mikroskopische Aufarbeitung bestimmter Prädilektionsorte mit der Gefrierschnittechnik durchgeführt wurde.

Schließlich wurden Kryostatschnitte normaler, nicht arteriosklerotischer und in wechselndem Schweregrad arteriosklerotisch umgebauter Aorten unmittelbar nach dem Schneiden ohne Zwischenwaschung direkt in die p-Dimethylaminobenzaldehyd-Lösung überführt und nach Nitritoxydation und kurzfristigem Waschen in Glycerin eingedeckt. Das Verfahren ist verlustreich, da die Schnitte bereits in p-Dimethylaminobenzaldehyd, spätestens aber während der Nitritoxydation von den Objektträgern abgelöst werden und in der konzentrierten Salzsäure zusammenschrumpfen. Ein Teil dieser Schnitte wurde vor der Behandlung mit der p-Dimethylaminobenzaldehyd-Methode für 1 Std in Cohnsche Extraktionslösung I aus 10% Alkohol bei einem pH von 7,2 und einer Ionenkonzentration von 0,14 inkubiert.

B. Kontrollversuche

Die Kontrolluntersuchungen wurden an Kryostatschnitten von Aorten mit allen Schweregraden der Arteriosklerose durchgeführt. Parallelschnitte wurden unmittelbar nach dem Schneiden zunächst ausgiebig in 0,9% NaCl gewaschen (4facher Wechsel des Waschbades) und anschließend entweder direkt der p-Dimethylaminobenzaldehyd-Methode zugeführt oder zunächst für 3—6 Std mit 5 M Harnstoff extrahiert und anschließend gleichfalls mit p-Dimethylaminobenzaldehyd in 37% HCl behandelt. Nach Nitritoxydation erfolgte Eindeckung der Schnitte in Karion F. Weitere Parallelschnitte wurden in Anlehnung an MACMILLAN et al. (1965) vor der Behandlung mit p-Dimethylaminobenzaldehyd in 1 M NaCl eingelegt. 1 M NaCl vermag Tryptophan-haltige Muskelproteine zu extrahieren und eignet sich damit für eine histochemische Differenzierung zwischen intimalen Fibrinoid-Ablagerungen in der Umgebung der kollagenen Fasern und den in gleicher topischer Situation auftretenden Tryptophan-haltigen Langhans-Zellen der Intima.

3. Ergebnisse

A. Fällungsversuche

Makroskopische Befunde an Aortenpräparaten

Die Aortenintima ist nach Nitritoxydation des β-Carbolin und voraufgehender Inkubation in den drei Alkohollösungen diffus blau gefärbt. Die beiden 40%igen Alkohollösungen führen zu einem tief dunkelblauen Farbton, während nach Extraktion in 10%iger Alkohollösung bei pH 7,2 ein hellblauer Farbton überwiegt. In Abhängigkeit von der Stärke der Intima ist auch das innere Drittel der Media in der Regel blaufarben, während das mittlere und äußere Drittel der Media blaßgrau bis fleischfarben erscheint. Mit fortschreitender Verdickung der Intima schwindet der blaue Farbstoff auch in dem inneren Mediadrittel, die Media erscheint dann in toto blaß, farblos.

Mit dem Auftreten oberflächlicher Atheromaufbrüche in der Intima weicht die diffuse Blaufärbung einer fleckigen, herdförmig wechselnden Tingierung. Dabei verhalten sich die Atherombezirke nicht einheitlich. Ein Teil der Atherome bleibt insgesamt blaß und hebt sich nach Inkubation in 40% Alkohol durch einen eben angedeutet graublauen Farbton von dem tiefen Dunkelblau der nicht atheromatös veränderten Umgebung ab. Nach Inkubation in 10% Alkohol bleiben diese Bezirke nicht selten sogar ungefärbt. Andererseits zeigen Atherome, insbesondere dann, wenn sie von parietalen Thromben teilweise oder vollständig bedeckt sind, mitunter eine besonders intensive schwarzblaue Tingierung, die sich auch nach 10⁰/₀ Alkoholfixierung von der nicht atheromatös veränderten Intima scharf abzeichnet. Von besonderem Interesse ist das Bild der *Intima nicht arteriosklerotisch veränderter Aorten* im Auflicht. Dabei wechseln Zonen intensiver Blaufärbung mit solchen schwächerer Tingierung häufig ab. Unter der Stereolupe werden in der Intima bei kräftiger Beleuchtung mehr oder weniger breite subendotheliale „Straßen" sichtbar, die sich in Längsrichtung aneinander lagern. Sie finden sich besonders häufig zwischen und in der Umgebung von Intercostalarterien und scheinen nicht selten in den Ursprungstrichtern dieser Intercostalarterien unter intensiv blaufarbener Ringbildung zu enden (Abb. 54). Ihre Begrenzung gegen die weniger intensiv tingierte intimale Nachbarschaft ist wechselnd scharf, z. T. verwaschen. Stärkere Stereolupenvergrößerungen lassen auch in diesen Straßen noch streifige, mehr oder weniger intensive „Farbbahnen" erkennen. Die Aus-

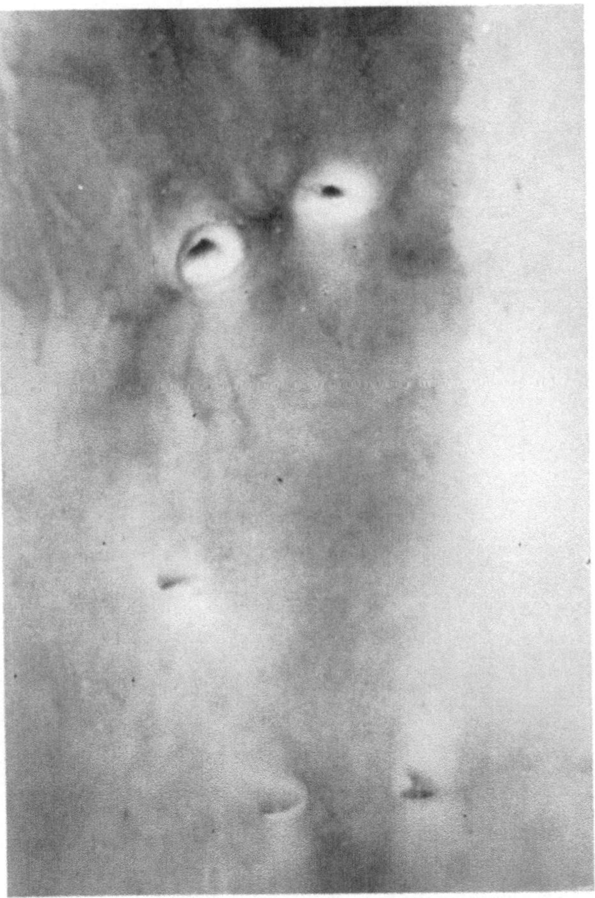

Abb. 54. „En bloc"-Kondensationsreaktion nach ADAMS zum intramuralen Nachweis plasmatischer Proteine nach 40⁰/₀ Alkohol-Extraktion bei pH 5,8. Darstellung intramuraler plasmatischer Perfusionsstraßen im Bereich der Hinterwand einer nicht arteriosklerotisch veränderten Brustaorta. Auflicht-Photographie. Stereolupe 1:12

dehnung derartiger Straßen erstreckt sich mitunter über 10—15 cm, ehe sie von Zonen mehr oder weniger diffuser Tingierung abgelöst werden. Topographisch finden sich solche Straßen bevorzugt im Bereiche der Brustaorta, während die Bauchaorta auch bei jugendlichen Obduzierten in der Regel von Anfang an diffus tingiert ist. Zwischen Aorten, die in 10⁰/₀ Alkohol inkubiert wurden und solchen nach Inkubation in 40⁰/₀ Alkohol bestehen nur in der Intensität der Reaktionen, nicht dagegen in der Art und Topographie Unterschiede. Zwischen Fraktion IV-4 und Fraktion V ließ sich kein Unterschied erkennen.

Mikroskopische Befunde

a) Cohn-I-Fraktionierung. Nach Inkubation der Aortensegmente für 24 Std in 10⁰/₀ Alkohollösungen bei einem pH von 7,2 und einer Ionenstärke von 0,14 zeigen nicht-arteriosklerotisch veränderte Aorten mit geringgradiger Physiosklerose eine vom Endothel bis zum inneren Mediadrittel sich erstreckende schwache Blaufärbung. Das

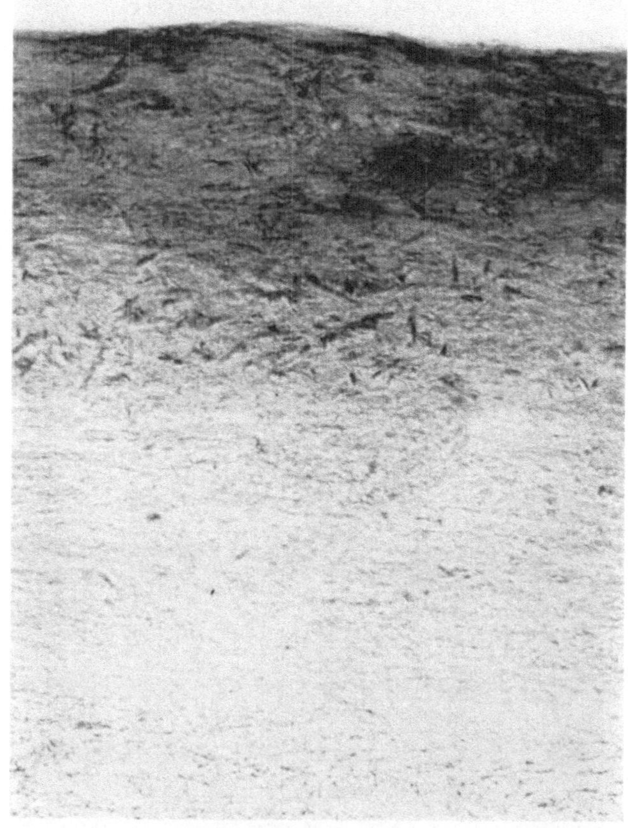

Abb. 55. Menschliche Aorta. Obduktionsmaterial. p-Dimethylaminobenzaldehyd-Kondensation nach Cohn-I-Elution (10⁰/₀ Alkohol, pH 7,2). Lipoidotische Intimaeinlagerungen, zwischen denen im Bild graue, im Originalschnitt hellblaue Einlagerungen sichtbar werden, die die Interstitien diffus durchsetzen. Intensive Blaureaktion der Langhans-Zellen. Ungefärbter Kryostatschnitt. Aufnahmen im halbpolarisierten Licht zur gleichzeitigen Erfassung der Lipoide. Mikrophotogramme 1:210 und 1:320

Farbband ist nahezu homogen, erfaßt mit Ausnahme intimaler Fettablagerungen sowie kollagener und elastischer Fasern und Lamellen alle Strukturelemente der Intima und des inneren Mediadrittels und zeigt im Bereiche des Cytoplasma der Langhans-Zellen der Intima und im Sarkoplasma der Muskelfasern der Media eine gewisse Intensivierung. In der Umgebung von Lipoidablagerungen ist die hellblaue Tingierung regelmäßig etwas kräftiger (Abb. 55).

Mit fortschreitender physiosklerotischer Verdickung der Intima verlagert sich dieses subendotheliale Farbband zunehmend auf die Intima, die Blaufärbung erreicht die inneren Medialamellen nicht mehr, und auch die medianahen Intimaschichten werden nicht mehr tingiert (Abb. 56).

In arteriosklerotischen Gefäßen weist die Media in der Regel keine Blaufärbung auf. Die β-Carbolinblaufärbung bleibt auf die Intima begrenzt und endet in der Regel in der Nachbarschaft der elastisch-muskulären Grenzschicht an der Intima-Media-Grenze. In fibrösen Plaques der Intima fanden sich teilweise stärkere, teilweise schwächere Färbungen, Verkalkungszonen blieben regelmäßig ausgespart. Die kollagenen und elastischen Intimafasern zeigten keine β-Carbolinblaufärbung, allerdings schien die Pigmentablagerung in der unmittelbaren Nachbarschaft der Fasern

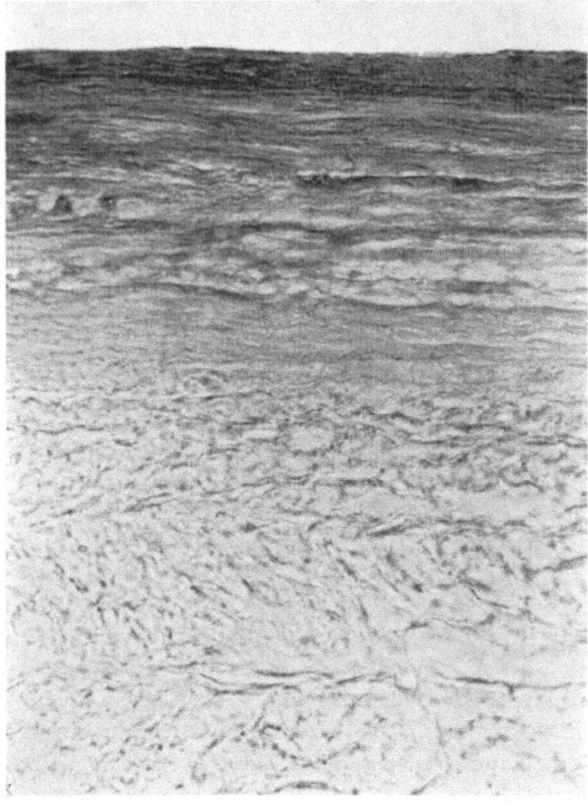

Abb. 56. Menschliche Aorta. Obduktionsmaterial. p-Dimethylaminobenzaldehyd-Kondensationsreaktion nach Extraktion in Cohn-I-Eluat. Intensive, bis zur inneren Grenzschicht reichende, im Original hellblaue Tingierung der Intima. Mikrophotogramm 1:210. Kryostatschnitt ohne Gegenfärbung. Mikrophotogramm 1:180

mitunter intensiviert. Kräftige Blaufärbung zeigten dagegen sog. Ödemseen der Intima.

b) Cohn-IV-4-Fraktionierung. Inkubationen von Aortengewebe in 40% Alkohollösungen führten zu einer sehr viel intensiveren β-Carbolinblaufärbung in den Aortensegmenten. In nicht arteriosklerotischen Aorten sind wiederum vornehmlich die Intima und das innere Drittel der Media angefärbt, die Intima hebt sich nun aber aufgrund einer tieferen Blaufärbung kontrastreich von der schwächer tingierten Mediamuskulatur ab. In der Intima selbst sind regelmäßig die Interstitien wesentlich intensiver angefärbt als die Langhans-Zellen. Kollagene und elastische Fasern zeigen neuerlich keine Anfärbung, und auch die elastischen Medialamellen sind farbstofffrei. In der Umgebung kleinerer lipoidotischer Herde erscheint die β-Carbolinblaubildung auch nach Inkubation in 40% Alkohol verstärkt (Abb. 57), während das Fett selbst, soweit es nicht durch die Alkohollösungen eluiert worden war, ungefärbt blieb.

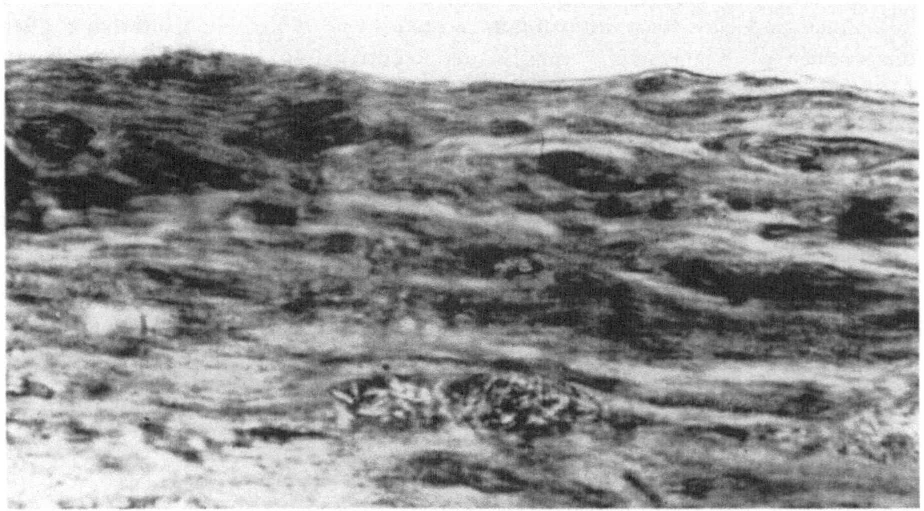

Abb. 57. Menschliche Aorta. Obduktionsmaterial. Lipoidose. p-Dimethylaminobenzaldehyd-Kondensationsreaktion nach Extraktion in Cohn-IV-4-Eluat (40% Alkohol, pH 5,8). Intensiver Tryptophan-Nachweis in den Langhans-Zellen, kaum weniger intensive Anfärbung der Interstitien. Fehlende Anfärbung der kollagenen und elastischen Fasern. Kryostatschnitt ohne Gegenfärbung. Aufnahme im halbpolarisierten Licht zur Darstellung der Lipoidablagerungen. Mikrophotogramm 1:380

Die topographische Ausdehnung dieser β-Carbolinblaufärbung entspricht genau der nach Inkubation der Aortensegmente in 10% Alkohollösungen, die Intensivierung der Farbreaktionen tritt gegenüber den mit 10% Alkohol behandelten Segmenten stets an der gleichen Stelle auf, die bereits eine Blaufärbung bei der Extraktionslösung I nach Cohn hatte erkennen lassen. Die Verbreiterung der Aortenintima mit zunehmender Physiosklerose führt auch bei der Cohn-IV-Fraktionierung zu einer Verlagerung des subendothelialen Farbbandes in die innere und mittlere Intima, während die äußere Intima und das angrenzende innere Mediadrittel in solchen Gefäßen nicht mehr tingiert werden.

Regelmäßig ungefärbt blieben die äußere Intima mit der elastisch-muskulären Grenzschicht aber in arteriosklerotischen Aorten. Stärkste β-Carbolinblaufärbung zeigten hier erneut Ödemseen und Straßen sowie frische Verquellungsbezirke. Aber auch Atherome waren regelmäßig tief dunkelblau tingiert, wobei sich die gefärbten Gewebspartien netzartig zwischen den Cholesterineinlagerungen ausbreiteten. Hier fanden wir Bilder, die bis ins Detail der Verteilung von Fibrin- bzw. Plasma-positiven Zonen in den zwischen Cholesterinnadeln liegenden Gewebsbezirken bei Färbung mit den Lendrumschen Methoden oder Phosphorwolframsäure-Hämatoxylin und Masson-Goldner entsprachen (Abb. 58). Wiederum blieb Fett ungefärbt, auch Verkalkungs-zonen waren frei von Farbstoff, während fibröse Plaques wechselnde β-Carbolinblau-färbung zeigten.

In der Adventitia war die Blaufärbung in arteriosklerotischen wie in arterio-sklerosefreien Aortensegmenten in der Regel gering. Eine zarte Blaufärbung zeigten hier zumeist nur die Lymphbahnen und die Blutgefäße. Die kollagenen und elastischen

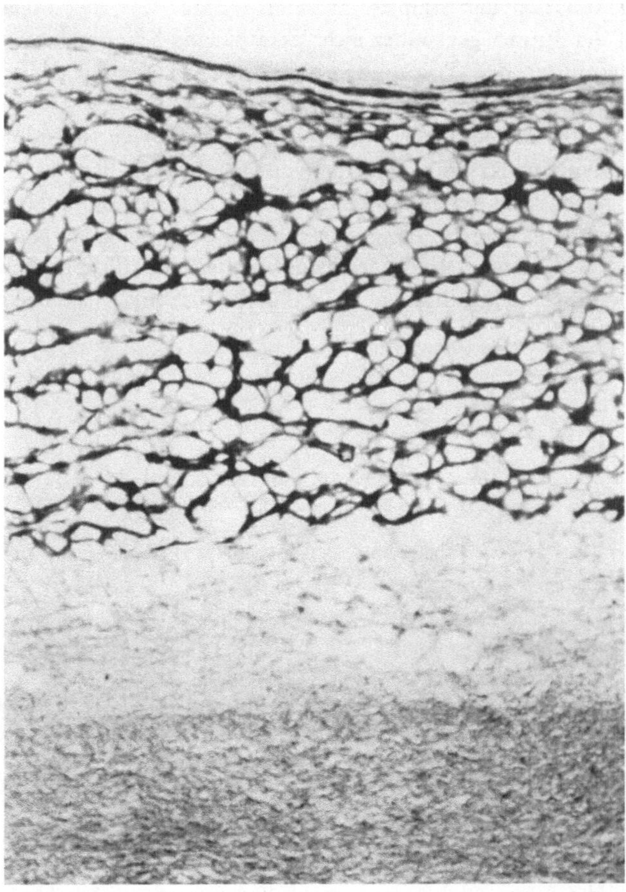

Abb. 58. Hochgradige plasmatische Durchtränkung eines Atheroms der Intima. 40% Alkohol-Extraktion bei pH 4,8. p-Dimethylaminobenzaldehyd-Kondensation nach ADAMS. Kryostat-schnitt. Mikrophotogramm 1:120

Fasern der Adventitia blieben genauso wie im äußeren Drittel der Media stets ungefärbt.

c) Cohn-V-Fraktionierung. Eine nennenswerte Differenz zwischen den Inkubationsversuchen in 40% Alkohol bei pH 5,8 und 4,6 war nicht erkennbar. Nur im Bereiche von Atheromen erschien die interstitielle β-Carbolinblaufärbung nach Cohn-V-Fraktionierung mitunter noch intensiver als in den Inkubationsansätzen mit 40% Alkohol bei pH 5,8. Im übrigen waren die Färbungsergebnisse identisch, auf eine erneute Beschreibung kann verzichtet werden.

d) Extraktionsversuche an Kryostatschnitten. Kryostatschnitte der Aorta zeigen, solange sie nicht vor der Behandlung mit p-Dimethylaminobenzaldehyd mit Wasser in Berührung kommen, nach Durchführung des Tryptophan-Nachweises den gleichen intramuralen Verteilungstyp der β-Carbolinblau-Färbung. Erneut findet sich in der Intima ein intensiv gefärbtes subendotheliales Interstitium, das sich in Abhängigkeit von der Dicke der Intima bis zur elastisch-muskulären Grenzschicht oder bis in die Media erstreckt. Auch die Langhans-Zellen der Intima und die Muskelzellen der Media sind erneut intensiv blau gefärbt.

Nach Vorinkubation der Schnitte im Cohn-I-Eluat war die Intensität der Farbstoffbildung in der Intima gegenüber nicht extrahierten Schnitten wesentlich geringer. Das Verteilungsmuster der Tryptophan-positiven Ablagerungen entsprach dagegen erneut bis ins Detail dem nicht extrahierter Schnitte.

Unabhängig von diesen mehr oder weniger intensiven subendothelialen Farbbändern fanden sich in Kryostatschnitten von arteriosklerotisch veränderten Aorten mitunter aber neben den Langhans-Zellen in der elastisch-muskulären Grenzschicht intensiv blau gefärbte, schmale, langgestreckte, in unmittelbarer Nachbarschaft von elastischen und kollagenen Bindegewebsfasern liegende Tryptophan-positive Ablagerungen, die durch Extraktionen im Cohn-I-Eluat nicht zu beeinflussen waren (Abb. 59).

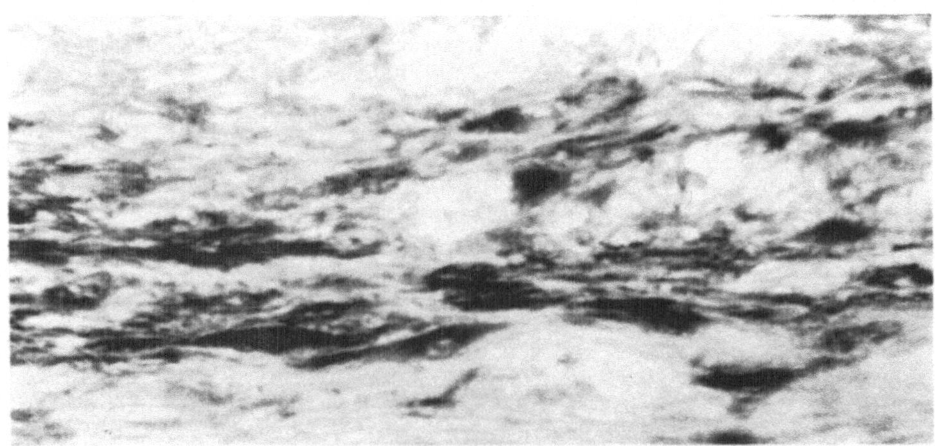

Abb. 59. Menschliche Aorta. Obduktionsmaterial. Tryptophan-positive Ablagerungen im Bereich der elastisch-muskulären Grenzschicht, die durch 1 M NaCl nicht zu extrahieren sind. Kryostatschnitt. p-Dimethylaminobenzaldehyd-Kondensation, Kontrollversuch nach NaCl-Extraktion. Mikrophotogramm 1:480

B. Kontrolluntersuchungen

Vor der histochemischen Reaktion ausgiebig gewaschene Kryostatschnitte nicht arteriosklerotisch veränderter menschlicher Aorten zeigten nach Behandlung mit p-Dimethylaminobenzaldehyd in 37⁰/o HCl und Nitritoxydation ohne voraufgegangene Extraktion mit Alkohollösungen bei pH 7,2 oder 5,8 nur eine sehr spärliche β-Carbolinblaufärbung der Intima und Media. Diese betraf ausschließlich die Langhans-Zellen der Intima und die Muskelfasern der

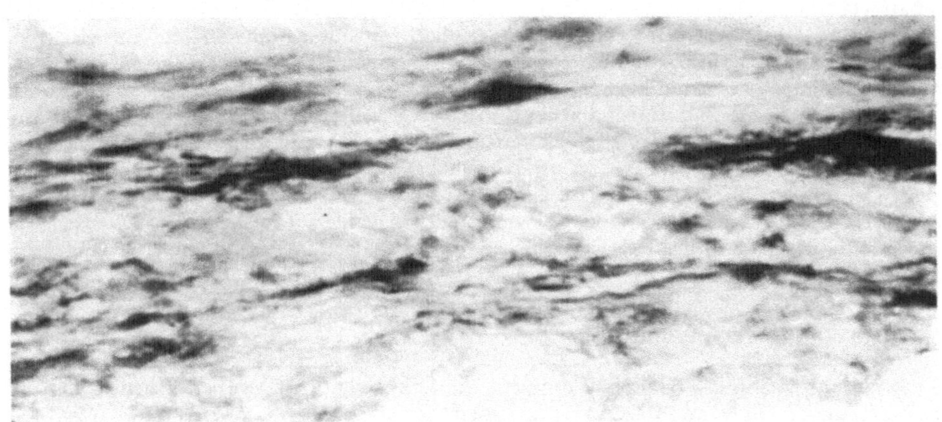

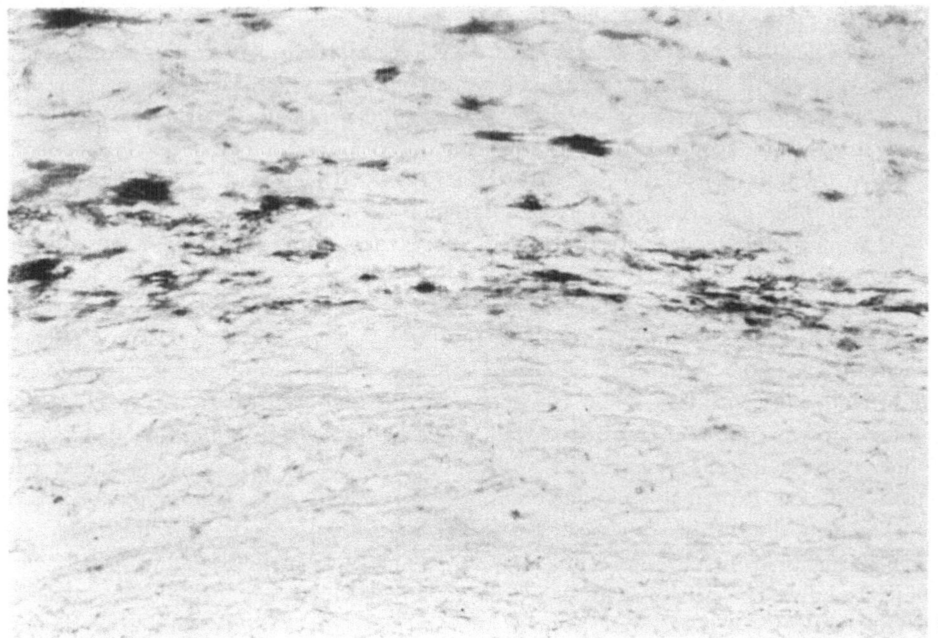

Abb. 60 a u. b. Menschliche Aorta. Obduktionsmaterial. Mit 1 M NaCl nicht extrahierbare Tryptophan-positive plasmatische Ablagerungen im Bereich der elastisch-muskulären Grenzschicht. Die Muskelfasern der Media sind nach Extraktion in 1 M NaCl Tryptophan-negativ. p-Dimethylaminobenzaldehyd-Methode nach ADAMS. Kryostatschnitte. Mikrophotogramme 1:480, 1:150

Media. Die homogenen subendothelialen blauen Farbbänder wurden dagegen nicht sichtbar. Die geringe Farbstoffbindung in den Langhans-Zellen der Intima und in den medialen Muskelfasern konnte durch Vorinkubation der Schnitte in 1 M NaCl unterdrückt werden.

Dagegen traten in arteriosklerotischen Aorten ohne sichere Zuordnung zum Schweregrad der Arteriosklerose überwiegend in der Intima, vereinzelt aber auch im inneren Mediadrittel langgetreckte schmale Tryptophan-positive Ablagerungen auf, die sich mit 1 M NaCl nicht mehr extrahieren ließen und den bereits bei ungewaschenen Kryostatschnitten beobachteten Ablagerungen entsprachen (Abb. 60). Ihre Topographie war zuweilen identisch mit der der Langhans-Zellen und medialen Muskelfasern. Sie lagen regelmäßig in unmittelbarer Nachbarschaft elastischer oder kollagener Fasern, füllten mitunter schmale Bindegewebsspalten der Intima aus und zeigten nicht selten eine besondere Anhäufung im Bereiche der elastisch-muskulären Grenzschicht der Intima. Diese in NaCl nicht extrahierbaren Ablagerungen fanden sich in der Intima wesentlich häufiger als im inneren Mediadrittel. Sie hoben sich aufgrund der Intensität der β-Carbolinblaureaktion deutlich von Muskelfasern und Langhans-Zellen ab. In einigen wenigen Fällen ließen sich ähnliche spindelige Ablagerungen zwischen kollagenen Faserplatten in der Deckplatte von Atheromen beobachten. Die Atherome selbst dagegen waren stets frei von derartigen β-Carbolinblau-Ablagerungen.

Wurden die Schnitte vor der p-Dimethylaminobenzaldehyd-Reaktion 3—6 Std in 5 M Harnstoff extrahiert, so ließ sich ein Teil dieser Ablagerungen in Parallelschnitten nicht mehr nachweisen. Nicht alle Ablagerungen waren jedoch durch Harnstoff eluierbar.

4. Besprechung der Befunde

Besonderer Erwähnung bedürfen zunächst die feingeweblich-histochemischen Kontrollbefunde an gewässerten Aorten nach p-Dimethylaminobenzaldehyd-Kondensation mit Tryptophan. Dabei zeigte sich, daß die arteriosklerotische Aortenintima — in weit stärkerem Grade als die Media — langgestreckte, spindelige, Tryptophan-positive Ablagerungen enthält, die bevorzugt im Bereich der elastisch-muskulären Grenzschicht liegen und durch ausgiebige Wässerung nicht extrahiert werden können. Ein Teil dieser Ablagerungen ist dagegen durch 5 M Harnstoff lösbar. Aber auch nach Harnstoffpassage und anschließender Inkubation der Schnitte in p-Dimethylaminobenzaldehyd treten in einem Teil der Schnitte im Bereiche der elastisch-muskulären Grenzschicht zuweilen β-Carbolinblau-Kondensationen auf.

Aus den einleitenden Ausführungen zur Struktur und chemischen Zusammensetzung des Fibrinoids wird verständlich, daß es sich bei den nicht in NaCl löslichen, intramural abgebundenen Ablagerungen um Aggregations- und Polymerisationsprodukte des Plasma handelt. Aus dem positiven Ausfall der Tryptophan-Reaktion wird allerdings der Anteil des Fibrinogen an dieser Aggregation und Polymerisation nicht eindeutig ersichtlich. Die plasmatischen Proteine sind offenbar teils in Harnstoff lösliche Polymerisationen mit dem intramuralen Kollagen, teils kolloidchemische, nicht ohne weiteres lösliche Reaktionen mit der Grundsubstanz eingegangen. Unter den nicht löslichen Proteinablagerungen könnten prinzipiell auch echte *Fibrinpolymere* vorkommen, die durch die Vasculokinase zur Gerinnung gebracht und durch den gewebseigenen Fibrin-stabilisierenden Faktor in eine nicht mehr mit Harnstoff eluierbare, stabilisierte Form überführt wurden. Ihr Anteil an den intramural nachweisbaren Fibrin-Derivaten muß in immunfluorescenzoptischen Untersuchungen weiter abgeklärt werden.

Als Ergebnis der Kontrolluntersuchungen kann damit zunächst nur festgehalten werden, daß die physiosklerotisch und arteriosklerotisch veränderte Aorta Plasmaproteine enthält, die nicht durch wäßrige Extraktion ausgewaschen werden, sondern in polymerisierter und aggregierter Form vorliegen. Diese lassen sich durch 5 M Harnstoff extrahieren. Daneben treten intramural indessen auch nicht mehr extrahierbare Plasmaproteine auf. Beide, extrahierbare und nicht extrahierbare Plasmaprotein-Vorkommen — haben mit den erst durch Alkoholfällung nachweisbar werdenden intramuralen Plasmaproteinen zunächst nichts zu tun.

Inkubationen menschlicher Aortenpräparate in wechselnd konzentrierten Alkohollösungen unterschiedlicher Ionenstärke und Wasserstoffionen-Konzentration führen bei nachfolgender Behandlung mit p-Dimethylaminobenzaldehyd nach ADAMS zu reproduzierbaren, in der Intensität unterschiedlichen, aber für die jeweilige Alkoholvorbehandlung charakteristischen Ergebnissen. Die stärkste Blaufärbung als Ausdruck der intramuralen Tryptophan-Anreicherung zeigen regelmäßig Präparate, die für 24 Std in 40% Alkohollösung bei einem pH von 4,6 und einer Ionenstärke von 0,11 inkubiert worden waren. Kaum schwächer ist die β-Carbolinblau-Färbung in Präparaten, die in 40% Alkohollösung bei einem pH von 5,8 und einer Ionenstärke von 0,09 extrahiert worden waren. Dagegen bleibt der Tryptophan-Nachweis in Präparaten, die für 24 Std in 10% Alkohollösungen bei pH 7,2 und einer Ionenstärke von 0,14 gelegen hatten, vergleichsweise gering. Die zur Elution verwendeten Alkohollösungen entsprachen in Konzentration, pH-Wert und Ionenstärke den Fraktionen I, IV-4 und V des Alkohol-Fraktionierungsverfahrens (Methode 6) nach COHN et al. (1946). Das Cohnsche Fraktionierungsverfahren führt in den einzelnen plasmatischen Teilfraktionen zu konstant reproduzierbaren Proteinfällungen. Der Schluß liegt nahe, daß die im Aortengewebe nach Durchführung der p-Dimethylaminobenzaldehyd-Methode nach Adams positiv reagierenden Tryptophan-haltigen Proteine zuvor durch die Cohnschen Alkohollösungen gefällt wurden, zumal vor der Alkoholfällung *gewaschene* Schnitte diese Tryptophan-haltigen Substanzen bei nachfolgender histochemischer p-Dimethylaminobenzaldehyd-Reaktion nicht mehr erkennen lassen. Der hohe Tryptophan-Gehalt, der in der Intensität der p-Dimethylaminobenzaldehyd-Reaktion zum Ausdruck kommt, weist diese Proteine als Plasmaproteine aus.

Damit ist zunächst der *histochemische* Beweis erbracht, daß Plasmaproteine die arteriosklerosefreie wie die arteriosklerotisch veränderte Aorta in löslicher Form durchsickern.

Die in der Intima der Aorten nach „en bloc"- oder nach Kryostatschnittbehandlung mit der p-Dimethylaminobenzaldehyd-Methode sichtbar werdenden Plasmaproteine stammen, wie vergleichende Untersuchungen mit den vor der Inkubation nicht gewaschenen Schnitten erkennen lassen, aus dem Hauptblutstrom der Aorta und haben die Intima nicht über die Vasa vasorum erreicht. Nur so wird die mit fortschreitender Arteriosklerose immer charakteristischer werdende Begrenzung dieser Plasmaproteine auf subendotheliale Intimazonen verständlich. Daß sowohl Kryostatschnitte als auch „en bloc" mit p-Dimethylaminobenzaldehyd inkubierten Schnitte diese gleichbleibend scharfe Begrenzung auf subendotheliale Intimazonen aufweisen, zeigt, daß der positive Ausfall der Tryptophan-Reaktion in den subendothelialen Intimabezirken nicht auf einer mangelhaften Diffusion des präcipitierenden Alkohols oder des p-Dimethylaminobenzaldehyds während der Inkubation und des histochemischen Nachweisverfahrens beruht, wenn sich auch kleinere intramurale, insbesondere intracytoplasmatische Diffusionsartefakte bei der Kryostatschnitt-Methode und bei dem „en bloc"-Verfahren sicher nicht ganz vermeiden lassen. Potentialdifferenzen zwischen Intima und Adventitia sind für das konstant reproduzierbare Verteilungsmuster intramuraler inkorporierter Plasmaproteine, wie die Kryostatschnittkontrollen zeigen, sicher nicht relevant. Bei der „en bloc"-Behandlung menschlicher Aorten mit der p-Dimethylaminobenzaldehyd-Methode nach ADAMS lassen sich in der Intima der Aorten bis zu 15 cm lange, achsenparallel ausgerichtete plasmatische „Straßen" mit intensiver positiver Tryptophan-Reaktion darstellen. Im Bereiche von Gefäßabgängen scheinen solche Plasmastraßen z. T. in den Ursprungstrichtern zu münden, in der unmittelbaren Umgebung dieser Ursprungstrichter ist die Tryptophan-Reaktion akzentuiert. Die nicht unmittelbar auf die Astabgänge zustrebenden intramuralen „Saftstraßen" dagegen ziehen gleichsam an den Gefäßabgängen vorüber und breiten sich in der abdominalen Aorta „diffus" über die gesamte Intima aus, ohne daß hier noch umschriebene, mehr oder weniger scharf konturierte Plasmastraßen erkennbar werden. Ihr Prädilektionsort ist vielmehr die Hinterwand der Brustaorta und hier insbesondere die Intima in der Umgebung und zwischen den Intercostalarterien.

Die Topochemie dieser plasmatischen Saftstraßen im Bereiche der Brustaorta korrespondiert auffällig zur Verteilung stearinkerzenartig angeordneter Lipoidflecke der Intima in den Frühstadien menschlicher Arteriosklerose. Auch diese beginnen im allgemeinen an der Hinterwand der Brustaorta in der unmittelbaren Nachbarschaft der Intercostalarterien. Bei fortbestehender lipoidiger Infiltration der Aortenwand wandern diese Fettstoffe dann im subendothelialen Bingewebe in Form längsgerichteter Streifen bis in die obere Bauchaorta und „demonstrieren besonders eindringlich die Wirkung der longitudinalen Druckgradienten im Intimaraum" (LINZBACH, 1959). Solche Beobachtungen finden eine schöne Bestätigung in Untersuchungen von DUNCAN (1963), der nachweisen konnte, daß kurz nach der Applikation von markierten Lipoproteinen und Albumin die intensivste intramurale Inkorporation radioaktiver Proteine bzw. Lipoproteine in der oberen Brustaorta statthat, während in der Bauchaorta nur noch eine geringgradige Inkorporation in die Aortenintima sichtbar wird.

Es fällt nicht schwer, in den dargestellten Tryptophan-positiven intramuralen Saftstraßen die *histochemische Repräsentanz* des von LINZBACH (1959) aufgrund strömungstheoretischer Überlegungen geforderten und von DOERR (1963, 1964) gleichsam in den Negativbildern seiner pathomechanischen Leistung erfaßten plasmatischen Längsstromes zu erkennen. Dieser plasmatische Längsstrom wird in den histochemischen Untersuchungen besonders dann deutlich, wenn der Tryptophan-Reaktion eine Fällung der intramuralen Plasmaproteine mit den Cohn-IV-4- und Cohn-V-Alkoholkonzentrationen vorausgeht. Unter solchen Bedingungen werden — geht man von den im Blutplasma gültigen Präcipitationsverhältnissen aus — mit wenigen Ausnahmen nahezu alle γ-Globuline, aber auch die Mehrzahl der α- und β-Globuline sowie das Tryptophan-haltige Fibrinogen gefällt und histochemisch aufgrund dieser positiven Kondensationsreaktion mit p-Dimethylaminobenzaldehyd erfaßbar.

Warum die plasmatische Imbibition der Intima sowohl in „en bloc" mit p-Dimethylaminobenzaldehyd behandelten Aortensegmenten als auch in den Kryostatschnitten, die erst nachträglich der Kondensationsreaktion ausgesetzt worden waren, nur derart oberflächliche Intimaabschnitte erfaßt, erscheint nur unter den Gesichtspunkten einer „kritischen Gewebsschichtdicke" (WARBURG, 1923) verständlich. Nach den vorliegenden Befunden müssen wir annehmen, daß die mit zunehmender Physiosklerose und Arteriosklerose wachsende Dicke der Intima zu einer Verlagerung der plasmatischen Proteine von der Intima-Media-Grenze in die oberflächliche Intima führt, vorausgesetzt, daß Filtrations- und Kompressionsdruck in der Aortenwand konstant bleiben. Das aber würde bedeuten, daß auch der plasmatische Längsstrom intramural von den Verschiebeschichten an der Intima-Media-Grenze mit fortschreitender Arteriosklerose in lumennahe Intimabezirke verlagert wird und nicht mehr die gesamte Intimabreite erfassen kann.

Die nur schwach positive Darstellung des plasmatischen Längsstromes nach Extraktion in 10⁰/o Alkohol bei pH 7,2 und einer Ionenstärke von 0,14 läßt daran denken, daß bei der Cohn-I-Fällung *Fibrinogen in dem intramuralen plasmatischen Saftstrom* vorkommt und für den positiven Reaktionsausfall verantwortlich zeichnet. Zu ähnlichen Ergebnissen kommen MacMillan et al. (1965). Fraktion I enthält bei der Plasmafällung indessen eine Reihe anderer Tryptophan-haltiger Proteine, die für den positiven Reaktionsausfall gleichermaßen in Betracht kommen. In der Fraktion I gelangen vor allem Gerinnungsfaktoren zur Präcipitation, deren Anteil am Gesamteiweiß im Plasma Gesunder mit etwa 0,3⁰/o gegenüber dem des Fibrinogen von 2,5 bis 3⁰/o zwar gering ist, deren Proteine z. T. indessen gleichfalls Tryptophan-reich sind (Prothrombin 3⁰/o). Wenn derartige gerinnungsaktive Proteine in der Fraktion I zum Teil auch nur in Spuren vorkommen, so könnten sie additiv das Gesamtergebnis dieser Fällungsreaktion nach Behandlung mit p-Dimethylaminobenzaldehyd doch nicht unwesentlich beeinflussen, zumal die Tryptophan-Reaktion im Vergleich zu den 40⁰/o Alkoholfällungen bei pH 5,8 und 4,6 insgesamt nur sehr schwach ausfällt. Ein zweifelsfreier Beweis, daß Fibrinogen für die positive Tryptophan-Reaktion verantwortlich ist und damit an der plasmatischen Perfusion teilhat, ist mithin nicht gegeben. Eine Klärung werden hier immunhistochemisch-fluorescenzoptische Untersuchungen bringen müssen.

Der Tryptophan-Gehalt des Albumin ist im Vergleich zu den übrigen Plasmaproteinen gering; die diskreten Differenzen zwischen der p-Dimethylaminobenzaldehyd-Methode nach Präcipitation in 40⁰/o Alkohol bei pH 5,8 und 4,6 sind mithin nicht verwunderlich. Daß andererseits auch plasmatische Albumine in der Intima inkorporiert werden und damit an der plasmatischen Perfusion teilhaben dürften, wissen wir aus Untersuchungen von Duncan (1963) mit radioaktiv markiertem Albumin.

Mehr als eine grob orientierende Information erlauben die vorliegenden Fällungsversuche mithin nicht. Die Empfindlichkeit der p-Dimethylaminobenzaldehyd-Methode ist wie die aller anderen histochemischen Tryptophan-Nachweismethoden nicht sonderlich hoch. Sie reicht wohl aus, um sämtliche in den Fraktionen I—IV-4 zur Fällung gelangenden Plasmaproteine aufgrund ihres Tryptophan-Gehaltes in toto zu erfassen. Dagegen kommen kleinere quantitative Differenzen zwischen intramuralen Proteinablagerungen und ihren qualitativen Veränderungen im Rahmen des arteriosklerotischen Gefäßwandumbaues nur selten zur Darstellung. Eine differenziertere histochemische Analyse der intramural inkorporierten plasmatischen Faktoren ist nicht erreichbar.

Die histochemischen Befunde werden darüber hinaus in ihrer Aussagekraft durch den positiven Ausfall der p-Dimethylaminobenzaldehyd-Methode an den Langhans-Zellen und den Muskelzellen der Media beeinträchtigt. Dadurch wird in nicht mit NaCl extrahierten Schnitten die gerade bei 10⁰/o Alkoholfällung schwache interstitielle Tryptophan-Reaktion von einer starken cellulären Tryptophan-Reaktion überlagert, die eine eindeutige Zuordnung des β-Carbolinblau-Pigmentes mitunter erschwert. Nach Extraktion mit 1 M NaCl (MacMillan et al., 1965) unterbleibt zwar diese celluläre Tryptophan-Reaktion, zugleich werden aber durch 1 M NaCl auch wesentliche Anteile der intramuralen Plasmaproteine extrahiert und dem Tryptophan-Nachweis entzogen.

Aber auch die Cohnschen Fällungsreaktionen setzen einer derartigen histochemischen Analyse enge Grenzen. Das Löslichkeitsverhalten plasmatischer Proteine zeigt vielfältige Wechselbeziehungen, die nicht ohne weiteres auf das Verhalten gewebseigener Proteine und die Relationen zwischen gewebseigenen und plasmatischen Proteinen übertragen werden können. Auch in der Konzentration der im Gewebe auftretenden Plasmaproteine bestehen, wie z. B. die Analyse aus dem Plasma stammender geweblicher Gerinnungsfaktoren erkennen läßt, erhebliche Divergenzen. So dürfte die Fraktion I nach COHN zu einem von der plasmatischen Fraktion I erheblich abweichenden Präcipitat führen, da gerinnungsanalytische Untersuchungen von Gewebsextrakten zeigten, daß der Gehalt an Prothrombin, Faktor V, VII und Faktor VIII im Gewebe wesentlich niedriger liegt als im Plasma (WITTE u. BRESSEL, 1958). Da schließlich bei der Präcipitation von Plasmaproteinen mit höheren Alkoholkonzentrationen die niedrigeren Fraktionen stets mitgefällt werden, ist insgesamt nur eine vergleichende Aussage über den vermehrten Anfall von Tryptophan-haltigen Proteinen möglich, ohne daß diese Aussage durch eine Analyse der im Gewebe präcipitierten Teilfaktoren präzisiert werden kann. Unbeeinflußt von derartigen methodischen Bedenken bleibt allerdings die Aussage, daß die Aortenintima von löslichen plasmatischen Proteinen infiltriert und perfundiert wird und daß derartige plasmatische Proteine während der Perfusion mit dem Kollagen und den Mucopolysacchariden der Gefäßwand kolloidchemische Reaktionen eingehen können.

III. Immunfluorescenzoptische Untersuchungen zur plasmatischen Perfusion

1. Vorbemerkungen

Die Problematik der Fällungsversuche liegt — abgesehen von der negativen Beweisführung — in der Frage, ob das Löslichkeitsverhalten extravasaler plasmatischer Proteine überhaupt mit dem Löslichkeitsverhalten intravasaler Plasmaproteine identisch ist, dies um so mehr, als die Fraktionierung nach COHN (Methode 6) eine sehr genaue Einhaltung von Wasserstoffionen-Konzentration, Ionenstärke und Temperatur erfordert, der die gewebseigene Puffer-Kapazität und das Diffusionsverhalten der Alkoholverdünnungen entgegenstehen. Zum anderen dürften intramurale Tryptophan-haltige Glykoproteide einen gewissen Einfluß auf den Ausfall der Extraktionsversuche haben. Das Neuraminsäure-haltige α_1-Serummucoid zeigt allerdings nicht die für Proteine charakteristischen Fällungsreaktionen. Sein Tryptophan-Anteil beträgt, bezogen auf das Gesamtproteid, 1,25%.

Angesichts derartiger methodischer Unwägbarkeiten haben wir versucht, mit immunfluorescenzoptischen Methoden die Frage nach der plasmatischen Perfusion der Gefäßwand zu überprüfen. Insbesondere galten diese Untersuchungen wiederum dem Anteil des Fibrinogen an dieser plasmatischen Perfusion und seinem Schicksal.

Die Inkorporation von Fibrin in der Aortenwand ist — vornehmlich unter dem Eindruck der Duguidschen These — wiederholt fluorescenzoptisch untersucht worden. Bereits 1960 berichteten CRAWFORD u. WOOLF aufgrund immunhistochemischer Untersuchungen über den Nachweis von Fibrin in der Wandung hyalinisierter Milzarterien und über Fibrinablagerungen in der Umgebung atheromatöser Plaques und umschriebener Lipoideinlagerungen der Intima. In der Umgebung von Fettablagerungen fanden sich mit großer Regelmäßigkeit spezifisch-fluorescierende, im Schnitt mit Antikörpern markierbare Fibrin-Präcipitate. HAUST, WYLLIE u. MORE (1964) konnten gleichsinnige Veränderungen an fibrösen Intimabezirken beobachten. Hier fanden sich Fibrin-Präcipitate bevorzugt schalenförmig in der Umgebung der intimalen Bindegewebsfasern.

Immunhistochemische Untersuchungen wurden auch zum Nachweis intramuraler Lipoproteine durchgeführt (WATTS, 1959, 1963; WOOLF u. PILKINGTON, 1965). Aufgrund eines positiven Ausfalls der immunhistochemischen Reaktion zwischen intramuralen Lipoproteinen und Antihuman-Lipoproteinseren vom Kaninchen diskutieren insbesondere WOOLF u. PILKINGTON die Bedeutung von Filtrationsmechanismen bei der Ablagerung von Lipoproteinen des Plasmas in der Aortenwand.

Im Gegensatz zu den Untersuchungen von CRAWFORD u. WOOLF zur Existenz und Lokalisation von *Fibrin* mußten wir bei den eigenen Versuchen zur Lokalisation und Existenz intramuralen *Fibrinogens* von gefriergetrocknetem Gewebe ausgehen, um das Fibrinogen nicht vorzeitig, d. h. vor der Inkubation der Schnitte mit den Antiseren, aus den Schnitten herauszulösen.

Die Gefriertrocknungstechnik ist in der Immunhistochemie nicht ohne Gefahren, da insbesondere die Nachbehandlung gefriergetrockneten Gewebes eine Reihe von Artefaktmöglichkeiten bietet. Von LOVERN (1955) an gefriergetrockneten Lipoproteinen beobachtete Denaturierungseffekte sind an Plasmaproteinen weniger zu befürchten, lyofilisiertes Material behält seine Antigeneigenschaften nahezu unbegrenzt. Für gefriergetrocknetes Material sind dagegen vor allem Antigenverluste während der Fixation zu beachten (v. MAYERSBACH, 1959). Auch während der Inkubation der Schnitte und der nachfolgenden Waschung können derartige Antigenverluste noch auftreten. Wir glaubten aber, auf die trotz allem gegenüber anderen Methoden (Kryostattechnik, Gefrieraustauschverfahren, Kaltfixations-Paraffineinbettungstechnik St. MARIE, 1962) bestehenden Vorteile einer optimalen topischen Zuordnung (vgl. v. MAYERSBACH, 1966) nicht verzichten zu dürfen, zumal es sich bei den in den eigenen Versuchen zur Debatte stehenden plasmatischen Proteinen um sehr leicht lösliche Substanzen handelt. Um Artefaktmöglichkeiten zu entgehen, wurden dafür mehrere Fixantien verwendet und kombiniert.

2. Material und Methode

Ausgewachsene Kaninchen erhielten über 8 Wochen wöchentlich 80 mg einer menschlichen Cohn-I-Fraktion (2mal intravenös in eine Ohrvene, 6mal intramuskulär) injiziert. Durch Behandlung des nach ausgiebigen Aderlässen der Tiere gewonnenen Kaninchenserums mit normalem menschlichem Serum konnten Antikörper gegen Humanalbumin, Human-β-Globulin sowie Human-γ-Globulin abgetrennt werden. Die durch Ammoniumsulfat-Fällung (34%, pH 6,0) des Kaninchenserums gewonnene γ-Globulin-Fraktion wurde ausgiebig gegen 0,9% NaCl dialysiert und anschließend entsprechend den methodischen Angaben von v. MAYERSBACH (1966) im Verhältnis 1 mg Farbstoff zu 1 ml Protein mit Fluorescein-Isothiocyanat (pH 9, 2° C) gekoppelt. Durch nachfolgende Filtration der markierten γ-Globuline über Sephadex G 25 wurden nicht an Proteine gebundene Farbstoffanteile abgetrennt. Entsprechend dem methodischen Vorgehen von MCDEVITT, PETERS, POLLARD, HARTER u. COONS (1963) wurden die Antiseren an DEAE-Cellulose-Säulen fraktioniert. Diese Fraktionierung dient der Abtrennung von Proteinen mit ungünstigem Verhältnis zwischen Protein- und Farbstoffanteil im Konjugat (F/P Ratio), die für unspezifische Reaktionen („Färbungen" nach v. MAYERSBACH, 1966) verantwortlich sein können. Nachdem die Seren auf DEAE-Cellulose-Säulen aufgebracht worden waren, wurden die Cellulose-Säulen zunächst mit 0,05 M Phosphatpuffer bei pH 8 durchspült (Fraktion 0). Für die Versuche wurde die sich daran anschließende Fraktion I nach Behandlung mit 0,05 M Phosphatpuffer bei pH 6,4 verwendet.

In dieser Fraktion I lag ein Anti-Humanfibrinogen-Serum vor, das bei der Agar-Gel-Diffusion nach OUCHTERLONY eine Präcipitationslinie mit Humanplasma, nicht dagegen mit Humanserum ausbildete (Abb. 61).

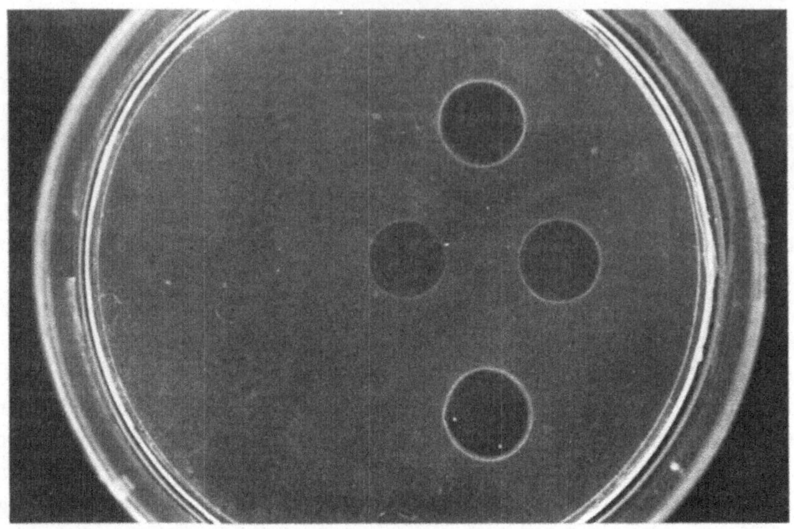

Abb. 61 a

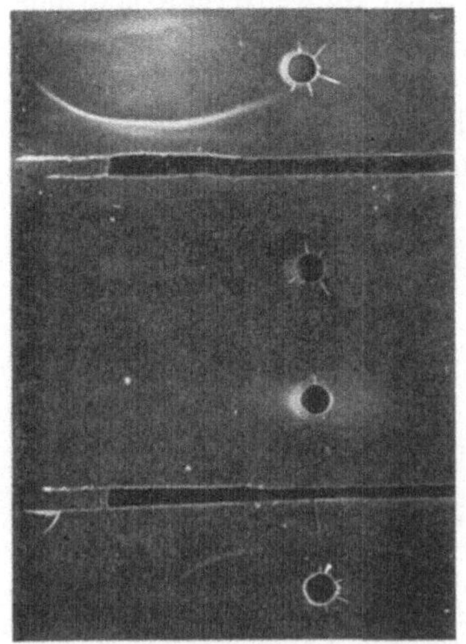

Abb. 61 b

Abb. 61 a u. b. a Agar-Gel-Diffusion nach OUCHTERLONY. Isolierte Präcipitationslinien zwischen Anti-Human-Fibrinogen-Serum vom Kaninchen und Humanplasma, nicht dagegen zwischen Anti-Human-Fibrinogen-Serum und (Fibrinogen-freiem) Human-Serum. b Immunelektrophorese, Mikro-Methode nach SCHEIDEGGER. — Unten: Immun-Präcipitation im α_2/β_1-Bereich bei Wanderung vom Anti-Human-Fibrinogen-Serum vom Kaninchen gegen Humanfibrinogen. Oben: Immun-Präcipitation im γ-Globulin-Bereich bei Wanderung von Anti-γ-Globulin-Serum von der Ziege gegen Anti-Human-Fibrinogen-Serum vom Kaninchen

In immunelektrophoretischen Untersuchungen mit der Makro-Methode auf 9×12 Agar-Agar-Platten unter Auftragung des Antifibrinogen-Serums vom Kaninchen gegen das auch in den gerinnungsanalytischen Untersuchungen (vgl. oben) verwendete Human-Fibrinogen (EGA-Chemie, Steinheim) ergab sich nur mit Fibrinogen eine typische Präcipitationslinie im α_2/β_1-Bereich, obwohl das Humanfibrinogen bei 90% Gerinnbarkeit naturgemäß bei Auftragung gegen ein Antiserum vom Pferd eine Reihe von Präcipitationslinien in allen Globulinfraktionen aufwies.

Auch bei der Verwendung der Mikro-Methode der Immunelektrophorese nach SCHEIDEGGER ergab sich nach Auftragung des Antihumanfibrinogen-Serums vom Kaninchen gegen das kommerziell erhältliche Humanfibrinogen nur eine isolierte Präcipitationslinie im β_1/α_2-Bereich.

Für die sog. Sandwich-Methode des *indirekten Antigennachweises* wurden Anti-Kaninchen-Globulin-Seren von der Ziege (Behring-Werke, Marburg) verwendet. Die kommerziell erhältlichen Präparate wurden gleichfalls nach Filtration über Sephadex G 25 durch „stepwise elution" an DEAE-Cellulose-Säulen mit 0,05 M Phosphatpuffer bei pH 6,4 fraktioniert, die Fraktion I für die Inkubationsversuche verwendet. Bei der Immunelektrophorese gegen Kaninchenserum ergab sich erneut eine isolierte Linie im γ-Globulin-Bereich als Ausdruck eines isolierten Antikörpers gegen γ-Globulin (IgG) vom Kaninchen. Als Zwischenphase wurde in der Schicht-Methode für die Präcipitation mit dem im Gewebe vorhandenen Antigen-Fibrinogen nicht mit Fluorescein-Isothiocyanat markiertes, nach den obigen Untersuchungen immunelektrophoretisch ausreichend reines Anti-Humanfibrinogen-γ-Globulin vom Kaninchen verwendet.

Topochemische Vergleichsuntersuchungen wurden mit einem Anti-Human-γ-Globulin-Serum vom Pferd (Anti-Human-7S-γ-Globulin, Immunology Inc. Glen Ellyn, Illinois) durchgeführt. Ohne Rücksicht auf die industrielle Reinigung wurde auch hier nach Fraktionierung über Sephadex G 25 die mit 0,05 M Phosphatpuffer bei pH 6,4 eluierbare Fraktion I für die Inkubationsversuche verwendet.

Arteriosklerosefreie wie arteriosklerotisch veränderte, maximal 0,05 cm große Aortenstücke des Obduktionsgutes wurden bei -196° C in flüssigem Stickstoff eingefroren und im Hochvakuum gefriergetrocknet. Nach Gefriertrocknung erfolgte die Einbettung in entgastem Paraffin niedrigen Schmelzpunktes im Vakuum, die Schnitte wurden auf normalen Schlittenmikrotomen angefertigt und unter Fingerdruck trocken auf Objektträger aufgeklebt. Die Paraffinschnitte wurden mit Xylol entparaffiniert. Fixierung erfolgte in 96%/o Äthylalkohol, Methanol oder Aceton. In einem Teil der Fälle wurden die Fixierungen nach den Empfehlungen von Coons auch kombiniert.

Nach der Fixierung setzten wir die Schnitte entsprechend den von v. Mayersbach empfohlenen Vorgehen einer Vorquellung aus. Eine derartige Vorquellung in der feuchten Kammer bei 4° C für 3 Std hat sich zugunsten einer guten Antigen-Erhaltung unter Wahrung der topochemischen Gegebenheiten bei Untersuchungen mit Humanseren als vorteilhaft erwiesen (v. Mayersbach, 1959). Unmittelbar nach dieser Vorquellung wurden die Schnitte 4fach für 20 min in 0,9%/o NaCl (pH 7,4, 1:10 gepuffert, McIlvaine-Puffer) gewaschen und anschließend sofort mit gepufferten Antiseren überschichtet.

Inkubationsdauer und Inkubationstemperatur wurden variiert. In der Regel arbeiteten wir mit einer Inkubationsdauer von 30 min bei 24° C. Aber auch Inkubationen bei 37° C und bei 4° C wurden zum Vergleich durchgeführt. Für die Mehrzahl der Inkubationsversuche lag die optimale Reaktionsausbeute indessen bei 24° C. 4° C erforderte nicht selten überlange Inkubationszeiten, 37° C induzierte andererseits mitunter eine unspezifische Sekundärfluorescenz. Nach erfolgter Immunreaktion wurden die Serumüberstände vorsichtig abpipettiert. Die Schnitte wurden neuerlich in 4fach gewechseltem 0,9%/o NaCl (pH 7,4, 1:10 gepuffert) gewaschen und in Glycerin (pH 7,4, 1:10 gepuffert) eingedeckt.

Bei der sog. Sandwich-Methode des indirekten Antigennachweises wurden die Schnittinkubationen ausschließlich bei 24° C durchgeführt. Vor und nach der ersten Inkubation der Schnitte mit nicht-Fluorescein-Isothiocyanat-markiertem Anti-Human-Fibrinogen-Serum vom Kaninchen wurden die Schnitte in stets erneuerter gepufferter NaCl-Lösung jeweils 4fach gewaschen, ehe das Anti-Kaninchen-γ-Globulin-Serum von der Ziege aufgetragen wurde. Die Nachbehandlung nach der Schnittinkubation entsprach bis ins Detail obigen Angaben.

Kontrolluntersuchungen

Eine Beurteilung immunhistologischer Reaktionen erfordert eine ständige, parallel geschaltete Kontrolle der Reaktionsspezifitäten. In den vorliegenden Untersuchungen wurden die nachfolgenden Kontrollinkubationen stets mitgeführt:

1. Inkubation des Gewebes mit normalem, keine Antikörper enthaltendem, aber Fluorescein-Isothiocyanat-markiertem Serum: Die Markierung erfolgte hier in gleicher Weise wie bei den Antiseren, jedoch begnügten wir uns für die Kontroll-Untersuchungen mit 50%/o Ammoniumsulfatfällung der γ-Globulinfraktion dieser Seren.

2. Sog. Blockierungstest: Dabei wurden die Schnitte — ähnlich wie bei der Sandwich-Technik — zunächst mit einem unmarkierten Antihuman-Fibrinogen-Serum vom Kaninchen überschichtet, ehe nach ausgiebigem Waschen in 0,9%/o NaCl Fluorescein-Isothiocyanat-markiertes Anti-Human-Fibrinogen-Serum aufgetragen wurde. Für beide Antiserumschichten verwendeten wir die oben charakterisierten, gereinigten Präparate.

3. Neutralisationstest: Bei diesen Kontrolluntersuchungen wurden die Anti-Human-Fibrinogen-Seren vor dem Auftragen auf den Schnitten mit Fibrin kontaminiert. Nach 30 min Inkubation wurde das Anti-Human-Fibrinogen-freie oder -arme Serum mit den Schnitten in der feuchten Kammer inkubiert.

Für die sog. Sandwich-Technik wurden in Paralleluntersuchungen zwei weitere Kontrollinkubationen durchgeführt:

1. Als Zwischeninkubationsserum wurde nicht Fluorescein-Isothiocyanat-freies Antihuman-Fibrinogen-Serum vom Kaninchen, sondern ein normales, Antikörper-freies Kaninchenserum verwendet, ehe bei der zweiten Inkubation die Überschichtung mit fluorescenz-markiertem Anti-Kaninchen-γ-Globulin von der Ziege durchgeführt wurde.

2. Sog. Blockierungstest des indirekten Antigennachweises, bei dem in der zweiten Inkubation zunächst unmarkiertes Antikaninchen-γ-Globulin-Serum (Behring-Werke, ohne weitere Reinigung) von der Ziege verwendet wurde, ehe die Schnitte in einem dritten Inkubationsgang von gekoppeltem Antikaninchen-γ-Globulin-Serum von der Ziege bedeckt wurden.

Die fluorescenzoptischen Untersuchungen wurden mit der Fluorescenzeinrichtung des Photomikroskops der Firma Zeiss durchgeführt unter Verwendung der Quecksilber-Höchstdruck-Lampe HBO 200 W (Osram). Als UV-Erregerfilter dienten UG 1 (3 mm) in Verbindung mit dem Rotdämpfungsfilter BG 38 (2,5 mm) sowie UG 5 (3 mm) in Verbindung mit dem Rotdämpfungsfilter BG 38. Als UV-Sperrfilter verwendeten wir die Sperrfilter 44 und 47. Für die photographische Wiedergabe bedienten wir uns unter Verwendung einer zusätzlichen Aufsatz-Kamera mit Aufsatztubus (Ausnutzung des direkten Strahlenganges zugunsten kürzerer Belichtungszeiten) der Filme Adox KB 14, Ansochrom 200 (24 DIN) und CK 135-136 (20 DIN).

3. Ergebnisse

a) Anti-Human-7S-γ-Globulin vom Pferd

Das fluorescenzoptische Bild nicht arteriosklerotischer Aorten zeigt nach Inkubation mit Anti-Human-γ-Globulin-Seren vom Pferd eine außerordentlich intensive grasgrüne Sekundärfluorescenz im Bereiche der Intima. Die Aortenintima ist durchsetzt von eigentümlich wabigen und wolkigen grünen Bändern, zwischen denen nur vereinzelt blaugrau fluorescierende kollagene Bindegewebsfasern sichtbar werden. Die stärkste Fluorescenzintensität findet sich regelmäßig im Endothel und in den lumennahen subendothelialen Intimazonen. Von hier aus breitet sich ein intensiv grün tingiertes Band bis zur elastisch muskulären Grenzschicht der Aorta. Im Bereiche dieser Grenzschicht nimmt die Sekundärfluorescenz unvermittelt stark ab und weicht der blaßblauen Eigenfluorescenz der kollagenen und der weißblauen Eigenfluorescenz der elastischen Fasern (Abb. 62). Auch die elastischen Lamellen der Media lassen keine Sekundärfluorescenz erkennen, heben sich aber aufgrund ihrer außerordentlich intensiven Primärfluorescenz scharf konturiert von dem schwarzen Untergrund ab. Die interlamellären Räume der Media sind in den inneren Dritteln nahezu frei von spezifischer Immunfluorescenz. Erst im mittleren Mediadrittel treten schwach grüne interstitielle Sekundärfluorescenzen auf, bevorzugt in Bindung an das Endothel der Vasa nutritia und an das sie umgebende Bindegewebe.

In der Adventitia zeigt sich ein wechselvolles Bild der Sekundärfluorescenz: Stärkste Anti-Human-Globulinfixierung findet sich auch hier im Endothel der Vasa nutritia. Kaum weniger intensiv fluorescieren indessen die Bindegewebsfasern, die als breite weißblaue Bänder von schmalen grünen Sekundärfluorescenzrändern umgeben sind. Die elastischen Lamellen fluorescieren auch hier weißblau. Intensive grasgrüne Sekundärfluorescenz zeigen adventitielle Lymphbahnen (Abb. 63).

Während sich die intramurale Verteilung der γ-Globuline in der Media und Adventitia mit fortschreitender Arteriosklerose kaum verändert und nur vereinzelt

mit zunehmender Vascularisation der inneren Media auch dort intensivere Sekundärfluorescenzen auftreten, lassen sich für das histotopochemische Verteilungsbild der
Immunpräcipitate in der Intima erhebliche Verschiebungen erkennen. Was schon bei
den Präcipitationsversuchen mit den Cohnschen Alkohol-Fraktionen offenbar wurde,
bestätigt sich für die γ-Globuline im immunfluorescenzoptischen Nachweis: Mit zunehmender Verbreiterung der Intima verbreitert sich auch die Sekundärfluorescenz-
freie Zone in der Umgebung der elastisch-muskulären Grenzschicht, ohne daß sich die
Breite des spezifisch fluorescierenden subendothelialen Intimabandes insgesamt ver-
schmälerte. Im Vergleich zu den Fällungsversuchen mit 40⁰/oigen Alkoholfraktionen ist

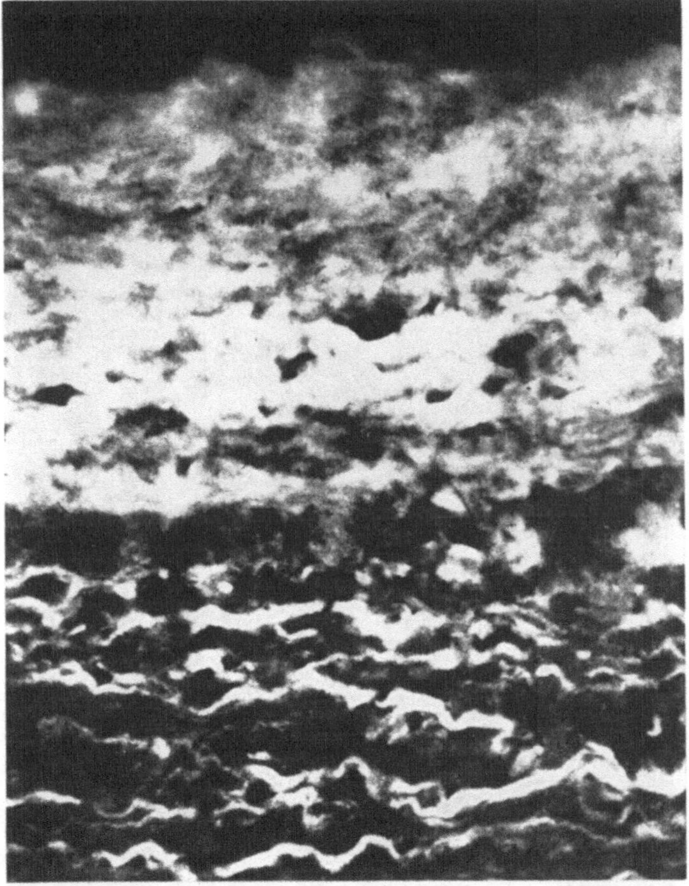

Abb. 62 a

Abb. 62 a u. b. a Menschliche Aorta. Obduktionsmaterial. Plasmatische Durchtränkung der
Aortenintima bei nur geringgradiger physiosklerotischer Verdickung der Intima. Scharfe Be-
grenzung der intramuralen γ-Globuline auf die Intima. Die Media zeigt nur die intensive
Primärfluorescenz elastischer Lamellen und Fasern. Schnitt-Inkubation mit Anti-Human-γ-
Globulin-Serum vom Pferd. Mikrophotogramm 1:250. b Menschliche Aorta. Obduktions-
material. Fortgeschrittene Physiosklerose ohne nennenswerten arteriosklerotischen Intima-
umbau. Die Intima ist in gesamter Breite plasmatisch durchtränkt. Schnitt-Inkubation mit
Anti-Human-γ-Globulin-Serum vom Pferd. Direkte Methode. Mikrophotogramm 1:210

das subendotheliale Band spezifischer Sekundärfluorescenz sogar erheblich breiter. In den tiefen Intimazonen überwiegt in immer stärkerem Grade die weißblaue Eigenfluorescenz der elastischen Fasern und die mattblaue Eigenfluorescenz der kollagenen Wandelemente (Abb. 64).

Eine vollständige Verarmung dieser zwischen oberflächlicher, intensiv fluorescierender subendothelialer Intima und der elastisch-muskulären Grenzschicht liegenden Zone wird allerdings nur selten sichtbar. Immer wieder wird diese Zwischenzone von mehr oder weniger schmalen γ-Globulin-„Straßen" durchzogen, die sich bis zur elastisch-muskulären Grenzschicht erstrecken und vor der Grenzschicht scheinbar „aufgestaut", d. h. lokal angehäuft liegen. Ihre unmittelbare Umgebung ist nicht selten fast frei von spezifischer Fluorescenz. Diese γ-Globulin-Straßen zeigen mit einiger Regelmäßigkeit einen schräg zur elastischen Grenzlamelle ausgerichteten Verlauf und münden an der elastisch-muskulären Grenzschicht mit einem Winkel von 30—40° (Abb. 65).

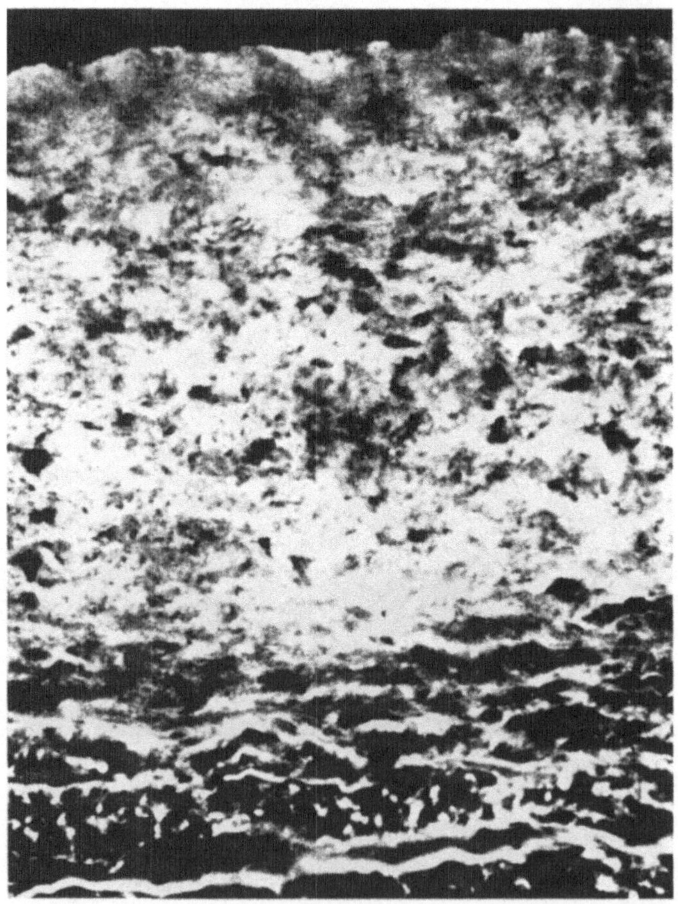

Abb. 62 b

Die klare intramurale Gliederung wird allerdings dann unterbrochen, wenn in unmittelbarer Nachbarschaft der elastisch-muskulären Grenzschicht oder in der Umgebung derbfaseriger Media-naher Intimanarben intramurale lipoidotische Plaques und insbesondere Atherome auftreten. Diese zeigen eine außerordentlich intensive grasgrüne Sekundärfluorescenz (Abb. 66).

Kleinere lipoidotische Plaques sind gleichfalls regelmäßig von kleinherdigen Bezirken mit spezifischer Sekundärfluorescenz umgeben. Im Bereiche der Media-nahen Fluorescenz-armen Zwischenschicht fällt diese charakteristische Sekundärfluorescenz auf, in der breiten subendothelialen Fluorescenz-starken Schicht ist sie dagegen kaum abgrenzbar. Fibröse Plaques und die Lumen-nahen Deckplatten über intramuralen Atheromen sind nur dann γ-Globulin-haltig, wenn das fibröse Bindegewebe noch mehr oder weniger schmale interstitielle Spalten besitzt. Mit zunehmender Fibrose und Verdichtung nimmt diese spezifische γ-Globulin-Fluorescenz dagegen stark ab und ist in hyalinen Plaques vielfach nur noch als dünner, unregelmäßig verteilter Fluorescenzfaden sichtbar.

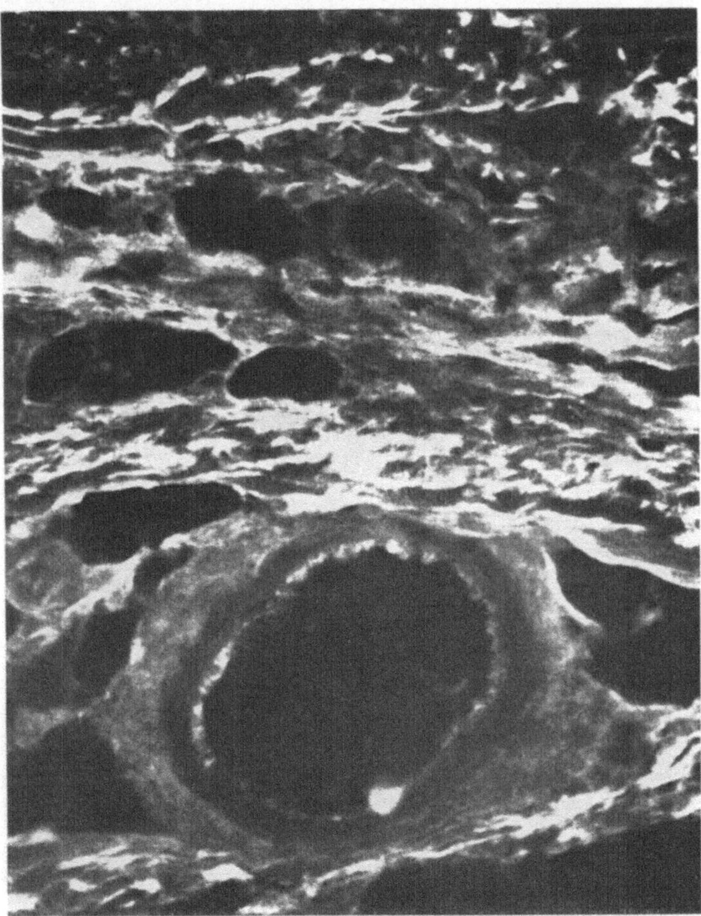

Abb. 63. Menschliche Aorta. Obduktionsmaterial. Adventitielles Bindegewebe mit Vas vasis. Intensive Sekundärfluorescenz des Endothels sowie der in der Umgebung kollagener Fasern liegenden Interstitien. Oben einige elastische Lamellen der äußeren Media. Schnitt-Inkubation mit Anti-Human-γ-Globulin-Serum vom Pferd. Direkte Methode. Mikrophotogramm 1:250

Größere ahteromatöse Plaques konnten nicht untersucht werden, weil nur bis 0,5 cm³ große Gewebsblöckchen tiefgefroren werden konnten.

b) Antihuman-Fibrinogen-Serum — Direkte Methode

Während die spezifische Fluorescenz der Aortenwand nach Behandlung mit Anti-γ-Globulinen in der Intima und insbesondere im Bereich des unmittelbar subendothelial gelegenen Bandes auf den ersten Blick wolkig erscheint, zeigt die spezifische Fluorescenz dieser Bereiche nach Behandlung mit Anti-Human-Fibrinogen-Seren auf den ersten Blick ein eher streifiges Bild. Wieder ist die spezifische Fluorescenz im Bereiche eines breiten, subendothelialen, in nicht arteriosklerotischen Gefäßen bis zur elastischen Grenzlamelle reichenden Bandes besonders intensiv. Dabei findet sich spezifische Fluoresenz erneut bevorzugt in den Interstitien, während die kollagenen

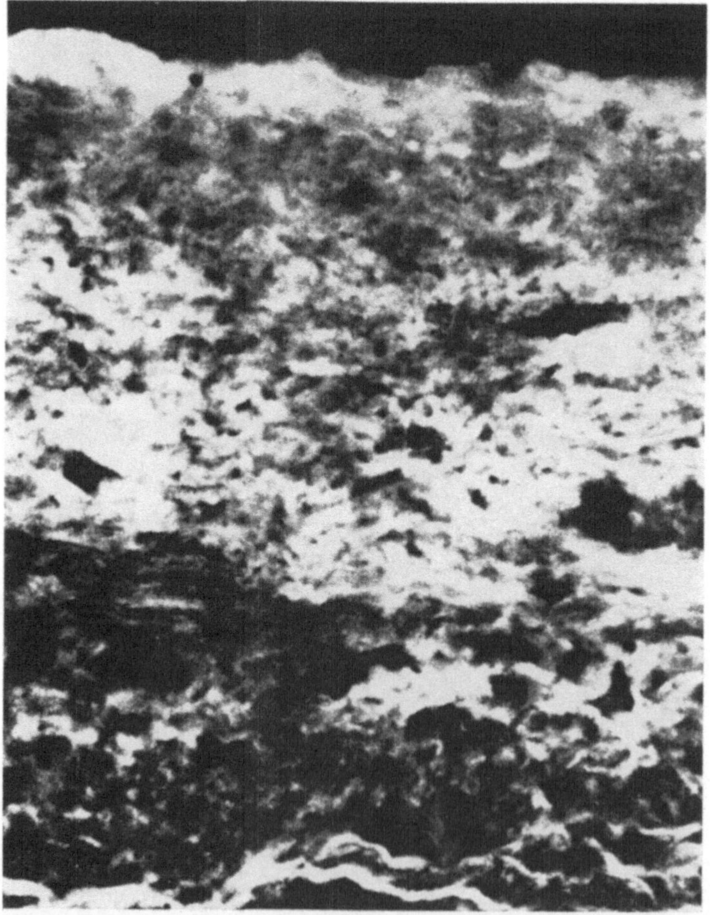

Abb. 64. Menschliche Aorta. Obduktionsmaterial. Zunehmende Verdichtung der elastisch-muskulären Grenzschicht an der Intima-Media-Grenze mit „Abdrängung" der plasmatischen Proteinablagerungen aus der tiefen Intima. Am unteren Bildrand sog. elastische Grenzlamelle. Schnitt-Inkubation mit Anti-Human-γ-Globulin-Serum vom Pferd. Direkte Methode. Mikrophotogramm 1:250

und elastischen Fasern nur die charakteristische weißblaue bzw. mattblaue Primär-
fluorescenz erkennen lassen. Allerdings sind im Bereich der elastisch-muskulären
Grenzschicht kollagene Fasern nicht selten schalenförmig von parallel laufenden,
dünnfädigen, grasgrünen fluorescierenden Fibrin- oder Fibrinogenablagerungen umgeben. Mit zunehmender Verbreiterung der elastisch-muskulären Grenzschicht und
Verdickung der Intima entfernt sich das breite subendotheliale Band spezifischer
Sekundärfluorescenz zunehmend von der inneren Grenzlamelle, aber auch bei starker
Fibrose der elastisch-muskulären Grenzschicht treten in dieser immer wieder herd-
förmige, spezifisch-fluorescierende Fibrin- oder Fibrinogenablagerungen auf (Abb. 67).

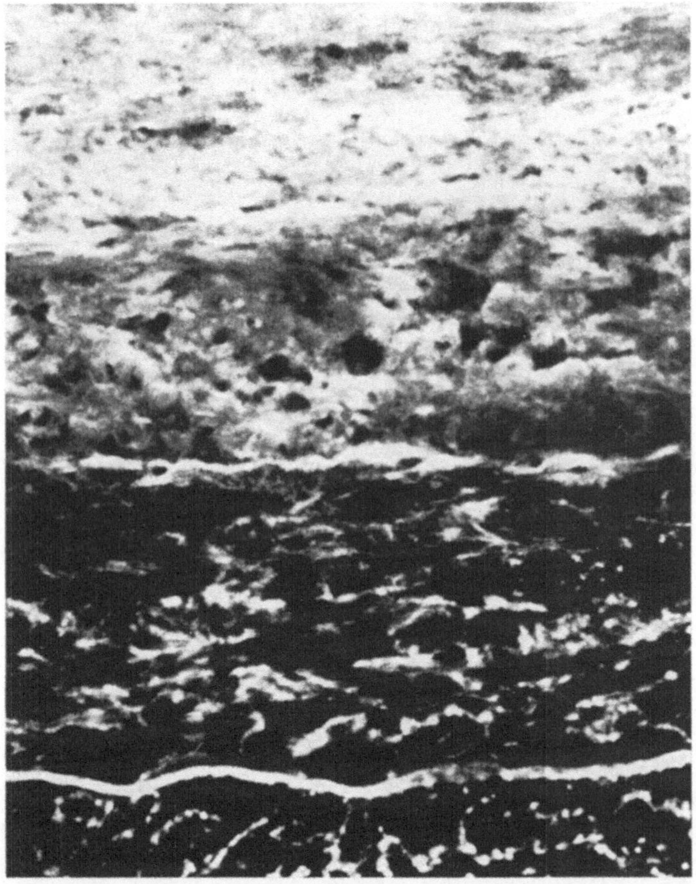

Abb. 65 a

Abb. 65 a u. b. a Menschliche Aorta. Obduktionsmaterial. Fortgeschrittene Verfaserung und
Kollagenisierung der elastisch-muskulären Grenzschicht mit Zunahme der mattblauen bzw.
weißblauen Primärfluorescenz kollagener und elastischer Fasern und Abnahme der spezifischen
Sekundärfluorescenz in der tiefen Aortenintima. Im Grenzbereich einige schräg verlaufende
plasmatische „Straßen“. Schnitt-Inkubation mit Anti-Human-γ-Globulin-Serum vom Pferd.
Direkte Methode. Mikrophotogramm 1:250. b Menschliche Aorta. Obduktionsmaterial. Schräg
orientierte „Plasmastraßen“ in der tiefen Intima mit Proteinaufstau im Bereich der elastisch-
muskulären Grenzschicht. Schnitt-Inkubation mit Anti-Human-γ-Globulin-Serum vom Pferd.
Direkte Methode. Mikrophotogramm 1:250

Von der Media hebt sich diese spezifische Fluorescenz kontrastreich ab. Die Fluorescenz der Media wird wiederum bestimmt von der Leuchtintensität der weißblauen Primärluminescenz der elastischen Lamellen. Dazwischen werden breite Interstitien ohne Fluorescenz sichtbar, die medialen Muskelfasern lassen sich vielfach nur schattenhaft in ihren Umrissen erkennen. Dagegen zeigen die Vasa nutritia der Media im Endothel — wie schon bei der Behandlung der Schnitte mit Anti-γ-Globulin-Seren — eine kräftige grasgrüne Fluorescein-Isothiocyanat-Fluorescenz. Die in der Umgebung der Vasa nutritia auftretende Fluorescenz des perivasalen Bindegewebes ist eher schwächer als in den mit Anti-Human-γ-Globulin-Seren behandelten Schnitten.

Im Bereiche der Adventitia zeigt sich die stärkste Immunfluorescenz wiederum im Endothel und in der Adventitia der Vasa nutritia. Kaum weniger intensiv ist die Sekundärfluorescenz im Bereiche des Endothels und der Intima kleiner Seitenäste. Differenzen zwischen der endothelialen Fluorescenz in afferenten und efferenten

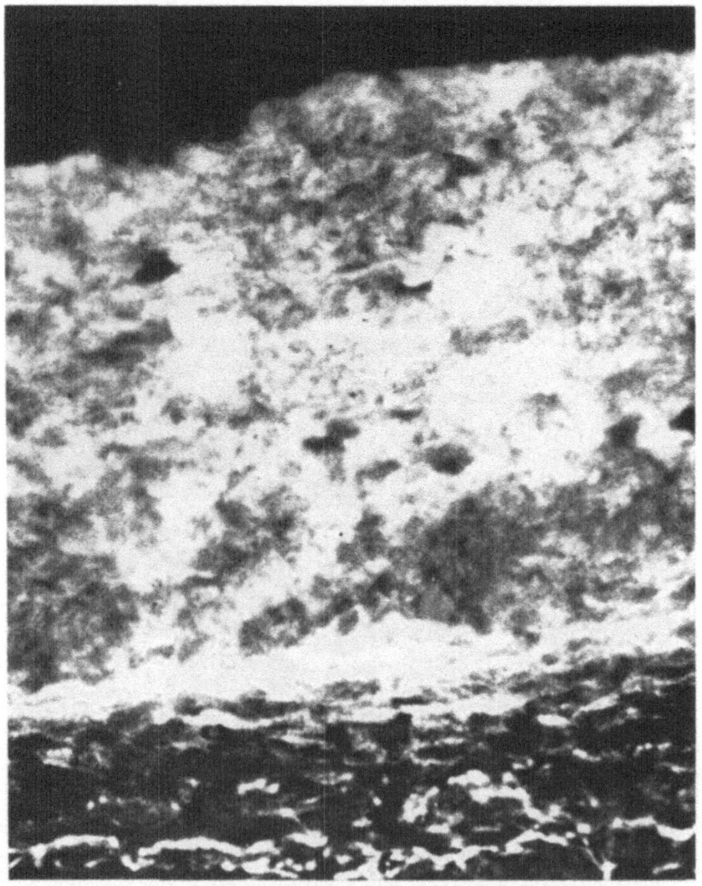

Abb. 65 b

Ästen der Vasa nutritia fanden sich nicht. Aber auch zwischen den graublau fluorescierenden breiten kollagenen Bändern der Adventitia fanden sich streifenförmig spezifische Sekundärfluorescenzen, wobei die Fibrinogen-Ablagerungen die kollagenen

Bindegewebsfasern mitunter manschettenförmig einschlossen. Die adventitiellen Lymphbahnen sowie die Gefäße und Lymphbahnen des periadventitiellen Bindegewebes ließen dagegen nur schwache Sekundärfluorescenz erkennen.

Gewisse Besonderheiten zeigten stärker arteriosklerotisch umgebaute Gefäßwände. Atherome waren häufig intensiv grasgrün tingiert. Besonders intensive spezifische Sekundärfluorescenzen ließen auch sog. Randwinkelödeme erkennen. Dagegen nahm im Bereiche fibröser Plaques und fibröser Deckplatten über intramuralen Atheromen die spezifische Fibrinfluorescenz — wiederum in Parallele zu den Inkubationen mit Anti-γ-Globulin-Seren — mit zunehmender Verdichtung ab. In hyalinen Platten fanden sich gleichfalls immer wieder spezifisch fluorescierende streifige Einlagerungen, die allerdings von der bei stärkerer Verdichtung des fibrösen Bindegewebes zunehmenden blaßblauen bis weißblauen Eigenfluorescenz überstrahlt wurden. Verkalkungszonen ließen keine spezifische Sekundärfluorescenz erkennen. In der Umgebung lipoido-

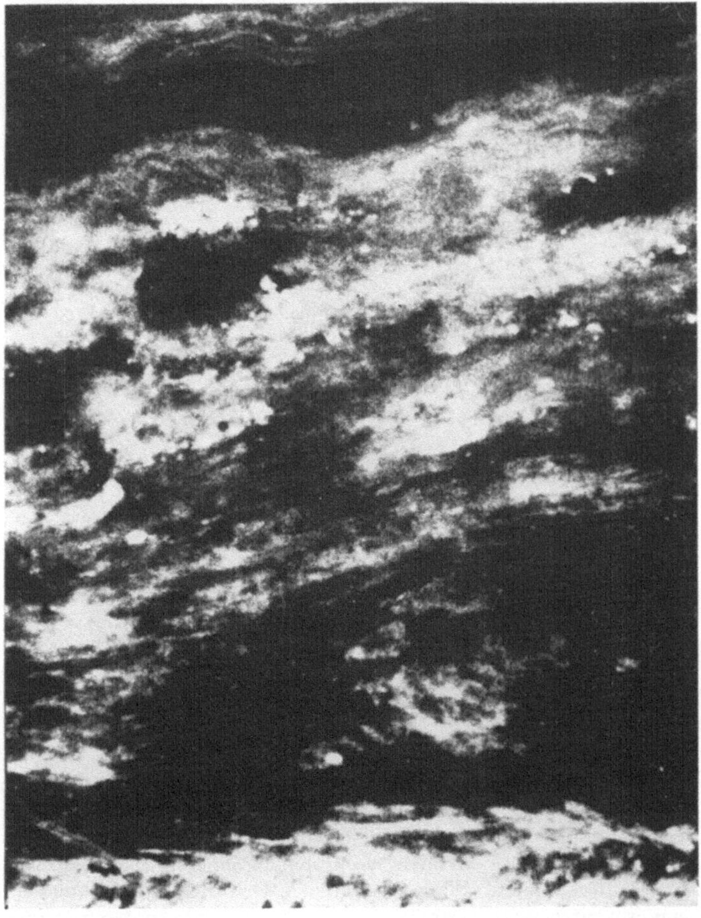

Abb. 66. Menschliche Aorta. Obduktionsmaterial. Herdförmige diffuse Sekundärfluorescenz in der Umgebung lipoidotischer Ablagerung im Bereich der derb-fibrösen Intima an der Intima-Media-Grenze. Schnitt-Inkubation mit Anti-Human-γ-Globulin-Serum vom Pferd. Direkte Methode. Mikrophotogramm 1:210

tischer Intimaablagerungen traten regelmäßig — selbst im Bereiche der elastisch-muskulären Grenzschicht — schmale, herdförmige, grasgrün fluorescierende Fibrinogen- bzw. Fibrinablagerungen auf. Das Fett zeigte selbst keine Grünfluorescenz.

c) Antihuman-Fibrinogen-Serum (Kaninchen) und Anti-Kaninchen-γ-Globulin-Serum (Ziege) — indirekte Methode

Die spezifische Fluorescenz weicht bei der indirekten Methode in ihrer Topographie nicht von der des direkten Nachweises ab, ist indessen naturgemäß intensiver. Das

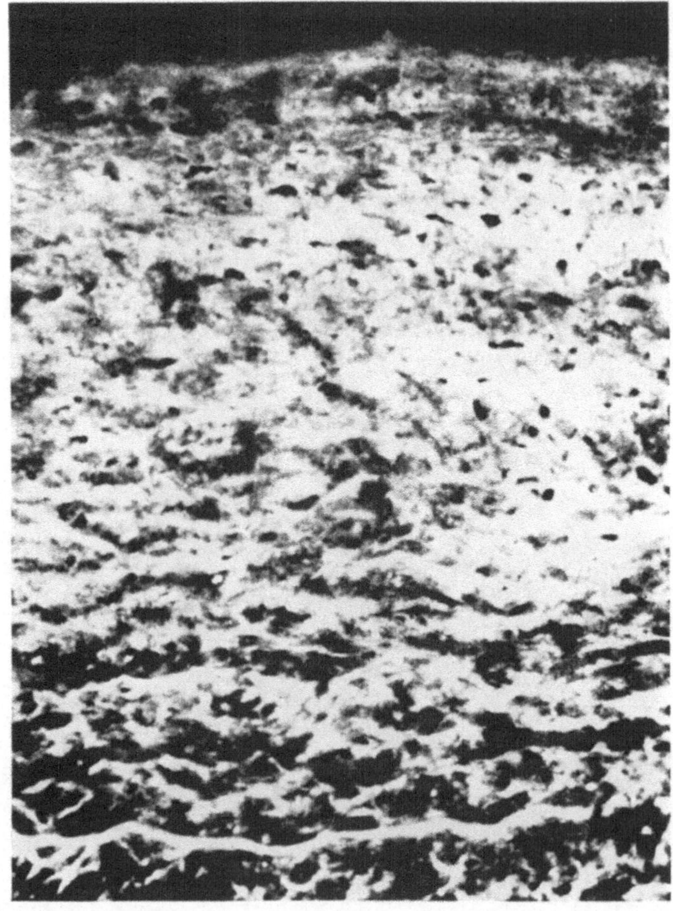

Abb. 67 a

Abb. 67 a u. b. a. Menschliche Aorta. Obduktionsmaterial. Ausgedehnte, die gesamte Intima streifig und wolkig durchsetzende Sekundärfluorescenz nach Markierung der intramuralen Fibrinogen-Derivate durch Fluorescein-Isothiocyanat-gekoppeltes Anti-Human-Fibrinogen-Serum vom Kaninchen. Direkte Methode. Mikrophotogramm 1:210. b Menschliche Aorta. Obduktionsmaterial. Angedeutete schräg-longitudinale Orientierung intramuraler Fibrinogen-Derivate in unmittelbarer Nachbarschaft der elastisch-muskulären Grenzschicht. Im binde-gewebigen Maschenwerk dieser Grenzschicht längliche, z. T. spindelförmige Proteinablagerungen, die sich im Original aufgrund ihrer grünen Sekundärfluorescenz von den blauen wandeigenen Faserelementen abheben. Schnitt-Inkubation mit Anti-Human-Fibrinogen-Serum vom Kaninchen. Sog. Sandwich-Methode. Mikrophotogramm 1:210

macht sich vor allem im Bereiche fibröser Plaques mit ihrer kräftig weißblauen Eigenfluorescenz vorteilhaft bemerkbar, da mit der indirekten Methode Überstrahlungs-
effekte wesentlich seltener zu beobachten sind.

d) Antihuman-Fibrinogen-Serum nach NaCl-Extraktion

In einer gesonderten Inkubationsgruppe wurden Kryostatschnitte vor der Fixierung
in 0,9⁰/₀ NaCl extrahiert, um zu prüfen, ob ein Teil der intramuralen Fibrinogen-
Derivate in löslicher, nicht chemisch gebundener Form vorliegt. Unmittelbar nach der
dreistündigen Extraktion wurden die Schnitte in 96⁰/₀ Alkohol fixiert und nach ausgiebiger Waschung, wie oben beschrieben, mit dem Antihuman-Fibrinogen-Serum von
Kaninchen inkubiert. Fluorescenzoptisch ließ sich nachweisen, daß wesentliche Teile
der intramuralen Fibrinogen-Derivate in NaCl extrahierbar waren. Die Sekundärfluorescenz insbesondere des unmittelbar subendothelial liegenden breiten Fibrinogen-
streifens war nach Extraktion wesentlich geringer als in nicht extrahierten Parallelschnitten. Spezifische Fluorescenzen fanden sich nur noch in schmalen Streifen um oder
zwischen intramuralen kollagenen Faserbündeln in der Umgebung von Lipoiden, in
älteren fibrösen Plaques und in den fibrösen Deckplatten über Atheromen. Die weitaus
stärkste Sekundärfluorescenz zeigte nach Extraktion in 0,9⁰/₀ NaCl längliche, vielfach
spindelig ausgezogene Ablagerungen im fibrösen Bindegewebe der tieferen Intima
und in kollagenen Narbenfeldern der elastisch-muskulären Grenzschicht. Auch die
spezifische Fluorescenz in und um Atherome ist unverändert. In der Intima fanden
sich dementsprechend spezifische Fluorescenzen bevorzugt in den medianahen Wandabschnitten, in denen offenbar vermehrt *gebundene*, mit Kochsalz nicht mehr eluier-

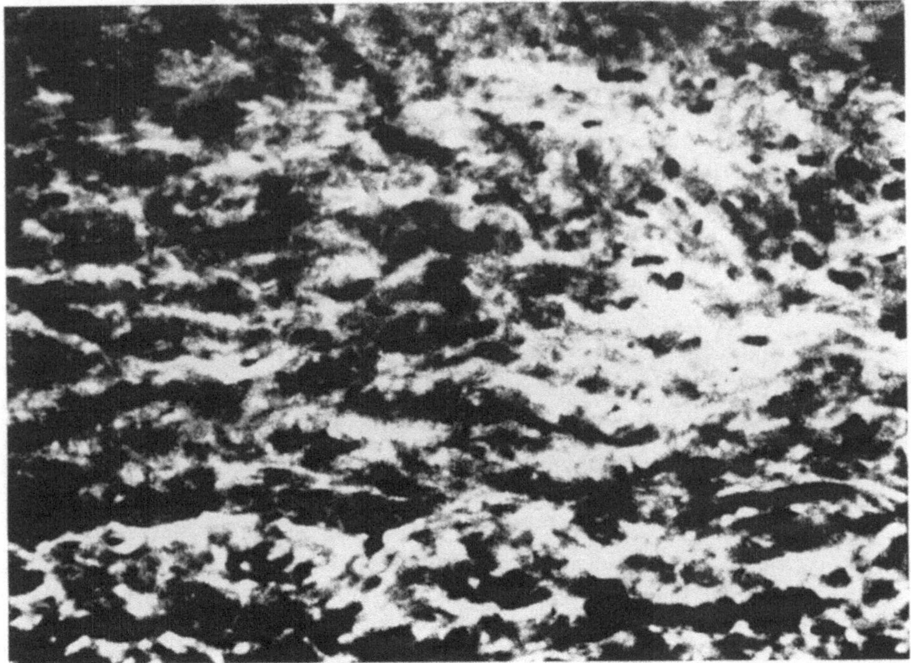

Abb. 67 b

bare Fibrinogen-Derivate vorkommen als in subendothelialen Zonen. Die Fluorescenz war in der Media gegenüber den Kontrollschnitten mit Ausnahme des Endothels der Vasa nutritia unverändert, die Vasa nutritia ließen in der Regel keine spezifische endotheliale Fluorescenz mehr erkennen. Im Bereiche der Adventitia war die Sekundärfluorescenz gleichfalls schwächer als in Parallelschnitten. Sowohl die Lymphbahnen des periadventitiellen und adventitiellen Binde- und Fettgewebes als auch die Endothelien der Vasa vasorum zeigten keine Sekundärfluorescenz mehr. Nur die schalenförmig um die kollagenen Fasern ausgebildeten streifigen Ablagerungen von Fibrinogen-Derivaten ließen sich nicht eluieren (Abb. 68).

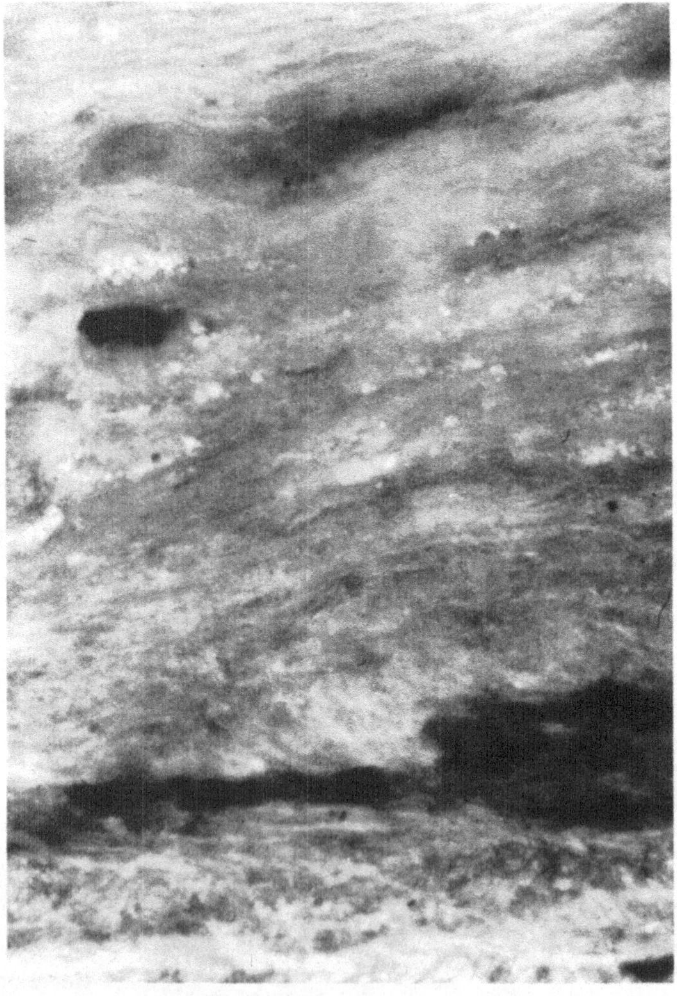

Abb. 68. Menschliche Aorta. Obduktionsmaterial. Schnitt-Extraktion mit 0,9% NaCl vor der Gefriertrocknung. Die Interstitien sind nach der Extraktion vielfach frei von Fibrinogen. In der Umgebung kollagener Fasern bleiben dagegen schmale, streifenförmige Fibrinogen-Derivate sichtbar. Die grauweiße Fluorescenz stammt von intramuralen Fettablagerungen. Schnitt-Inkubation mit Anti-Human-Fibrinogen-Serum nach Extraktion mit 0,9% NaCl. Direkte Methode. Mikrophotogramm 1:210

e) Antihuman-Fibrinogen-Serum nach Harnstoffextraktion

Harnstoff führt zu einer sehr viel intensiveren Extraktion spezifisch fluorescierender Ablagerungen als Kochsalz. Nach Harnstoffextraktion finden sich spezifisch fluorescierende Ablagerungen nur noch schalenförmig um kollagene Fasern in den tieferen Intimaschichten sowie in den fibrösen Deckplatten und Plaques. Die oberflächlichen Intimaschichten zeigten fast ausschließlich die schwach graublaue Eigenfluorescenz der kollagen und die weißblaue Eigenfluorescenz der elastischen Fasern (Abb. 69). Auch

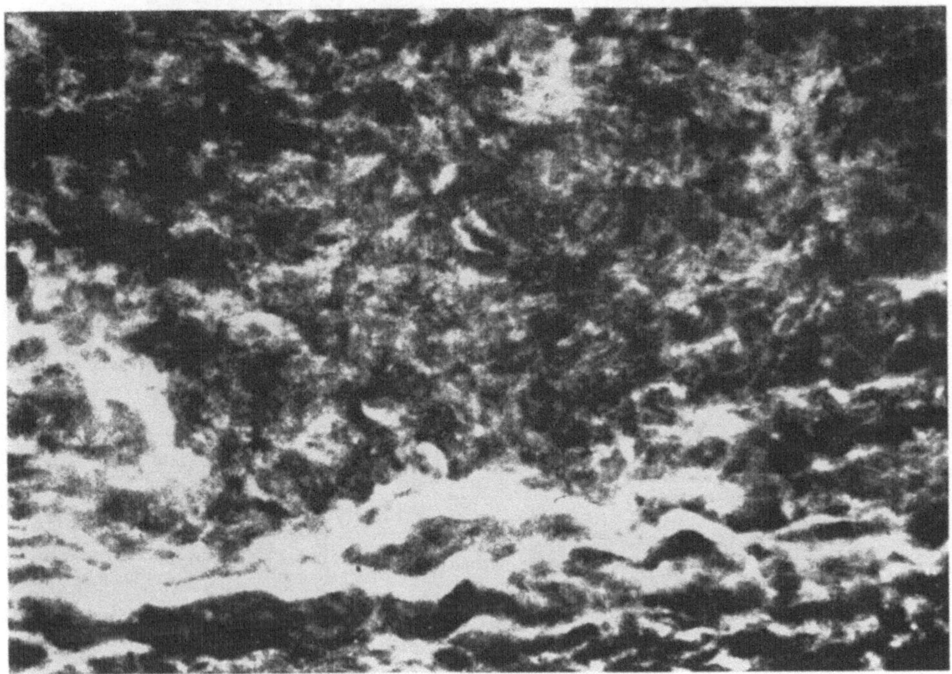

Abb. 69. Menschliche Aorta. Obduktionsmaterial. Nach Harnstoff-Extraktion bleiben intramural nur wenige Fibrinogen-Derivate im Bereich der elastisch-muskulären Grenzschicht erhalten, die übrige Intima ist weitgehend frei von spezifischer Sekundärfluorescenz. Schnitt-Inkubation mit Anti-Human-Fibrinogen-Serum nach Extraktion mit 5 M Harnstoff. Indirekte Methode (Sandwich-Technik). Mikrophotogramm 1:210

isolierte lipoidotische Plaques waren vielfach nicht mehr von grasgrünen Fibrinogen-Derivat-Ablagerungen umgeben. Selbst unter den schalenförmig um kollagene Fasern ausgebildeten Fibrinogen-Derivat-Ablagerungen fanden sich vereinzelt Auswaschungseffekte mit Abnahme der spezifischen Fluorescenz.

f) Kontrolluntersuchungen

In den sog. Blockierungstests mit Abbindung der intramuralen Plasmaproteine durch unmarkierte Antihuman-Fibrinogen- und Antihuman-γ-Globulinseren ließ sich weitgehend, wenn auch nicht immer vollständig, die spezifische Fluorescein-Isothiocyanat-Fluoreszenz unterdrücken. Direkte und indirekte Methode des immunologisch-fluorescenzoptischen Nachweises zeigten ein gleichsinniges Verhalten. Sekundäre Austauschreaktionen zwischen unmarkierten und markierten Antiseren scheinen für derartige, im ganzen indessen unwesentliche unspezifische Fluorescenzeffekte, von Bedeutung zu sein (v. MAYERSBACH, 1966). Inkubation der Schnitte mit Fluorescein-Isothiocyanat markierten Antikörper-freien Seren führten da-

gegen zu keiner intramuralen Fluorescein-Isothiocyanat-Fluorescenz im Schnitt (Abb. 70).
Auch nach Durchführung der Neutralisation der Antihuman-Fibrinogen-Seren mit Human-
Fibrinogen bzw. Human-Fibrin trat keine grüne Sekundärfluorescenz auf, es fand sich aus-
schließlich die beschriebene Primärfluorescenz der elastischen und kollagenen Fasern der
Aortenwand, die Interstitien und die Muskelfasern sowie die intramuralen Langhans-Zellen
waren fluorescenzfrei.

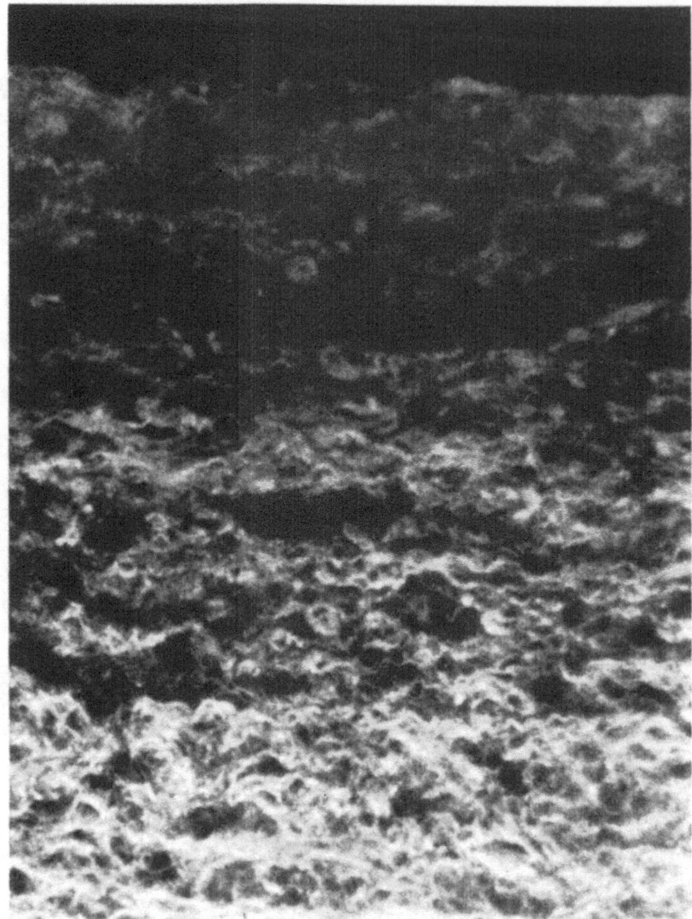

Abb. 70. Menschliche Aorta. Obduktionsmaterial. Charakteristische Zunahme der Primärfluorescenz im Bereich der elastisch-muskulären Grenzschicht bei fehlender Sekundärfluorescenz
der Intima. Kontroll-Schnitt-Inkubation mit Fluorescein-Isothiocyanat-gekoppeltem, Anti-
körper-freiem Serum. Direkte Methode. Mikrophotogramm 1:250

4. Besprechung der Befunde

Die vorliegenden Untersuchungen beweisen zunächst, daß in der Aortenwand mit
Anti-Human-Fibrinogen-Seren erfaßbare Fibrinogen-Derivate nachweisbar sind. In
ihrem topochemischen Verteilungsmuster unterscheiden sich diese Fibrinogen-Derivate
nicht oder nicht wesentlich von der Histotopochemie intramural inkorporierter, die
Aortenintima perfundierender, mit Anti-Human-7S-γ-Globulin nachweisbarer γ-Glo-
buline.

Die mit Anti-Human-Fibrinogen-Seren darstellbaren Fibrinogen-Derivate sind indessen keine einheitliche Fraktion. Mit Antihuman-Fibrinogen-Seren werden Fibrinogen-Moleküle, aggregiertes Fibrinogen, Fibrin-Monomere (Profibrin, APITZ, 1937; Kälte-präcipitierbares Fibrinogen, KORST u. KRATOCHVIL, 1955; Heparin-präcipitierbares Fibrinogen, THOMAS et al., 1954; Cryoprofibrin, SHAINOFF u. PAGE, 1960), Fibrinaggregate und Fibrinpolymere, aber auch eine Reihe von fibrinolytischen Spaltprodukten des Fibrin und fibrinogenolytischen Fragmenten des Fibrinogen darstellbar.

Gerade diesen Fibrinogen- und Fibrinspaltprodukten kommt im Rahmen einer Perfusion des Extravasalraumes große Bedeutung zu. Bereits eingangs war darauf hingewiesen worden, daß bei der physiologischen Fibrinolyse und proteolytischen Fibrinogenolyse durch Plasmin intravasal eine Reihe charakteristischer und *Plasmin-resistenter* Spaltprodukte des Fibrinogen bzw. Fibrin auftreten, die kraft ihrer Antithrombin-, Antipolymerase- und Antifibrinolyse-Aktivität aktiv in das System der Hämostase eingreifen. Solche Fibrin- bzw. Fibrinogen-Spaltprodukte lassen sich als Ausdruck einer „latenten Fibrinolyse" im Plasma schon physiologischerweise nachweisen. Klinische Relevanz erlangen sie indessen erst bei *primärer* oder *sekundärer* (reaktiver) *Hyperfibrinolyse,* wie sie etwa bei operativen Eingriffen an Lunge (BAUMANN, 1952; SOULIER et al., 1952 u. a.), an der Prostata (TAGNON et al., ANDERSSON, DEUTSCH u. HOHENFELLNER), an Magen und Pankreas (RATNOFF, MCKAY et al., SCHULZ u. KNOBLOCH), an Milz und bei portocavalem Shunt (SCOTT et al., ENDE u. AUDITORE, GROSS et al., MARCHAL et al.) einerseits, im Rahmen generalisierter intravasaler Gerinnungsprozesse mit Verbrauchscoagulopathie und sekundärer Plasminogen-Aktivierung vor allem beim septischen Abort (GRAEFF et al., 1967; BLEYL, 1967, 1968; STEICHELE u. HERSCHLEIN, 1967), nach retiniertem intrauterinem Fruchttod (dead fetus syndrome — HERSCHLEIN u. STEICHELE, 1967; PFEIFER, 1968), nach Placenta praevia oder nach vorzeitiger Placentarlösung andererseits zur Beobachtung kommt. Nachdem MARX u. ALEBOUYEH (1965) bei Gerinnungsstörungen im Extravasalraum Fibrinspaltprodukte nachweisen konnten — HERSCHLEIN u. STEICHELE (1968) demonstrierten unlängst auch eine Ausscheidung von Fibrin- bzw. Fibrinogenspaltprodukten im Urin bei Verbrauchscoagulopathien mit reaktiver Hyperfibrinolyse —, mußte in der Intima der menschlichen Aorta mit dem Auftreten von Fibrin- und Fibrinogenspaltprodukten gerechnet werden.

Dabei kommen neben den charakteristischen Plasmin-resistenten Spaltprodukten mit Antithrombin-, Antipolymerase- und unter Umständen mit antifibrinolytischer bzw. antifibrinogenolytischer Aktivität auch *gegen Plasmin nicht resistente, höhermolekulare Spaltprodukte* (Molekulargewicht 265 000 gegenüber 320 000 beim Fibrinogen, gleicher Sedimentationskoeffizient wie Fibrinogen, veränderte molekulare Konfiguration, veränderte Diffusionskonstante) in Betracht, die noch keine Antithrombin-Aktivität, sondern ausschließlich Antipolymerase-Aktivität aufweisen (FLETCHER, ALKJAERSIG, FISHER u. SHERRY, 1966).

Auch Human-Fibrinogen-Spaltprodukte, die, wie das Spaltprodukt von SCHWICK, KRANZ, SCHMIDTBERGER u. STÖRIKO (1964), ein vom Fibrinogen nur wenig abweichendes Sedimentationsverhalten (Sedimentationskoeffizient 7,1) zeigen, unterscheiden sich in ihrem Antigencharakter nur geringfügig vom Fibrinogen. In der Immunelektrophorese liegen solche Fibrinogenderivate mehr auf der kathodischen Seite als die Präcipitationslinie reinen Fibrinogens. In immunologischen Versuchsansätzen ließ sich die Antigengemeinschaft der Spaltprodukte des Fibrinogen und des natürlichen, unverdauten Fibrinogen nach Sensibilisierung von Meerschweinchen gegen Human-Fibrinogen im Hauttest demonstrieren (SCHWICK et al., 1964).

Unlängst konnte BENZ (1968) im Extravasalraum erstmals derartige Fibrinogen- bzw. Fibrinspaltprodukte auch dann nachweisen, wenn sich im Plasma kein Hinweis für eine primäre oder sekundäre, reaktive Hyperfibrinolyse erbringen ließ, die entsprechenden Seren dementsprechend Spaltprodukt-frei waren. BENZ diskutierte aufgrund dieser Befunde die Möglichkeit, daß Fibrin- und Fibrinogenabbauprodukte im Extravasalraum Ausdruck einer lokalen extravasculären Fibrin- bzw. Fibrinogenolyse seien, und daß der physiologische Katabolismus des Fibrinogen und seiner Derivate vornehmlich im Extravasalraum stattfinde. REGOECZI (1966) hat verallgemeinernd die Ansicht vertreten, daß dieser Katabolismus des Fibrinogen mit Auftreten von Spaltprodukten entweder im *Gefäßendothel* durchgeführt oder aber zumindest im Rahmen der Cytopempsis der Endothelzellen dort initiiert werde. Fibrinogen sei im endothelialen Cytoplasma außerordentlich intensiven Plasminogen-Aktivator-Aktivitäten ausgesetzt, die geeignet seien, die Zerstörung des Substrat-Proenzymkomplexes (Plasminogen-Fibrinogen) in Gang zu bringen.

Werden derartige Spaltprodukte aber vom Endothel an den subendothelialen intimalen Mesenchymschwamm abgegeben, so können sie — ähnlich wie Fibrinogen — in der Aortenintima einerseits in löslicher Form vorliegen, zum anderen aber im Gewebe mit Kollagen polymerisieren oder mit Mucopolysacchariden präcipitieren. Normalerweise ist Fibrinogen im Blut aufgrund seiner starken Polarisation vor derartigen kolloid-chemischen Reaktionen geschützt. Durch eine fibrinolytische oder unspezifisch-proteolytische Andauung geht die Fibrinogen-Polarisation indessen verloren.

Da zwischen Fibrinogen und seinen höhermolekularen Spaltprodukten Antigengemeinschaft besteht, konnten die vorliegenden fluorescenzimmunologischen Gewebeanalysen mit Antifibrinogen-Seren zu keiner Differenzierung zwischen intramuralem Fibrinogen und möglicherweise intramural auftretenden Fibrinogenspaltprodukten führen. Wir verwenden dementsprechend im folgenden den verallgemeinernden Begriff „Fibrinogenderivate".

Um das Verhalten intramural in der Aortenwand auftretender Fibrinogenderivate zu analysieren, waren Extraktionsversuche unabdingbar. Bei Extraktion der gefriergetrockneten und der Kryostatschnitte mit Kochsalz zeigte sich, daß ein Großteil der intramural insbesondere in oberflächlichen subendothelialen Intimaschichten nachweisbaren, mit p-Dimethylaminobenzaldehyd oder Antihuman-Fibrinogen-Seren positiv reagierenden Ablagerungen in Kochsalz eluierbar waren. Diese Fibrinogen-Derivate lagen mithin intramural nicht in gebundener Form vor. Daraus dürfen wir schließen, daß *Fibrinogen und Fibrinogenspaltprodukte an einer plasmatischen Perfusion teilhaben.* Eine weitere Aufschlüsselung der mit Kochsalz eluierbaren intramuralen Fibrinogen-Derivate war dagegen aufgrund der fehlenden Antigen-Differenzen zwischen Fibrinogen und seinen Spaltprodukten nicht möglich. Angesichts der außerordentlich geringen, aus Schnitten eluierbaren Proteinmengen erschien uns auch eine zonenelektrophoretische Auftrennung nach Reinigung des Eluats auf Sephadex G 100, wie sie von SCHWICK et al. (1964) durchgeführt wurde, wenig erfolgversprechend.

Unabhängig von derartigen Überlegungen um die Bedeutung von Fibrinogen-Spaltprodukten bleibt die Feststellung, daß Fibrinogen und/oder seine Spaltprodukte die Aortenintima *vom Lumen her* perfundieren. Fibrinogen und seine Spaltprodukte unterscheiden sich darin nicht von den übrigen, mit verschiedenen Methoden intramural nachgewiesenen Plasmaproteinen (Lipoproteine, Albumine) und vom Verhalten der γ-Globuline.

Die intramurale Histotopochemie dieser Plasmaproteine zeigt ein auffallend regelmäßiges Bild. Unmittelbar unter einem mit Antiseren intensiv reagierenden Endothel findet sich ein breites Band intensiver Antigen-Antikörper-Reaktionen in der Intima. Dieses reicht in Aorten ohne nennenswerte Physio- und Arteriosklerose bis unmittelbar zur Intima-Media-Grenze, ohne daß sich hier nennenswerte Intensitätsunterschiede in der immunologischen Reaktion erkennen lassen. Mit fortschreitender Arteriosklerose verändert sich dieses intramurale Bild indessen. Zwischen dem breiten oberflächlichen fluoreszierenden Plasmaproteinband und der elastisch-muskulären Grenzschicht bildet sich mit zunehmendem Wandumbau eine schwächer plasmatisch durchtränkte Zone mit geringerer Sekundärfluorescenz aus. Damit bestätigt sich fluorescenzoptisch das Ergebnis der histotopochemischen Untersuchungen mit p-Dimethylaminobenzaldehyd, die bereits gezeigt hatten, daß die mit Alkohol verschiedener Konzentrationen fällbaren plasmatischen Proteine in arteriosklerotisch umgebauten Aorten vielfach nicht mehr die gesamte Intimabreite perfundieren. Im Gegensatz zu den histochemischen Befunden ist indessen diese Zwischenzone in der tiefen Intima nicht vollständig frei von Plasmaproteinen, die Sekundärfluorescenz nimmt im ganzen nur stark ab. Daß diese Sekundärfluorescenz-schwache Intimazone in den p-Dimethylaminobenzaldehyd-Untersuchungen frei von Plasmabestandteilen erscheint, liegt offenbar weniger an einer intramuralen Verlagerung der Plasmaproteine während der Inkubation in den Alkohollösungen, als an der bereits oben besprochenen mangelhaften Sensibilität der histochemischen Nachweisreaktionen gegenüber niedrigen Tryptophan-Konzentrationen.

Betrachtet man in Kenntnis dieser Befunde die theoretischen Aspekte einer transmuralen Ernährung der inneren Gefäßwandschichten der Aorta, so ergeben sich eine Reihe interessanter Gesichtspunkte:

Die Untersuchungen zur Perfusion der Gefäßwand durch Plasmabestandteile waren ausgegangen von der von LINZBACH (1958—1959) aufgrund theoretischer Erörterungen sowie von DOERR (1960—1964) aufgrund morphologischer Befunde inaugurierten und diskutierten These, in die Aortenwand inkorporierte Plasmabestandteile unterlägen dort dem Einfluß eines intramural präexistenten Druckgefälles ex centro ad peripheriam und eines zweiten von der Intima zur Adventitia gerichteten Druckgradienten. Daraus resultiere ein schräglongitudinaler Perfusionsstrom, der für die Ernährung der Gefäßwand und insbesondere der Intima und des inneren Mediadrittels verantwortlich sei. Dieser latero-caudal gerichtete Perfusionsstrom werde im Bereich sog. Internodien aus dem locker texturierten intimalen Mesenchymschwamm der Intima in die Media und Adventitia abgepreßt. Wir selbst konnten oben nachweisen, daß ein zweiter Prädilektionsort einer medialen Abpressung intimaler Plasmaproteine in Höhe des Ursprungstrichters von Astabgängen gegeben ist, dort, wo die lamelläre „Unterfütterung" der Aorta in die der Seitenarterien übergeht und gleichzeitig eine erhöhte hydrostatische Wandbelastung existiert, die als Filtrationsdruck wirksam werden kann. Wir hatten diskutiert, daß im Bereiche der Astabgänge damit besonders günstige Verhältnisse für einen Übertritt andernorts inkorporierten Plasmas in die Media und Adventitia gegeben seien.

Die vorliegenden Untersuchungen bestätigen mit histochemischen und immunologisch-fluorescenzoptischen Methoden, daß derartige intramurale Druckgradienten und ein daraus resultierender intramuraler schräg-longitudinaler Perfusionsstrom tatsächlich existieren. Insbesondere die immunfluorescenzoptischen Untersuchungen mit Anti-Human-7S-γ-Globulin-Seren zeigten in den Interstitien nicht wesentlich im Sinne einer Arteriosklerose umgebauter Gefäßwände schräg gerichtete, den schwammigen Faserfilz der Intima durchsickernde „Saftstraßen" aus γ-Globulinen. Dort, wo solche Perfusionsströme auf die innere Grenzlamelle bzw. die elastisch-muskulären Grenzschichten auftrafen, waren intramurale plasmatische Aufstauungen entstanden. Das entspricht den theoretischen Überlegungen von Linzbach (1958—1959), Doerr (1963 a u. b) und Jipp (1964), daß die innere Grenzlamelle einer plasmatischen Perfusion und radiären Abflutung des intramuralen Saftstromes aufgrund einer sehr dichten Textur einen barrierenartigen, nur schwer zu überwindenden Widerstand entgegensetzt, so daß der plasmatische intramurale Perfusionsstrom nur im Bereich der Internodien in die Media übertreten kann.

Derartige Befunde werden eigenartigerweise mit zunehmender Intimadicke immer seltener, da sich die immunfluorescenzoptisch nachweisbaren, mit Kochsalz extrahierbaren plasmatischen Proteine zunehmend von der elastisch-muskulären Grenzschicht und der sog. inneren Grenzlamelle entfernen. Solange in den tieferen Intimaabschnitten noch keine fibrösen Plaques und atheromatösen Areale sichtbar werden und die elastisch-muskuläre Grenzschicht nicht allzu weit vom Endothel entfernt liegt, findet sich zwischen dem breiten subendothelialen Band intensiver Sekundärfluorescenz und der blaßblauen Primärfluorescenz der elastisch-muskulären Grenzschicht noch ein schwächer spezifisch fluorescierender Bezirk geringerer plasmatischer Durchtränkung. Aber auch diese Zone entfernt sich mit zunehmender Intimadicke mehr und mehr von der Intima-Media-Grenze. Schräg longitudinale Saftströme werden in solchen zunehmend verbreiterten Intimae immer seltener sichtbar, und durch Kochsalzlösung auswaschbare Fibrinogen-Derivate sowie γ-Globuline verschwinden aus den tieferen Intimazonen fast vollständig. Aus der von Linzbach anhand der LaPlaceschen Formel für die Wandspannung S der Aorta unter Bezug auf die Wanddicke angegebenen Gleichung

$$S = p \cdot \frac{2\,r \cdot l}{2\,d \cdot l} = \frac{p \cdot r}{d}\ (\mathrm{dyn\ cm^{-2}})\,,$$

in der p den Druck, r den Radius, l die Segmentlänge und d die Intimadicke angibt, resultiert, daß mit steigender Intimaverdickung (d) die intramurale Wandspannung pro Flächeneinheit abnimmt. Dagegen bleibt der längsgerichtete intramurale Druckgradient und seine Beeinflussung durch die Pulsation unverändert erhalten. Für den plasmatischen Perfusionsstrom resultiert in der Aortenintima aus einer Wandverdickung mithin eine zunehmende longitudinale Ausrichtung. Da zugleich mit dieser Längsrichtung des Perfusionsstromes die Aortenintima die sog. kritische Gewebsschichtdicke (Warburg, 1923; Linzbach, 1959) erreicht und überschreitet, verschlechtert sich die Wandernährung im Bereiche der tiefen Intimazonen mit fortschreitender Intimaverdickung erheblich. So wird verständlich, daß die plasmatische Perfusion bzw. die daraus resultierende Sekundärfluorescenz mit Fluorescenz-markierten Antiseren in den tieferen Intimaschichten zunehmend geringer wird.

Die Ablenkung des plasmatischen Perfusionsstromes aus einer schräg-longitudinalen in eine ausschließlich longitudinale Richtung wird darüber hinaus bedingt durch die zunehmende Verfaserung der elastisch-muskulären Grenzschicht und durch eine zunehmende Einengung der Internodien im Bereich der inneren Grenzlamelle. An dieser Einengung der Internodien und an der Verfaserung der elastisch-muskulären Grenzschicht scheinen plasmatische Faktoren nicht unwesentlich beteiligt zu sein. Bereits die histochemischen Untersuchungen mit p-Dimethylaminobenzaldehyd ließen erkennen, daß bevorzugt in der tiefen Intima und dort im Bereich der elastisch-muskulären Grenzschicht nicht mehr mit Kochsalz oder Harnstoff eluierbare Plasmaproteine auftreten. Die vorliegenden immunologischen Untersuchungen nach Schnittextraktion weisen diese intramuralen Plasmaproteine als *Fibrinogen-haltige Plasmaproteine*, als *„Fibrinoid"* aus. Da ein Teil dieser Proteine nicht durch Kochsalz, wohl aber mit Harnstoff extrahierbar ist, ist der Schluß erlaubt, daß die immunologisch nachweisbaren Fibrinogen-Derivate zumindest zum Teil in Bindung (Polymerisation) an Kollagen vorliegen. Handelte es sich bei den intramuralen Fibrinogen-Derivaten ausschließlich um inkorporiertes, polymerisiertes Fibrin, so dürften diese Derivate nicht mehr eluierbar sein, da der intramural nachweisbare Fibrin-stabilisierende Faktor inkorporierte Fibrin-Aggregate sekundär in loco stabilisiert und damit in eine Harnstoff-unlösliche Form überführt hätte.

Mit der Feststellung, daß ein Teil der intramural an der Intima-Media-Grenze vorliegenden Fibrinogen-Derivate Polymerisationsprodukte zwischen wandeigenem präformiertem Kollagen und Fibrinogen darstellt, ist aber zugleich nachgewiesen, daß der plasmatische Perfusionsstrom selbst in der Lage ist, zu einer „Abdichtung" der elastisch-muskulären Grenzschicht an der Intima-Media-Grenze und der inneren Grenzlamelle beizutragen. Wir müssen darüber hinaus annehmen, daß die in diesem Bereich nachweisbaren, mit Harnstoff *nicht eluierbaren* Fibrinogen-Derivate intramural gleichfalls nicht als Fibrin, sondern als Präcipitate einer kolloidchemischen Reaktion zwischen Fibrinogen und Mucopolysacchariden vorliegen. Daß gerade in der unmittelbaren Nachbarschaft der elastisch-muskulären Grenzschicht und der inneren Grenzlamelle breite Ödemstraßen mit Depolymerisation der Grundsubstanz (Basophilie!) auftreten können, zeigen Beobachtungen von DOERR (1963, Abb. 6, Abb. 7). Hier insbesondere, an der Grenze zwischen Intima und Media, verflechten sich der Grundsubstanzstoffwechsel und die plasmatische Perfusion, als Reaktion dieser pathogenetischen Verflechtung resultieren die sog. Verfestigungsprodukte SCHALLOCKS (1962). Die in der Tiefe der Intima auftretenden Fibrinogen-Derivate sind indessen — das bleibt festzuhalten — nicht Ausdruck einer Inkorporation auf dem Endothel niedergeschlagener, sekundär inkorporierter Fibrin-reicher Thromben. Ein intramuraler Transport polymerisierten, intravasal auftetenden und intramural verlagerten Fibrins im Rahmen einer plasmatischen Perfusion ist nicht vorstellbar.

Ähnliche Überlegungen gelten für die fernab von der elastisch-muskulären Grenzschicht intramural nachweisbaren, durch Kochsalz oder Harnstoff nicht mehr eluierbaren Fibrinogen-Derivate. Diese liegen in der Regel schalen- und manschettenförmig um kollagene Fasern und Faserbündel in den interstitiellen Maschenräumen des intimalen Faserfilms, so daß nach Inkubation der Schnitte mit Anti-Fibrinogen-Seren die blaßblau fluoreszierenden kollagenen Fasern von schmalen saumartigen Bändern mit spezifischer Fluorescein-Isothiocyanat-Fluorescenz umgeben wird. In fibrösen Plaques entstehen dadurch häufig sehr regelmäßig orientierte streifige Muster ständig wechselnder Primär- und Sekundär-Fluorescenz. Gleiche Befunde konnten auch HAUST, WYLLIE u. MOORE (1964) bei Inkubation von Kryostatschnitten nach Präparatwässerung ohne Fixierung beobachten. Im gegebenen Zusammenhang stellen diese

Fibrinogen-Derivate offenbar gleichfalls Präcipitate kolloidchemisch mit den peri-kollagenen Mucopolysaccharidablagerungen reagierenden Fibrinogens dar. In fibrösen Plaques nehmen derartige Fibrinogen-Derivate mit zunehmender bindegewebiger Ver-dichtung ab. Ihr Auftreten zeigt indessen, daß sie auch fernab der elastisch-musku-lären Grenzschicht und der Grenzlamelle zu einer Verdichtung der interstitiellen Maschenräume zwischen den kollagenen Faserelementen des intimalen Faserfilzes führen und damit einer Perfusion entgegenstehen können.

Nicht unerwähnt sollen Untersuchungen von WATTS (1963) mit Fluorescein-Isothiocyanat- und Ferritin-markierten Antikörpern gegen β-Lipoproteine bleiben. WATTS konnte gleichfalls schalenförmig um kollagene Fasern etablierte Lipoproteidablagerungen nachweisen. Lipo-proteine lassen sich andererseits ähnlich wie Fibrinogen in der Nähe ihres isoelektrischen Punktes um pH 6 unter kolloidchemischer Reaktion mit Mucopolysacchariden (Chondroitin-sulfat) fällen (BENEKE, 1964).

Einer besonderen Erwährung bedürfen schließlich die Befunde im Bereiche von Media-nahen Atheromen, die an sich fernab des in arteriosklerotisch veränderten Intimae subendothelial verlaufenden intramuralen plasmatischen Perfusionsstromes liegen. Derartige Atherome zeigten sowohl mit Anti-Human-Fibrinogen-Seren als auch mit Anti-Human-7S-γ-Globulin-Seren Plasmaprotein-Ablagerungen. LINZBACH hat darauf aufmerksam gemacht, daß der Gewebsdruck in der Tiefe von Intimapol-stern niedriger sei als der Capillarinnendruck. Dadurch sei im Bereich von Intima-Polstern und Atheromen der intramurale plasmatische Längsstrom aus seiner Bahn gelenkt und auf die tiefen Schichten der Polster gerichtet. Die plasmatische Imbibition der Atherome an der Intimamedia-Grenze würde aus derartigen Überlegungen her-aus verständlich.

Fassen wir die vorliegenden Ausführungen zur Histochemie und Immunfluorescenz einer plasmatischen Perfusion der Aorta zusammen, so darf gesagt werden, daß die *Theorie einer plasmatischen Perfusion* sich nicht nur durch morphologische Indizien-beweise belegen läßt, sondern auch *ein histochemisches und immunhistochemisches Korrelat* findet. Durch intramurale Fällung der plasmatischen, in die Aortenwand inkorporierten Proteine sowie durch in vitro-Markierung der Plasmaproteine mit Antiseren läßt sich die Existenz eines in der jugendlichen Aorta schräg longitudinal, mit fortschreitendem physiosklerotischem und arteriosklerotischem Gefäßwandumbau zunehmend longitudinal aufgerichteten plasmatischen Perfusionsstromes sichtbar machen. Im Bereiche der Aortenwand und insbesondere der Intima steht dieser plas-matische Perfusionsstrom in ständiger Wechselbeziehung mit den Strukturelementen des Gefäßes, insbesondere mit präformiertem Kollagen und mit den Mucopoly-sacchariden. Nach Maßgabe des Grundsubstanzstoffwechsels können Plasmaproteine intramural chemisch oder kolloidchemisch gebunden werden und damit wiederum selbst in den Stoffwechsel der Gefäßwand eingreifen. Plasmaproteine sind offenbar maßgeblich an der Auslenkung des plasmatischen Perfusionsstromes aus der schräg-longitudinalen Perfusionsrichtung in den longitudinalen Verlauf beteiligt, indem sie intramural im Bereiche des Faserwerkes der elastisch-muskulären Grenzschicht und an den Internodien der elastischen Grenzlamelle präcipitiert werden und dadurch die elastischen Grenzlamellen bzw. die elastisch-muskulären Grenzschichten „verfilzen".
Dabei kommt dem Fibrinogen und seinen Derivaten besondere Bedeutung zu, da dieses Plasmaprotein außerordentlich leicht und im Bereiche physiologischer pH-Werte mit den präformierten Kollagenfasern und den Mucopolysacchariden unter Aggrega-

tion und Polymerisation zu reagieren und zu präcipitieren vermag. Histochemisch lassen sich solche Aggregate und Polymerisate mit fortschreitendem Gefäßwandumbau aufgrund ihres Löslichkeitsverhaltens, einer intensiven Kondensationsreaktion mit p-Dimethylaminobenzaldehyd und einer auch den Aggregaten und Polymerisationsprodukten zukommenden Antigen-Gemeinschaft mit plasmatischem Fibrinogen und Fibrin intramural nachweisen. Die gleichen Aggregate und Polymerisate vermögen aber auch den längs gerichteten plasmatischen Perfusionsstrom der Intima fernab der elastisch-muskulären Grenzschicht dadurch zu beeinträchtigen, daß sie in der Umgebung kollagener Fasern des Faserfilzes der Intima interstitiell präcipitieren und damit das interstitielle Maschenwerk verdichten und einengen. Die dadurch verschlechterte plasmatische Perfusion der Gefäßwand bedingt notwendigerweise eine Beeinträchtigung der geweblichen Ernährung, eine Entkoppelung und Depolymerisation der Grundsubstanz, und bereitet damit einer neuerlichen intramuralen Präcipitation, Aggregation und Polymerisation plasmatischer Proteine des Perfusionsstromes den Boden. Das in der Aortenwand so häufig nachweisbare Fibrinoid ist letztlich nur Ausdruck einer ständigen intramuralen Auseinandersetzung zwischen dem Eigenstoffwechsel der intramuralen Strukturelemente und dem örtlich „eingefrorenen" plasmatischen Perfusionsstrom. In derartigem Fibrinoid hat BENEKE (1964) nahezu alle Plasmaproteine in mehr oder weniger hoher Konzentration fluorescenzoptisch nachweisen können.

Bei den intramuralen Fibrinogen-Derivaten handelt es sich nicht um Fibrin. Ein Transport von Fibrin-Polymerisaten im Rahmen einer intramuralen plasmatischen Perfusion ist aus Gründen der molekularen Dimensionen nicht vorstellbar. Aus der Tatsache, daß Fibrinogen als solches polymerisiert, aggregiert und präcipitiert wird — und nicht unter Abspaltung der Fibrinopeptide zu Fibrin umgewandelt wird — läßt sich erklären, warum derartige intramurale Aggregate *nicht dem direkten fibrinolytischen Angriff* intramuraler Fibrinokinasen und Cytokinasen unterliegen. Gerade in unmittelbarer Nachbarschaft der inneren Grenzlamelle und der elastisch-muskulären Grenzschicht wäre eine spezifisch-fibrinolytische Verdauung aus topochemischen Gründen ohne weiteres denkbar. Fibrinogen-Derivate sind indessen im Gegensatz zu Fibrin nicht in der Lage, Plasmin aus seiner Bindung an Antiplasmin zu verdrängen, Plasmin wird in Fibrinogen-Derivaten auch nicht selektiv adsorbiert. Eine intramurale Fibrinogenolyse kann mithin nur im Rahmen einer generalisierten intramuralen Proteolyse auftreten, wie sie bei den mehr oder weniger ausgedehnten „Amputationsstümpfen" (ESSBACH, 1961) der Aortenwand im Rahmen eines lokalen humoralen Abbaues zu beobachten ist. Aus den vorliegenden Untersuchungen wird zugleich aber erkennbar, daß die Duguidsche These, die Arteriosklerose entstehe — auch — über eine Inkorporation parietaler fibrinreicher Thromben in die Intima, mit einer perfusionsbedingten Inkorporation und intramuralen Aggregation, Polymerisation und Präcipitation von Plasmaproteinen und insbesondere von Fibrinogen nichts zu tun hat.

Intramural inkorporiertes *Fibrin* unterliegt in der Intima keiner perfusorischen Verlagerung, es bleibt am Orte liegen, wird unter Umständen fibrinolytisch oder unspezifisch proteolytisch angedaut, es homogenisiert, es inkrustiert, es wird partiell organisiert und degeneriert. Fibrin kann aufgrund des Fettreichtumes inkorporierter Thrombocyten unter Umständen zur Quelle eines neuen Atheromes werden. Während dieses ganzen „Gestaltwandels" bleibt es am Orte seiner Inkorporation liegen. Es ist stets intravasal präformiert, ehe es inkorporiert wird. Fibrin enthält nahezu immer Thrombocyten.

Fibrinogen und seine Spaltprodukte dagegen haben teil an der plasmatischen Perfusion. Während dieser plasmatischen Perfusion kann Fibrinogen zu Fibrin polymerisieren. Nach Inkorporation als Fibrinogen *sekundär* intramural polymerisiertes und stabilisiertes Fibrin kann, wie die morphologischen Untersuchungen an Längsschnitten der Aorta bei der Urämie erkennen lassen, nach der Polymerisation die Verlaufsrichtung des plasmatischen Perfusionsstromes demonstrieren. Diese Form ist vergleichsweise selten. Sie hat mit dem Duguidschen Mechanismus der Inkorporation intravasal präformierten Fibrins das gehäufte Auftreten im Rahmen entzündlicher Gefäßwandprozesse gemeinsam (DOERR, 1963, 1964). In der Pathomechanik bestehen zwischen beiden Formen intramural auftretenden Fibrins jedoch erhebliche Unterschiede.

Die dritte Form, die intramurale Aggregation, Polymerisation und Präcipitation von *Fibrinogen und seinen Spaltprodukten mit Strukturelementen der Aortenwand* unterliegt anderen Gesetzen. Präcipitiertes und polymerisiertes Fibrinogen wird offenbar in der Aortenintima wesentlich besser toleriert, unterliegt nicht oder nur sehr zögernd dem humoralen, geweblich induzierten Abbau, sondern wird vom Gewebe nahezu reaktionslos hingenommen. Damit zugleich aber kann es zeitlich fast unbegrenzt Einfluß nehmen auf Pathogenese und Pathomechanik eines arteriosklerotischen Gefäßwandumbaues.

Zusammenfassung und Schlußfolgerung

1. *Fibrininkorporation und Fibrinogenperfusion sind wesensverschiedene Elemente in der Pathogenese der Arteriosklerose.* Fibrininkorporation ist Folge eines primär *intravasalen* Pathomechanismus, wenn dieser auch durch extravasale Faktoren initiiert werden kann. Der Fibrininkorporation kommt ein wesentliches, weil morphogenetisch charakterisierbares Moment in der Spätphase des arteriosklerotischen Gefäßwandumbaues zu. Die morphogenetische Potenz resultiert aus der Existenz eines aorteneigenen, in Intima, Media und Adventitia nachweisbaren Fibrin-stabilisierenden Faktors, der in der Lage ist, Fibrin in eine „unspezifisch"-proteolytisch und „spezifisch"-fibrinolytisch schwer angreifbare, „stabilisierte" Form zu überführen. Aus dieser verschlechterten fibrinolytischen Angreifbarkeit resultiert in Verbindung mit einem hohen Gehalt der Aortenintima an Plasmin-Inhibitoren (aorteneigenes Antiplasmin, Neuraminsäure) und dem Antiplasmin-Gehalt der Thrombocyten-reichen parietalen Abscheidungsthromben eine nur geringe fibrinolytische Beeinflussung parietaler thrombotischer Mikrosedimentationen.

2. Nennenswerte fibrinolytische Aktivitäten werden nur bei der puriformen Erweichung nachweisbar. Es konnte gezeigt werden, daß Leukocyten erst zerfallen müssen, ehe diese fibrinolytische Aktivität wirksam werden kann, da Leukocyten einen cytoplasmatisch gebundenen Plasmin-Inhibitor enthalten, der die spezifisch-fibrinolytische Aktivität zu maskieren und zu hemmen vermag. Mit dem Nachweis einer spezifisch-fibrinolytischen Plasminogen-Aktivator Aktivität in Leukocyten konnte eine sinnfällige Erklärung dafür gegeben werden, daß die abakterielle puriforme Erweichung thrombotischer Sedimentationen nur vor der Homogenisation bzw. vor dem mit der Homogenisation einhergehenden Plasminogen-Verlust dieser Sedimentationen auftritt. Handelte es sich bei der puriformen Erweichung — wie bisher angenommen — um eine „unspezifische" Proteolyse, so hätten Homogenisation und Hyalinisation thrombotischer Sedimentationen keinen Einfluß auf die puriforme Erweichung haben dürfen.

3. Gegenüber der fibrinolytischen Aktivität von Leukocyten ist die des Aortenendothels gering, wenn auch die vorliegenden Untersuchungen die Annahme, das Aortenendothel besäße keinerlei fibrinolytisches Potential, nicht bestätigen können. Das fibrinolytische Potential des Aortenendothels wird indessen überlagert durch den hohen Antiplasmin- bzw. Plasmin-Inhibitorgehalt der aortalen Intima. Gleiches gilt für das an sich ungleich größere fibrinolytische Potential intimaler Äste der Vasa vasorum. Durch die Existenz intramuraler Plasmin-Inhibitoren kann nur eine geringe „fibrinolytische Restaktivität" an parietalen thrombotischen Sedimentationen wirksam werden. Der arteriosklerotische Gefäßwandumbau geht zwar mit einer im Gefolge gesteigerter Vascularisation zunehmenden fibrinolytischen Aktivität einher, diese Zunahme wird indessen — zumindest partiell — limitiert durch eine parallel laufende Vermehrung von intramuralen Plasmin-Inhibitoren. Schließlich ist der Effekt

einer derartigen „fibrinolytischen Restaktivität" an parietalen Abscheidungsthromben neuerlich begrenzt durch den mit der Thrombusalterung einsetzenden Verlust der Fibrinfasern an Fibrin-ständigem Plasminogen.

4. Da die „banale" parietale Thrombose vornehmlich an arteriosklerotisch veränderten Gefäßwänden spielt, ist die der thrombotischen Sedimentation entgegenstehende organisatorische Potenz — wahrscheinlich — a priori gering. Sie wird darüber hinaus wesentlich beeinträchtigt durch die mit der thrombotischen Sedimentation einhergehende verschlechterte nutritive Perfusion der Aortenintima. Mangelhafte fibrinolytische Aktivität und mangelhafte organisatorische Potenz einer unter „Mangelernährung" stehenden Aortenintima bedingen mithin eine atheromatöse Degeneration parietal sedimentierter Abscheidungsthromben. Der bei thrombotischer Sedimentation präexistente Fettgehalt der Thrombocyten dürfte dabei für den resultierenden Lipoidgehalt in derartigen „grützig" degenerierten Thromben nicht unwesentlich sein.

5. Die Fibrinogen-Perfusion ist im Gegensatz zu Fibrininkorporation zunächst nur physiologische Teilkomponente einer allgemeinen nutritiven plasmatischen Perfusion der Aortenintima. Das pathogenetische Moment sind hier *intramurale* Störungen der Wechselbeziehungen zwischen dem plasmatischen Perfusionsstrom und dem Eigenstoffwechsel der Gefäßwand. Die vorliegenden Untersuchungen beweisen histochemisch und imunhistochemisch die Existenz eines plasmatischen Perfusionsstromes. Dieser unterliegt — eine Bestätigung theoretischer und morphologischer Untersuchungen von LINZBACH u. DOERR — mit fortschreitender Physiosklerose einer Ablenkung aus einer nach latero-caudal gerichteten Strömung in eine longitudinale, achsenparallele. Damit nimmt aber auch die nutritive Perfusion tiefer Intimaschichten der Aorta ab. Mangelhafte Ernährung bedeutet — verallgemeinert — Depolymerisation der Grundsubstanz, damit zugleich aber Möglichkeit zu präcipitierender polymerisierender Reaktion zwischen den perfundierenden Plasmaproteinen und aorteneigenen Strukturelementen. Die vorliegenden Untersuchungen konnten für Fibrinogen als das aufgrund seiner physiko-chemischen Eigenschaften am ehesten intramural präcipitierbare plasmatische Protein die intramurale Aggregation und Polymerisation mit Kollagen und intimaeigenen Mucopolysacchariden unter Berücksichtigung des besonderen Löslichkeitsverhaltens intramuraler Fibrinogen-Derivate nachweisen. Das aggregierende und polymerisierende Fibrinogen unterliegt dabei nicht einer intramuralen proteolytischen Umwandlung zu Fibrin.

6. Die aus der Wechselbeziehung zwischen dem plasmatischen Perfusionsstrom und dem Eigenstoffwechsel der Gefäßwand resultierenden „Verfestigungsprodukte" (SCHALLOCK) sind aufgrund des bevorzugten Auftretens in der tiefen Intima, insbesondere in der elastisch-muskulären Grenzschicht und an der inneren Grenzlamelle mit ihren sog. Internodien, geeignet, zu einer Ablenkung des plasmatischen Perfusionsstromes aus der latero-caudalen in eine longitudinale Strömungsrichtung wesentlich beizutragen. Daraus resultiert eine gesteigerte perfusorische Belastung der Intima und der Media im Bereich von Gefäßabgängen aus der Aorta. Texturelle und strömungsmechanische Besonderheiten begünstigen hier eine Abpressung des Perfusionsstromes in die Media und Adventitia. An 13 Obduktionsfällen mit Urämie-bedingter gesteigerter plasmatischer Perfusion konnten Indizien dafür erbracht werden, daß die perfundierenden Plasmaproteine hier aus der Intima in die Lymphbahnen der Adventitia abgepreßt werden. Es läßt sich ohne weiteres vorstellen, daß diese hohe perfusorische Belastung der Wandung der Gefäßabgänge und der daraus möglicherweise

resultierende perfusorische Aufstau im Bereich der Gefäßabgänge pathogenetisch wesentlichen Wechselbeziehungen zwischen Eigenstoffwechsel der Aorta und plasmatischem Perfusionsstrom Vorschub leistet.

7. In ihrer Wechselbeziehung mit dem Eigenstoffwechsel der Gefäßwand kann die Fibrinogenperfusion stets, d. h. während des gesamten Lebens, zu einem *initialen* pathogenetischen Moment eines physiosklerotischen und arteriosklerotischen Gefäßwandumbaues werden. Ob gleiches auch für eine Fibrininkorporation nach parietaler Thrombose gilt, erscheint zumindest zweifelhaft. Intramural nachweisbare Fibrinogen-Derivate können nicht als Beweis für die Richtigkeit der These DUGUIDs, die Arteriosklerose *entstehe* auch über eine Inkorporation mikrothrombotischer Sedimentationen, geltend gemacht werden.

Literatur

ADAMS, C. W. M.: A p-dimethylaminobenzaldehyd-nitrite method for the histochemical demonstration of tryptophan and related compounds. J. clin. Path. 10, 56—62 (1957).

ALBRECHTSEN, O. K.: The fibrinolytic activity of human tissues. Brit. J. Haematol. 3, 284 (1957).

—, and J. HESS-THAYSEN: The fibrinolytic activity in human saliva. Acta physiol. scand. 35, 138 (1955).

—, O. STORM, and M. CLAASEN: Fibrinolytic activity in some human body fluids. Scand. J. clin. Lab. Invest. 10, 210 (1958).

— —, and D. TROLLE: Fibrinolytic activity in the circulating blood following amniotic fluid infusion. Acta haemat. (Basel) 14, 309 (1955).

ALEXANDER, B., B. R. GOLDSTEIN, A. G. LE BELLOCH, L. K. DIAMOND, and W. BORGES: Congenital afibrinogenemia. A study of some basic aspects of coagulation. Blood 9, 834 (1954).

ALKJAERSIG, N.: The antifibrinolytic activity of platelets. In: Blood platelets. In: Henry Ford Hospital International Symposium. Boston: Little, Brown & Co. 1961.

—, A. P. FLETCHER, and S. SHERRY: Epsilon-amino-caproic-acid an inhibitor of plasminogen activation. J. biol. Chem. 243, 832 (1959).

— — — The mechanism of clot dissolution by plasmin. J. clin. Invest. 38, 1086 (1959).

— — — Pathogenesis of the coagulation defect developing during pathological plasma proteolytic ("fibrinolytic") states. II. The significance, mechanism, and consequences of defective fibrin polymerization. J. clin. Invest. 41, 917 (1962).

AMBRUS, C. M., and G. MARKUS: Plasmin-antiplasmin complex as a reservoir of fibrinolytic enzyme. Amer. J. Physiol. 199, 491 (1960).

AMRIS, C. J., and L. RANEK: A case of fibrin-stabilizing factor deficiency. Thrombos. Diathes. haemorrh. (Stuttg.) 14, 332 (1965).

ANDERSON, A. J.: The formation of chondromucoproteinfibrinogen and chondromucoprotein-β-lipoprotein complexes. Biochem. J. 88, 460—469 (1963).

APITZ, K.: Über Profibrin. I. Die Entstehung und Bedeutung des Profibrins im Gerinnungsverlauf. Z. ges. exp. Med. 101, 552 (1937).

ASCHOFF, L.: Thrombose und Embolie. Verh. Naturforsch. 83 (1), 344 (1911).

— Thrombus und Sandbankbildung. Beitr. path. Anat. 52, 205 (1911).

— Beiträge zur Thrombosefrage. Leipzig 1912.

— Über Arteriosklerose. Verh. dtsch. Ges. inn. Med. 51, 28 (1939).

ASPENSTROEM, A. G., och K. K. BENGTSEN: Arteriosclerosis och Blodkoagulation. Nord. Med. 56, 1319 (1956).

ASTRUP, T.: The hemostatic balance. Thrombos. Diathes. haemorrh. (Stuttg.) 2, 347 (1958).

— Die Bedeutung der Fibrinolyse. In: Medizin. Grundlagenforschung. Hrsg.: K. FR. BAUER. Stuttgart: Georg Thieme 1959, 197—221.

—, and S. MÜLLERTZ: The fibrin plate method for estimating fibrinolytic activity. Arch. Biochem. 40, 346 (1952).

—, and U. NISSEN: Urinary trypsin inhibitor (Minginin): Transformation into a new trypsin inhibitor by acid hydrolysis or by sialidase. Nature 203, 255 (1964).

—, and P. M. PERMIN: Fibrinolysis in the animal organism. Nature 159, 681 (1947).

—, and J. STERNDORFF: An activator of plasminogen in normal urine. Proc. Soc. exp. Biol. (N. Y.) 81, 675 (1952).

— — A fibrinolytic system in human milk. Proc. Soc. exp. Biol. (N. Y) 84, 605 (1953).

—, J. HENRICHSEN, and H. C. KWAAN: Protease content and fibrinolytic activity of human leukocytes. Blood 29, 134—138 (1967).

Bachmann, F., A. P. Fletcher, N. Alkjaersig, and S. Sherry: Partial purification and properties of the plasminogen activator from pig heart. Biochemistry 3, 1578 (1964).

Barnard, P. J.: Pulmonary arteriosclerosis and cor pulmonale due to recurrent thromboembolism. Circulation 10, 343 (1954).

Barnhart, M. I.: Importance of neutrophilic leukocytes in the resolution of fibrin. Fed. Proc. 24, 846 (1964).

— Importance of neutrophilic leukocytes in the resolution of fibrin. Fed. Proc. 24, 846—853 (1965).

—, and J. M. Riddle: Cellular-localization of profibrinolysin (plasminogen). Blood 21, 306 (1963).

—, D. C. Cress, R. L. Henry, and J. M. Riddle: Influence of fibrinogen split products on platelets. Thrombos. Diathes. haemorrh. (Stuttg.) 17, 78—98 (1967).

Barry, A., and J.-M. Delage: Congenital deficiency of fibrin stabilizing factor. N. Engl. J. Med. 272, 943 (1965).

Baumann, J.: Methodisches zur Fibrinogenbestimmung. Z. ges. exp. Med. 68, 707 (1929).

Baumgarten, W., u. R. Cole: Human plasminogen-streptokinase complex. The question of the existence of a separate activator entity. Thrombos. Diathes. haemorrh. (Stuttg.) 5, 605 (1961).

Beck, E., F. Duckert u. M. Ernst: Fibrinstabilisierender Faktor (FSF) und Wundheilung. Proc. VIII. Kongr. Eur. Ges. Haemat. 1961, 351.

— —, A. Vogel u. M. Ernst: Der Einfluß des Fibrin-stabilisierenden Faktors (FSF) auf Funktion und Morphologie von Fibroblasten in vitro. Z. Zellforsch. 57, 327—346 (1962).

Beese, J., W. Farr, E. Grüner u. R. J. Haschen: Proteolytische Enzyme in normalen menschlichen Blutplättchen. Klin. Wschr. 44, 1049—1053 (1966).

Beller, F. K., and H. Graeff: Deposition of glomerular fibrin in the rabbit after infusion with endotoxin. Nature 215, 295 (1967).

—, P. S. Mitchell, and F. Gorstein: Fibrin deposition in the rabbit kidney produced by protease inhibitors. Thrombos. Diathes. haemorrh. (Stuttg.) 17, 427—439 (1967).

Beneke, G.: Zur Histochemie des Fibrins. Verh. dtsch. Ges. Path. 47, 234—237 (1963).

— Modelluntersuchungen zur Reaktion zwischen Mucopolysacchariden und Plasmaeiweißkörpern. Verh. dtsch. Ges. Path. 48, 306—311 (1964).

Benz, J. J.: Clotting factors and fibrinogen split products in the extravascular space. Thrombos. Diathes. haemorrh. (Stuttg.) 19, 226—235 (1968).

Benzer, H., G. Blümel u. F. Piza: Experimentelle Untersuchungen zur Biologie der Gefäßwand. Med. Welt (N. F.) 17, 1361—1365 (1966).

Bergström, K.: Preliminary studies on purified bovine plasminogen preparations. Arkiv Kemi 21, 547 (1964).

—, and B. Werner: Proteins in human thoracic duct lymph. Acta chir. scand. 131, 413 (1966).

Bickford, A. F., and M. Sokolow: Fibrinolysis as related to the urea solubility of fibrin. Thrombos. Diathes. haemorrh. (Stuttg.) 5, 480—488 (1961).

—, F. B. Taylor, and Rh. Sheena: Inhibition of the fibrinogen-plasminreaction by ε-aminocarboxylic acids and alkylamines. Biochem. biophys. Acta 92, 328—333 (1964).

Billimoria, J. D., J. Drysdale, D. C. O. James, and N. F. Maclagan: Determinatioen of fibrinolytic activity of whole blood. With special reference to the effects of exercise and fat feeding. Lancet 1959 (2), 471—475.

Bleyl, U.: Fibrinolyse-Autographie und Proteolyse-Autographie. Vortrag gehalten auf der Tagung Nord- und Westdeutscher Pathologen Gießen 4.—6. 11. 1966. Zbl. allg. Path. 110, H. 2 (1967).

— Fibrinmonomere und intravasale Gerinnung. Thrombos. Diathes. haemorrh. (Stuttg.) (im Druck).

— Pathologisch-anatomische Demonstration zur intravasalen Gerinnung und Fibrinolyse. 135. Tagg. mittelrhein. Ges. f. Gynäkologie u. Geb.hilfe 11. Juni 1967. In: Zander, J.: Septischer Abort und bakterieller Schock. Berlin-Heidelberg-New York: Springer 1968.

—, K.-H. Grözinger, W. Nagel u. M. Wanke: Histochemische Darstellung der proteolytischen Aktivität bei der akuten experimentellen Pankreatitis. Klin. Wschr. 44, 282—283 (1966).

— — — — Histotopochemie aktiver proteolytischer Enzyme bei der experimentellen autodigestiven Pankreatitis. Virchows Archiv 342, 26—37 (1967).

Bleyl, U., H. Sebening u. W. Kuhn: Morphologischer Nachweis von Fibrinomonomeren im histologischen Schnitt (im Druck), 1968.

—, H. Graeff u. W. Kuhn: Reticulo-endotheliale Clearance intravasaler Fibrinmonomere. Thrombos. Diathes. haemorrh. (Stuttg.) (im Druck).

Blomstrand, R., I. M. Nilsson, and O. Dahlbäck: Coagulation studies on human thoracic duct lymph. Scand. J. clin. Lab. Invest. 15, 248 (1963).

Bounameaux, Y.: Thrombine et agglutination plaquettaire. Arch. int. Physiol. 63, 243 (1955).

— Action de la thromboplastine sur l'adhesivité des plaquettes in vitro. C. R. Soc. Biol. 149, 1285 (1955).

— Action de la thrombine et de la reptilase sur la métamorphose visqueuse des plaquettes de diverses espèces animales. Rev. franç. Etud. clin. biol. 4, 54, (1959).

— L'accolement des plaquettes aux fibres sous-endothéliales. C. R. Soc. Biol. 153, 865 (1959).

Bredt, H.: Die Morphologie der Arteriosklerose. Verh. dtsch. Ges. Path. 41, 11—24 (1958).

— Morphologie und Pathogenese der Arteriosklerose. In: Arteriosklerose. Hrsg.: G. Schettler. Stuttgart: Thieme 1961, 1—50.

Bruemmer, N. C., M. J. Carver, and L. E. Thomas: A tryptophan histochemical method. J. Histochem. Cytochem. 5, 140—144 (1957).

Buckell, M., and F. A. Elliot: Diurnal fluctuation of plasma-fibrinolytic activity in normal males. Lancet 1959 I, 660.

Buluk, K., and M. Furman: On the controlling function of the kidneys in fibrinolysis. Experientia (Basel) 18, 146—147 (1962).

—, M. Malofiejew, and T. Januszko: The production and secretion of plasminogen activator by the kidneys. Xth Congr. of the Int. Soc. of Haemat. Stockholm 1964, 82.

—, J. Olbromski, T. Januszko, and A. Zuch: Desmofibrin formation and the activity of the fibrin stabilizing factor (FSF) during the cleavage of its SH groups by thrombin. Thrombos. Diathes. haemorrh. (Stuttg.) 16, 51—60 (1966).

Cahalane, S. F., Sh. A. Johnson, R. W. Monto, and M. J. Caldwell: Acquired thrombocytopathy. Observations on coagulation defekt in uremia. Amer. J. clin. Path. 30, 507—513 (1958).

Carstairs, K. C.: The identification of platelets and platelet antigens in histological sections. J. Path. Bact. 90, 225—231 (1965).

Castellanos, H.: Hemostatic alterations in chronic uremia. Prens. Med. Arg. 51, 24—28 (1964). Zit. nach Blood 25, 632 (1965).

Caviezel, O., M. Vollery, and A. Varmotti: Fibrinolyse leucocytaire. Schweiz. med. Wschr. 94, 1016—1020 (1964).

Cheney, K., and J. A. Bonnin: Haemorrhage, platelet dysfunction and other coagulation defects in uraemia. Brit. J. Haemat. 8, 215—222 (1962).

Cohn, E. J., L. E. Strong, W. L. Hughes Jr., D. J. Mulford, J. N. Ashworth, M. Melin, and H. L. Taylor: Preparation and properties of serum and plasma proteins. IV. A system for the separation into fractions of the protein and Lipoprotein components of biological fluids and tissues. J. Amer. chem. Soc. 68, 459—475 (1946).

—, and E. Warren: Fibrinolysis and arginine release: Inhibition studies. Fed. Proc. 19, 59 (1960).

Cohn, Z. A., and J. G. Hirsch: The isolation and properties of the specific cytoplasmatic granules of rabbit polymorphnuclear leukocytes. J. exp. Med. 112, 983 (1960).

Crawford, T.: Some aspects of the pathology of coronary occlusion. In: Pathogenesis and treatment of occlusive arterial disease. Ed. L. McDonald. London: Pitman Medical Publishing Co. 1960, 143—152.

— Morphological aspects in the pathogenesis of atherosclerosis. J. atheroscler. Res. 1, 3 (1961).

— Thrombotic occlusion and the plaque. In: Evolution of the atherosclerotic plaque. Ed. R. J. Jones. Chicago and London: The University of Chicago Press 1963, 279—290.

—, and C. J. Leven: The incorporation of fibrin in the aortic intima. J. Path. Bact. 64, 523 (1952).

—, and N. Woolf: Hyaline arteriosclerosis in the spleen, an immuno-histochemical study. J. Path. Bact. 79, 221—225 (1960).

Cullen, G. E., and D. D. van Slyke: Determination of the fibrin, globulin and albumin nitrogen of blood plasma. J. Biol. Chem. 42, 587 (1920).

DEUTSCH, E., u. M. FISCHER: Hämostase und Urämie. In: SCHRÖER, H. (Hrsg.): Biochemie und Aktivierung des Prothrombins, Kontaktaktivierung, biologisch gesehen, Niereninsuffizienz und Hämostase. Stuttgart: F. K. Schattauer 1968, S. 155—182.

DIEZEL, P. B.: Histochemische Befunde an der Gefäßwand bei Arteriosklerose. Verh. dtsch. Ges. Path. 41, 102 (1958).

DOERR, W.: Über Aortensklerose. Studien zur Pathogenese. Klin. Wschr. 36, 1087 (1958).

— Morphologische Untersuchungen zur Entstehung der Aortensklerose. Dtsch. med. Wschr. 85, 1401 (1960).

— Durchblutungsstörungen. Vasculäre Voraussetzungen, allgemeine pathologische Anatomie. Verh. dtsch. Ges. inn. Med. 67, 167 (1961).

— Perfusionstheorie der Arteriosklerose. Zwangl. Abhandl. aus dem Gebiet der normalen und pathol. Anat., H. 13. Stuttgart: Thieme 1963.

— Pathologie der herznahen großen Gefäße. In: W. BARGMANN u. W. DOERR: Das Herz des Menschen. Bd. II, S. 894—979. Stuttgart: Thieme 1963.

— Arteriosklerose als somatisches Fatum. Veröffentlichungen der Schleswig-Holsteinischen Universitätsgesellschaft N. F. 32. Kiel: Ferdinand Hirt 1963.

— Gangarten der Arteriosklerose. Sitzungsberichte der Heidelberger Akademie der Wissenschaften 62/64. Heidelberg: Springer 1964.

— u. KL. GOERTTLER: Längsschnittpath. der Aorta. Verh. dtsch. Ges. Path. 42, 235—240 (1959).

—, A. J. ROSSNER u. W. SCHREIL: Experimentelle Mesenchymschäden durch Lathyrus odoratus. Langenbecks Arch. klin. Chir. 294, 426 (1960).

DONALDSON, V. H.: Effect of plasmin in vitro on the clotting factors in plasma. J. Lab. clin. Med. 56, 644 (1960).

DONNER, L., and R. NEUWIRTOVA: The hemostatic defect of acute and chronic uremia. Thrombos. Diathes. haemorrh. (Stuttg.) 5, 319—328 (1961).

DOOLITTLE, R. F., and G. M. FULLER: Biochem. biophys. Res. Comm. 191, 327 (1967). Zit. n. LOEWY, A. G.: Wirkungsmechanismus des Faktor XIII. In: DEUTSCH, E., M. FISHER u. K. LECHNER (Hrsg.): Fibrinstabilisierender Faktor. Struktur des Blutgerinnsels. Krebs und Blutgerinnung. Stuttgart: F. K. Schattauer 1968.

DUBBER, A. H. C., G. P. McNICOL u. A. S. DOUGLAS: Unveröffentlichte Befunde. Zit. nach: G. P. McNICOL and A. S. DOUGLAS: ε-Aminocaproic acid and other inhibitors of fibrinolysis. Brit. med. Bull. 20, 233—239 (1964).

DUCKERT, F.: Diskussionsbemerkung. In: E. DEUTSCH, M. FISCHER u. K. LECHNER (Hrsg.): Fibrinstabilisierender Faktor, Struktur des Blutgerinnsels, Krebs und Blutgerinnung. Stuttgart: F. K. Schattauer 1968.

—, E. JUNG, and D. H. SHMERLING: A hitherto undescribed congenital haemorrhagic diathesis probably due to fibrin stabilizing factor deficiency. Thrombos. Diathes. haemorrh. (Stuttg.) 5, 179—186 (1960).

DUDOK DE WIT, CHR.: Investigation on the inhibitors of the fibrinolytic system. Thrombos. Diathes. haemorrh. (Stuttg.) 12, 105 (1964).

DUGUID, J. B.: Thrombosis as a factor in the pathogenesis of coronary atherosclerosis. J. Path. Bact. 58, 207 (1946).

— Thrombosis as a factor in the pathogenesis of aortic atherosclerosis. J. Path. Bact. 60, 57 (1948).

DUNCAN, L. E.: Mechanical factors in the localization of atheromata. In: Evolution of the atherosclerotic plaque. Ed. R. J. JONES. Chicago und London: The University of Chicago Press 1963, 171—182.

EHRLICH, P.: Über die Dimethylbenzaldehyd-Reaktion. Med. Woche 1901. Neudruck in: P. EHRLICH: Gesammelte Arbeiten. Hrgb. F. HIMMELWEIT. Bd. I, 651—653. Berlin-Göttingen-Heidelberg: Springer 1956.

EISEMANN, G. M., and M. STEFANINI: Thromboplastic activity of leukemic cells. Proc. Soc. exp. Biol. (N. Y.) 86, 763 (1954).

ESSBACH, H.: Pathologische Anatomie in der kranken Gefäßwand. In: R. EMMRICH u. G. PERLICH: Gefäßwand und Blutplasma. Symposion 2.—3. Oktober 1959. Jena: Gustav Fischer 1961, 1—14.

EYLAR, E. H., M. A. MADOFF, O. V. BRODY, and J. L. ONCLEY: The contribution of sialic acid to the surface charge of erythrocyte. J. biol. Chem. 237, 1992 (1962).

FANTL, P.: Thiol groups of blood platelets in relation to clot retraction. Nature 198, 95 (1963).

FEARNLEY, G. R.: An accurate method of fibrin recovery for the determination of plasma-fibrinogen. Lancet 1951 II, 501.

— Physiology and pharmacology of fibrinolysis. Brit. med. Bull. 20, 185—188 (1964).

—, and J. FERGUSON: Arteriovenous difference in natural fibrinolysis. Lancet 1957, 1040.

—, and R. LACKNER: The fibrinolytic activity of normal blood. Brit. J. Haemat. 1, 189—198 (1955).

—, G. V. BALMFORTH, and E. FEARNLEY: Clin. Sci. 16, 645 (1957). Zit. nach FEARNLEY, G.: Physiology and pharmacology of fibrinolysis. Brit. med. Bull. 20, 185—188 (1964).

FEHÉR, I., I. DÉSI, and E. SZOLD: Isolation of a toxic fraction from uraemic blood. Experientia (Basel) 14, 292—293 (1958).

FERRY, J. D., M. MILLER, and S. SHULMAN: The conversion of fibrinogen to fibrin. VII. Rigidity and stress relaxation of fibrin clots. Effect of calcium. Arch. Biochem. Biophys. 34, 424—426 (1951).

FISCHBACHER, W.: Beitrag zur Fibrinolyse. Inaug. Diss. Zürich 1960.

FISHER, S., M. RIKOVER, and S. NAOR: Factor XIII deficiency with severe haemorrhagic diathesis. Blood 28, 34 (1966).

FLETCHER, A. P., N. ALKJAERSIG, and S. SHERRY: The maintenance of a sustained thrombolytic state in man. I. Induction and effects. J. clin. Invest. 38, 1096 (1959).

— — — Influence of clot composition on thrombolysis in plasma. Fed. Proc. 21, 63 (1962).

— — — Fibrinolytic mechanism and the development of thrombolytic therapy. Amer. J. Med. 33, 738—752 (1962).

— —, SH. FISHER, and S. SHERRY: The proteolysis of fibrinogen by plasmin: The identification of thrombin, clottable fibrinogen derivatives which polymerize abnormally. J. Lab. clin. Med. 68, 780—802 (1966).

—, S. SHERRY, N. ALKJAERSIG, F. E. SMYRNIOTIS, and S. JICK: The maintenance of a sustained thrombolytic state in man. II. Clinical observations on patients with myocardial infarction and other thromboembolic disorders. J. clin. Invest. 38, 1111 (1959).

FRITSCH, H.: Die blastomatöse Einscheidung der Aorta. Z. Kreisl.-Forsch. 54, 64—80 (1965).

GANS, H.: Fibrinolytic properties of proteases derived from human, dog, and rabbit leukocytes. Thrombos. Diathes. haemorrh. (Stuttg.) 10, 379—389 (1963).

GEIGER, M. T., J. M. SANDER, and CH. E. RATH: Evidence for a qualitative platelet defect in uremia. Blood 15, 429 (1960).

GEIRINGER, E.: Intimal vascularisation and arteriosclerosis. J. Path. Bact. 63, 201 (1951).

GITLIN, D., and W. H. BORGES: Studies on the metabolism of fibrinogen in two patients with congenital afibrinogenemia. Blood 8, 679—686 (1953).

—, and J. M. CRAIG: Variations in the staining characteristics of human fibrin. Amer. J. Path. 33, 267—283 (1957).

— —, CH. A. JANEWAY: Studies on the nature of fibrinoid in the collagen diseases. Amer. J. Path. 33, 55—77 (1957).

GLENNER, G. G.: The histochemical demonstration of indole derivates by the rosindole reaction of E. Fischer. J. Histochem. Cytochem. 5, 297—304 (1957).

—, and R. D. LILLIE: The histochemical demonstration of indole derivatives by the postcoupled p-dimethylaminobenzylidine reaction. J. Histochem. Cytochem. 5, 297—296 (1957).

GOMEZ, R. L., B. WHEELER, J. S. BELKO, and R. WARREN: Observation on the uptake of a radioactive fibrinolytic enzyme by intravascular clots. Ann. Surg. 158, 905—911 (1963).

GORE, I.: Ulceration of and embolization by atheroma. In: Evolution of the atherosclerotic plaque. Ed. R. J. JONES. Chicago and London: The University of Chicago Press 1963, 315—329.

—, and F. J. STARE: Atherosclerosis and thrombosis. Circulation 25, 753 (1962).

GORMSEN, J., A. P. FLETCHER, N. ALKJAERSIG, and S. SHERRY: Enzymic lysis of plasma clots: The influence of fibrin stabilization on lysis rates. Arch. Biochem. Biophys. 120, 654—665 (1967).

—, and U. SIVERTSEN: The effect of sulfhydryl inhibitors and glycine derivatives on fibrin polymerization and physical strength of fibrin in plasma. Thrombos. Diathes. haemorrh. (Stuttg.) 11, 454 (1964).

GOTTLOB, R., and G. BLÜMEL: Studies on thrombolysis with streptokinase. — On the penetration of streptokinase into thrombi. Thrombos. Diathes. haemorrh. (Stuttg.) 19, 94—98 (1968).

GRAEFF, H., W. KUHN u. U. BLEYL: Verbrauchskoagulopathie und Lysekoagulopathie bei menschlichen Äquivalenten des Sanarelli-Shwartzman-Phänomens (generalisiertes Shwartzman-Phänomen). Thrombos. Diathes. haemorrh. (Stuttg.) 17, 144—155 (1967).

—, P. S. MITCHELL, and F. K. BELLER: Fibrinolytic enzyme system of the kidney related to renal function after infusion of endotoxin in rabbits. Lab. Invest. (in press), 1968.

GRISS, P., J. J. KIRSCH u. K. WEGENER: Funktionelle Strukturen großer Körperschlagadern und ihre Bedeutung für den Altersumbau der Intima. Virchows Arch. path. Anat. 342, 319—328 (1967).

GROSS, R., u. E. LECHLER: Weitere Untersuchungen über den Plättchen-Proaktivator der Fibrinolyse. Klin. Wschr. 40, 818—823 (1962).

—, H. NIETH u. E. MAMMEN: Blutungsbereitschaft und Gerinnungsstörungen bei Urämie. Klin. Wschr. 36, 107 (1958).

GRUBER, G. B.: Kasuistik und Kritik der Periarteriitis nodosa. Zbl. Herz- u. Gefäßkr. 18, 145 (1926).

— Zur Buergerschen Thrombangitis obliterans. Verh, dtsch. Ges. Path. 24, 290 (1926).

HAENDLE, H., H. FRITZ, I. TRAUTSCHOLD u. E. WERLE: Über einen hormonabhängigen Inhibitor für proteolytische Enzyme in männlichen accessorischen Geschlechtsdrüsen und im Sperma. Z. physiol. Chem. 343, 185—188 (1965).

HAGAN, J., J. ABLONDI, and F. C. DE RENZO: Purification and biochemical properties of human plasminogen. J. biol. Chem. 235, 1005—1010 (1960).

HAM, A. W., and T. S. LEESON: Histology. London: Pitman Medical Publishing Co. 1961, 325 ff.

HAMPTON, J. W., G. R. CUNNINGHAM, and R. M. BIRD: The pattern of inheritance of defective fibrinase (Factor XIII). J. Lab. clin. Invest. 67, 914 (1966).

HAND, R. A., and A. B. CHANDLER: Atherosclerotic metamorphosis of autologues pulmonary thromboemboli in the rabbit. Amer. J. Path. 40, 469 (1962).

HARRISON, C. V.: Experimental pulmonary arteriosclerosis. J. Path. Bact. 60, 289 (1948).

HARTERT, H.: Die Thrombelastographie, eine Methode zur physikalischen Analyse des Blutgerinnungsvorganges. Z. exp. Med. 117, 189 (1951).

HARTMANN, F., u. P. JIPP: Experimentell erzeugte dissezierende Aortenaneurysmata. Z. Kreisl.-Forsch. 52, 677—692 (1963).

HAUST, M. D., R. H. MORE, and H. Z. MOVAT: The mechanism of fibrosis in arteriosclerosis. Amer. J. Path. 35, 265—273 (1959).

—, J. C. WYLLIE, and R. H. MORE: Atherogenesis and plasma constituents. I. Demonstration of fibrin in the white plaque by the fluorescent antibody technique. Amer. J. Path. 44, 255 (1964).

HEARD, B. E.: An experimental study of thickening of the pulmonary arteries of rabbits produced by the organisation of fibrin. J. Path. Bact. 64, 13 (1952).

HEIMBURGER, N.: Neuere Erkenntnisse über den Mechanismus der Fibrinolyse unter besonderer Berücksichtigung der Fibrinogen-Elektrophorese. Behring-Werk Mitt. 41, 84—102 (1962).

HENRY, R. L.: Leukocytes and Thrombosis. Thrombos. Diathes. haemorrh. (Stuttg.) 13, 35—46 (1965).

HERSCHLEIN, H. J., u. D. F. STEICHELE: Untersuchungen über das Auftreten von Fibrinogenspaltprodukten bei Patientinnen mit intrauterin abgestorbener Frucht und Defibrinierungssyndrom. Med. Welt 18 (N. F.), 3095 (1967).

— — Immunochemischer Nachweis von Fibrinogenderivaten im Urin bei Verbrauchskoagulopathien. Thrombos. Diathes. haemorrh. (Stuttg.) 19, 248—254 (1968).

HEY, D., G. BENEKE u. W. SANDRITTER: Die fermentative Löslichkeit von Fibrin in Thromben. Klin. Wschr. 44, 770—774 (1966).

HIGGINBOTHAM, A. C., F. H. HIGGINBOTHAM, and T. W. WILLIAMS: Vascularization of blood vessel walls. In: Evolution of the atherosclerotic plaque. Ed. R. J. JONES. Chicago and London: The University of Chicago Press 1963, 265—277.

HOGGAN, G., and F. E. HOGGAN: The lymphatics of the walls of the larger blood vessels and lymphatics. J. anat. Physiol. 17, 1 (1882—1883).

HOLEMANS, R., and R. GROSS: Fibrinolytic activities present in human blood platelets. Nature 189, 238 (1961).

— — Influence of blood platelets on fibrinolysis. Thrombos. Diathes. haemorrh. (Stuttg.) 6, 196 (1961).

—, L. S. MANN, E. J. MLYNARCZYK u. B. J. POIESZ: 15th Annual Symposium on Blood, Wayne State University College of Medicine, Detroit (Mich.), 1967.

HOVIG, T.: The ultrastructure of rabbit blood platelet aggregates. Thrombos. Diathes. haemorrh. (Stuttg.) 8, 455—471 (1962).

— The effect of calcium and magnesium on rabbit blood platelet aggregation in vitro. Thrombos. Diathes. haemorrh. (Stuttg.) 12, 179—200 (1964).

IKKALA, E.: Klinische Aspekte zum Faktor-XIII-Defekt. In: DEUTSCH, E., M. FISCHER u. K. LECHNER (Hrsg.): Fibrinstabilisierender Faktor. Struktur des Blutgerinnsels. Krebs und Blutgerinnung. Stuttgart: F. K. Schattauer 1968, S. 13—21.

—, G. MYLLYLÄ, and H. R. NEVANLINNA: Transfusion therapy in factor XIII (F.S.F.) deficiency. Scand. J. Haemat. 1, 308 (1964).

IRNIGER, W.: Histologische Altersbestimmung von Thrombosen und Embolien. Inaug. Diss. Zürich 1962. Virchows Arch. path. Anat. 336, 220—237 (1963).

IWANOW, G.: Die Lymphgefäße der Wände der Blutgefäße: Vasa lymphatica vasorum sanguinorum. Zur Methodik ihrer Injektion. Vorläufige Mitteilung Z. Anat. Entwickl.-Gesch. 99, 669 (1933).

JACOBSON, K.: Studies on the proteolytic and antiproteolytic activity of blood serum. I. Activation of plasminogen with trypsin. Acta chem. scand. 7, 430—433 (1953).

JÄGER, E.: Zur histologischen Ausheilung der Periarteriitis nodosa und deren Beziehungen zur juvenilen Atherosklerose. Virchows Arch. path. Anat. 288, 833 (1933).

JIPP, P.: II. Die Mediastruktur der Aorta an den Seitenarterienostien und deren Bedeutung für den Einstrom von Blutplasma. Beitr. path. Anat. allg. Path. 126, 29—41 (1962).

— III. Der Verlauf der Adventitiafasern an den Gefäßabgängen der Aorta. Beitr. path. Anat. allg. Path. 126, 43—48 (1962).

— Über die rhythmischen Strukturen der Aortenintima. Arch. Kreisl.-Forsch. 41, 252—268 (1963).

— Die plasmatische Infiltration der Aortenwand. Klin. Wschr. 42, 205—208 (1964).

—, u. F. HARTMANN: Über den Plasmaeinstrom an den Seitenarterienostien der Aorta. Z. Kreisl.-Forsch. 52, 610—622 (1963).

JOSSO, F., O. PROUWARTELLE, D. ALAGILLE et J. P. SOULIER: Le déficit congénital en facteur stabilisant de la fibrine (facteur XIII) étude de deux cas. Nouv. Rev. franç. Hémat. 4, 267 (1964).

JUNG, E. G., u. F. DUCKERT: Wirkung von Plasmin (Fibrinolysin) auf die Gerinnungsfaktoren. Schweiz. med Wschr. 44, 1239 (1960).

KALLER, H.: Diskussionsbemerkung. In: SCHRÖER, H. (Hrsg.): Biochemie und Aktivierung des Prothrombins. Kontaktaktivierung, biologisch gesehen. Niereninsuffizienz und Hämostase. Stuttgart: F. K. Schattauer 1968, S. 186.

KAULLA, K. N. v.: The extraction of fibrinolytic enzyme from blood. Nature 164, 40 (1949).

— Antikoagulation und Fibrinolyse. Medizinische 5, 1651 (1953).

— Intravenous, protein-free pyrogens. A most powerful fibrinolytic agent in man. Circulation 17, 18 (1958).

— Urokinase-induced fibrinolysis of human standard clots. Nature 184, 1320 (1959).

— Fibrinolysis in man induced by non-enzymatic, non-pyrogenic drugs. Conference on Thrombolytic Agents Chicago 1960, p. 94.

— Chemistry of thrombolysis: human fibrinolytic enzymes. Springfield, Ill.: Charles C. Thomas, Publisher 1963.

— The in vitro activation of the fibrinolytic enzyme system of the human blood by synthetic activators. 15th Annual Symposium on Blood Wayne State University College of Medicine, Detroit (Mich.), 1967.

—, u. E. v. KAULLA: Thrombinbildung vor und nach Nierenübertragung bei Urämie. Klin. Wschr. 44, 364—370 (1966).

KAULLA, K. N. v., and E. B. PRATT: Influence of intravenously administered heparin on clotting of lymph in the dog. Amer. J. Physiol. **187**, 89 (1956).

—, u. L. B. SHETTLES: Relationship between human seminal fluid and the fibrinolytic system. Proc. Soc. exp. Biol. (N. Y.) **83**, 692 (1953).

— — Beitrag zur Kenntnis des proteolytischen Fermentsystems im menschlichen Spermaplasma, Mucus cervicalis, Tubarschleimhaut und Liquor folliculi. Klin. Wschr. **32**, 468 (1954).

KEKWICK, R. A., and M. E. McKAY: Spec. Rep. Ser. med. Res. Coun. 286 (1954). Zit. nach: P. T. FLUTE: Assessment of fibrinolytic activity in the blood. Brit. med. Bull. **20**, 195—199 (1964).

KENDALL, A. G., L. LOWENSTEIN, and R. O. MORGAN: The hemorrhagic diathesis in renal disease. Canad. med. Ass. J. **85**, 405 (1961).

KIRSCH, J.: Zur Perfusionstheorie der Aortensklerose. Untersuchungen an 144 Arteriae carotides communes des Menschen. Inaug. Diss. Heidelberg 1965.

KLENK, E.: Über die Natur der Phosphatide und anderer Lipoide des Gehirns und der Leber bei der Niemann-Pickschen Erkrankung. Z. physiol. Chemie **235**, 24 (1935).

KLINE, D. L.: The purification and crystallization of plasminogen (profibrinolysin). J. biol. Chem. **204**, 949 (1953).

— Interaction of streptokinase and plasminogen to form an SK-Plasmin activator of plasminogen. IX. Congr. Soc. Europ. Haematol. Lissabon 1963, p. 1312.

—, and J. B. FISHMAN: Proactivator function of human plasmin as shown by lysine esterase assay. J. Biol. Chem. **236**, 2807 (1961).

KLINGE, F.: Der Rheumatismus. Ergebn. allg. Path. path. Anat. **27**, 1 (1933).

KOCHOLATY, W., W. W. ELLIS, and H. JENSEN: Activation of plasminogen by trypsin and plasmin. Blood **7**, 882 (1952).

KÖPPEL, G.: Elektronenmikroskopische Untersuchungen zur Gestalt und zum makromolekularen Bau des Fibrinmoleküls und der Fibrinfasern. Z. Zellforsch. **77**, 443—517 (1967).

KOPP, W. L.: Demonstration of serum proteins on washed leukocytes by means of fluorescent antibodies. J. Lab. clin. Med. **62**, 18 (1963).

KORST, D. R., and C. H. KRATOCHVIL: "Cryofibrinogen" in case of lung neoplasm associated with thrombophlebitis migrans. Blood **10**, 945—953 (1955).

KÜNZER, W.: Zur thromboplastischen und fibrinolytischen Aktivität der roten Blutkörperchen. Mschr. Kinderheilk. **112**, 143—148 (1964).

—, u. D. HABERHAUSEN: Zur fibrinolytischen Aktivität von Erythrocyten des Menschen und bestimmter Tiere. Klin. Wschr. **41**, 831—834 (1963).

KUNITZ, M., and J. H. NORTHROP: Isolation from beef pancreas of crystalline trypsinogen, trypsin, of a trypsin inhibitor and an inhibitor trypsin compound. J. gen. Physiol. **19**, 991 (1936).

KUTSUNA, M.: On the lymph-vessels in the walls of the blood vessels. Acta Sch. med. Univ. Kioto **13**, 17 (1930).

KWAAN, H. C.: A histochemical study of fibrinolytic activity and content of protease in mast cells. Amer. J. clin. Path. **41**, 604—608 (1964).

—, and T. ASTRUP: Fibrinolytic activity of reparative connective tissue. J. Path. Bact. **87**, 409 (1964).

— — Fibrinolytic activity in thrombosed veins. Circulation Res. **17**, 477 (1965).

— — Fibrinolytic activity of vascular endothelium. 15th Annual Symposium on Blood Wayne State University College of Medicine, Detroit (Mich.), 1967.

LARRAIN, C., and R. D. LANGDELL: The hemostatic defect of uremia. II. Investigation of dogs with experimentally produced acute urinary retention. Blood **11**, 1067—1072 (1956).

LASCH, H. G.: Pathophysiologie des Endotoxinschocks. Vortrag gehalten auf der 135. Tagung der Mittelrheinischen Gesellschaft für Geburtshilfe und Gynäkologie Heidelberg 10. bis 11. 6. 1967 in: J. ZANDER: Septischer Abort und bakterieller Schock. Heidelberg-New York. Springer 1968.

—, H. J. KRECKE, F. RODRIGUEZ-ERDMANN, H. H. SESSNER u. G. SCHÜTTERLE: Verbrauchskoagulopathien (Pathogenese und Therapie). Fol. haemat. (Frankf.) N. F. **6**, 325 (1961).

LASKOWSKI, M., JR., D. H. RAKOWITZ, and H. A. SHERAGA: Equilibria in fibrinogen-fibrin Conversion. J. Amer. chem. Soc. **74**, 280 (1952).

LASSEN, M.: Heat denaturation of plasminogen in the fibrin plate-method. Acta physiol. scand. **27**, 371 (1952).

LAZER, L., and G. H. BARLOW: Studies on urokinase binding to serum proteins. 15th Annual Symposium on Blood. Wayne State University College of Medicine, Detroit (Mich.), 1967.

LEANDOER, L., S. E. BERGENTZ, and I. M. NILSSON: Coagulation factors and components of the fibrinolytic system in lymph and blood in dogs. Thrombos. Diathes. haemorrh. (Stuttg.) **19**, 129—135 (1968).

LEE, F. C.: On the lymphatic vessels in the wall of the thoracic aorta of the cat. Anat. Rec. **23**, 343 (1922).

LENDRUM, A. C., D. S. FRASER, W. SLIDDERS, and R. HENDERSON: Studies on the character and staining of fibrin. J. clin. Path. **15**, 401 (1962).

LENON, H. L.: Proteolytic enzymes as activators of the fibrinolytic system. M. S. Thesis, Wayne State University Detroit/Michigan 1964, pp. 1—85.

LESUK, A., L. TERMINIELLO, and J. H. TRAVER: Crystalline human urokinase: Some properties. Science **147**, 880 (1965).

— — —, and J. L. GROFF: Biochemical and biophysical studies of human urokinase. 15th Annual Symposium on Blood, Waye State University College for Medicine, Detroit (Mich.), 1967.

LEWIS, J. H., and J. H. FERGUSON: Studies on a proteolytic enzyme system of the blood. Amer. J. Physiol. **170**, 636 (1952).

—, M. B. ZUCKER, and J. H. FERGUSON: Bleeding tendency in uremia. Blood **11**, 1073—1076 (1956).

LINDNER, J.: Histochemie der Atherosklerose. In: Arteriosklerose. Hrsg. G. SCHETTLER. Stuttgart: Thieme 1961, S. 51—87.

LINZBACH, J.: Die Bedeutung der Gefäßwandfaktoren für die Entstehung der Arteriosklerose. Verh. dtsch. Ges. Path. **41**, 24—41 (1958).

— Die allgemeine Pathogenese der Gefäßkrankheiten. In: Angiologie. Hrsg. M. RATSCHOW. Stuttgart: Thieme 1959, S. 140—164.

LIPINSKI, B., Z. WEGRZYNOWICZ, A. H. BUDZINSKI, MARIA KOPEC, Z. S. LATALLO, and E. KOWALSKI: Soluble unclottable complexes formed in the presence of fibrinogen degradation products (FDP) during the fibrinogen-fibrin conversion and their potential significance in pathology. Thrombos. Diathes. haemorrh. (Stuttg.) **17**, 65—77 (1967).

LOEWY, A. G.: Wirkungsmechanismus des Faktor XIII. In: DEUTSCH, E. M. FISCHER u. K. LECHNER (Hrsg.): Fibrinstabilisierender Faktor. Struktur des Blutgerinnsels. Krebs und Blutgerinnung. Stuttgart: F. K. Schattauer 1968, S. 1—12.

—, A. DOHLBERG, K. DUNATHAN, R. KRIEL, and J. H. L. WOLFINGER: Fibrinase. II. Some physical properties. J. biol. Chem. **236**, 2634—2643 (1961).

—, K. DUNATHAN, R. KRIEL, and H. L. WOLFINGER JR.: Fibrinase. I. Purification of substrate and enzyme. J. biol. Chem. **236**, 2625 (1961).

LOHMANN, K. F. MARKWARDT u. H. LANDMANN: Über neue Hemmstoffe der Fibrinolyse. Naturwissenschaften **50**, 502 (1963).

LORAND, L.: A study on the solubility of fibrin clots in urea. Acta physiol. Acad. Sci. hung. **1**, 192—196 (1948).

— Fibrin clots. Nature **166**, 694—695 (1950).

— "Fibrinopeptide": New aspects of the fibrinogen-fibrin transformation. Nature **167**, 992 (1951).

— Fibrinopeptide. Biochem. J. **52**, 200—203 (1952).

— Properties and significance of the fibrin-stabilizing factor (FSF). In: WRIGHT, KOLLER, BECK: Progress in coagulation. Stuttgart: F. K. Schattauer 1962, p. 238.

— Physiological roles of fibrinogen and fibrin. Fed. Proc. **24**, 784—793 (1965).

—, and A. JACOBSEN: Studies on the polymerization of fibrin. J. biol. Chem. **230** (1), 421 to 434 (1958).

—, and W. R. MIDDLEBROOK: The action of thrombin on fibrinogen. Biochem. J. **52**, 196—199 (1952).

— — Species specificity of fibrinogen as revealed by end-group studies. Science **118**, 515 to 516 (1953).

Lorand, L. K. Konishi, and A. Jacobsen: Transpeptidation mechanism in blood clotting. Nature 194, 1148—1149 (1962).

Lorand, J. B., T. R. E. Pilkington, and L. Roland: Inhibitors of fibrin cross-linking: Relevance for thrombolysis. Nature 210, 1273—1274 (1966).

Lovern, J. A.: The chemistry of lipids of biological significance. London: Methuen 1955.

Lubnitzki, S.: Die Zusammensetzung des Thrombus in Arterienwunden in den ersten 5 Tagen. Med. Diss. Bern 1885.

Lüscher, E. F.: Viscous metamorphosis of blood platelets and clot retraction. Vox Sang. 1, 133 (1956).

— A dialyzable factor from plasma responsible for the viscous metamorphosis of the blood platelets. Its role in clot retraction and haemostasis. Experientia 12, 268 (1956).

Lundquist, F., T. Thorsteinsson, and O. Buus: Purification and properties of some enzymes in human seminal plasma. Biochem. J. 59, 69 (1955).

Madoff, M. S., S. Ebbe, and M. Baldini: Sialic acid of human blood platelets. J. clin. Invest. 43, 870 (1964).

Mandelli, F.: Sindrome emorragica de difetto del fattore stabilizzante fibrinico di Laki e Lorand. Med. clin. Sper. 13, 175 (1963).

Margaretten, W., H. O. Zunker, and D. G. McKay: Production of the generalized Shwartzman reaction in pregnant rats by intravenous infusion of thrombin. J. Lab. Invest. 13, 552 (1964).

Martin, H., u. L. Roka: Beeinflussung der Blutgerinnung durch Leukocyten. Klin. Wschr. 29, 510 (1951).

Marx, R., u. M. Alebouyeh: Topohämostaseologische Studien zur Pathogenese der Arthrosis haemophilica. Proc. 10th Congr. de la Soc. Européenne d'Hématologie, Strasbourg 1965.

—, M. Weinzierl, G. Schwick u. K. Störiko: Über intracorporal entstandene Fibrinpeptide (Nachweisverfahren, Vorkommen, Bedeutung). Proc. IX. Congr. Europ. Soc. Haematol. Lissabon 1963.

Masure, R.: Trouble congénital de l'hémostase associé à un déficit en facteur stabilisant la fibrine (F.S.F.). Hémostase 3, 119 (1963).

Mayersbach, H. v.: Die Anwendung der Gefriertrocknung für die Immunhistologie. Acta Histochem. 8, 524 (1959).

— Immunhistologische Methoden in der Histochemie. In: W. Graumann u. K. Neumann: Handbuch der Histochemie Bd. I, 2. Teil, S. 188—268. Stuttgart: Gustav Fischer 1966.

McDevitt, H. O., J. H. Peters, L. W. Pollard, J. G. Harter, and A. H. Coons: Purification and analysis of fluorescein-labelled antisera by column chromatography. J. Immunol. 90, 634 (1963).

McFarlane, R. G., and J. Pilling: Fibrinolytic activity of normal urine. Nature 159, 779 (1947).

McKay, D. G.: Experimental aspects of the Shwartzman phenomenon. Proc. Dijkzigt Conference Rotterdam, Febr. 1966. Excerpta Medica Foundation 1966, S. 55—67.

McLethie, N. C. B.: The pathogenesis of atheroma. Amer. J. Path. 28, 313 (1952).

McMillan, R., C. W. M. Adams, and M. Z. M. Ibrahim: Histochemical identification of plasma proteins in the human aortic intima. J. Path. Bact. 89, 225—231 (1965).

McNicol, G. P., and A. S. Douglas: Reduced plasma fibrinolytic activity in chronic renal disease. IX. Kongress Europ. Ges. Haemat. Lissabon 1963.

— — ε-aminocaproic acid and other inhibitors of fibrinolysis. Brit. med. Bull. 20, 233—239 (1964).

— —, and C. Bayley: Experience with streptokinase infusions. Lancet 1962 II, 1297.

—, A. P. Fletcher, N. Alkjaersig, and S. Sherry: The absorption, distribution and excretion of -aminocaproic acid following oral or intravenous administration to man. J. Lab. clin. Med. 59, 15 (1962).

Meessen, H.: Zur Pathogenese der Coronarthrombose. Wien. Z. inn. Med. 39, 41 (1958).

Merskey, R., A. J. Johnson, J. H. Pert, and M. Wahl: Pathogenesis of fibrinolysis in defibrination syndrome: Effect of heparin administration. Blood 24, 701 (1964).

Mitchell, P. S.: The in vivo effect of degradation products of fibrin and fibrinogen. Fed. Proc. 27, 693 (1968).

More, R. H., and M. D. Haust: Encrustation and permeation of blood proteins in the genesis of arteriosclerosis. Amer. J. Path. **33**, 593—596 (1957).
— — The role of thrombosis in occlusive disease of coronary arteries. In: Anticoagulants and fibrinolysins. Eds. R. L. McMillan and F. J. Mustard. Toronto: McMillan Co. of Canada 1961, p. 143.
— — Atherogenesis and plasma constituents. Amer. J. Path. **38**, 527 (1961).
—, H. Z. Movat, and M. D. Haust: Role of mural fibrin thrombi of the aorta in genesis of arteriosclerotic plaques. Report of two cases. Arch. Path. **63**, 612—620 (1957).
Morrison, A. P. R.: Preparation and properties of serum and plasma proteins. XV. Some factors influencing the quantitative determination of fibrinogen. J. Amer. chem. Soc. **69**, 2723 (1947).
Morrison, P. R., J. T. Edsall, and S. G. Miller: J. Amer. Chem. Soc. **70**, 3103 (1948). Zit. nach H. E. Schultze u. H. D. Matheka: Methoden und Ergebnisse der Plasmaprotein-Fraktionierung. Behring-Werk Mitt. **28**, 1954.
Mounter, L. A., and W. Atiyeh: Protease of human leukocytes. Blood **15**, 52—59 (1960).
Müller-Berghaus, G., u. H.-G. Lasch: Untersuchungen über Beziehungen zwischen Gefäß- und Gerinnungsfaktoren beim Sanarelli-Shwartzman-Phänomen. Thrombos. Diathes. haemorrh. **9**, 335—345 (1963).
Müllertz, S.: Formation and properties of human and bovine plasmin. Biochem. J. **61**, 424 (1955).
—, and M. Lassen: An activator system in blood indispensible for the formation of plasmin by streptokinase. Proc. Soc. exp. Biol. (N. Y.) **82**, 264 (1953).
Murray, M.: Vasculokinase, a clotting substance from arteries. Amer. J. clin. Path. **36**, 500 to 504 (1961).
Nachmann, R. L., and B. Ferris: Platelet cathepsin activity — Additional mechanism for cellular fibrinolysis. Fed. Proc. **27**, 570 (1968).
Nagel, W.: Beiträge zur Frage der Funktion intracellulärer proteolytischer Enzyme unter physiologischen und pathologischen Bedingungen. Habil.-Schrift Heidelberg 1964.
— Hemmung von Proteinasen durch Benzamidin. Z. klin. Chemie 1967 (im Druck).
—, u. F. Willig: Verteilung von proteolytischen Enzymen in Organen und Zellbestandteilen. Naturwissenschaften **51**, 115—116 (1964).
— — Proteolytic enzyme in ischaemic necrosis of rat kidney. Nature **201**, 617—618 (1964).
—, H. Lahann u. E.-L. Weihrauch: Isolierung von Lymphocyten aus peripherem Blut. Klin. Wschr. **36**, 34 (1958).
Nanninga, L. B., and M. M. Guest: On the activation of profibrinolysin by urokinase and the action of fibrinolysin on fibrinogen. Fed. Proc. **26**, 271 (1967).
Németh-Csóka, M.: Untersuchungen über die Kollagenfasern. III. Rolle und Wirkung der Plasmaproteine bei der Bildung von Kollagenfasern in vitro (vergleichende chemische und morphologische Untersuchungen). Acta Histochem. **16**, 70—80 (1963).
Niewiarowski, S., et E. Kowalski: Un nouvel anticoagulant dérivé du fibrinogène. Rev. Hémat. **13**, 320 (1958).
—, J. Prokopowicz, A. Poptawski, and K. Worowski: Inhibition of dog fibrinolytic system in experimental tubular necrosis of kidney. Experientia (Basel) **20**, 99 (1964).
— — — — Inhibition of dog fibrinolytic system in experimental tubular necrosis of kidney. Experimentia (Basel) **20**, 101—103 (1964).
Norman, S. P.: Studies of the plasmin system. II. Inhibition of plasmin by serum or plasma. J. exp. Med. **108**, 53 (1958).
—, and B. M. Hill: Studies of the plasmin system. III. Physical properties of two plasmin inhibitors. J. exp. Med. **108**, 639 (1958).
Okamoto, S., and U. Okamoto: Amino-methyl-cyclohexane-carboxylic acid: AMCHA. A new inhibitor of the fibrinolysis. Keio J. Med. **11**, 105—115 (1962).
Opie, E. L.: Enzymes and antienzymes in the bone marrow. J. exp. Med. **7**, 759 (1905).
— Enzymes and antienzymes of inflammatory exudates. J. exp. Med. **7**, 316 (1905).
— Experimental pleurisy—resolution of a fibrinous exudate. J. exp. Med. **9**, 391—413 (1907).
— The transformation of sero-fibrinous into purulent pleurisy. J. exp. Med. **9**, 414—427 (1907).
Owren, P. A.: Nutrition and thrombosing atherosclerosis. Nutritio et Dieta **6**, 156 (1964).

PAINTER, R. H.: Anticoagulants and fibrinolysins. Philadelphia, Pa.: Lea and Febiger 961 p. 351.

PALY, S. N., and D. L. KLINE: The spontaneous proteolytic activity of dog blood. Yale J. Med. 26, 484 (1954).

PANLITSCHKO, M., u. K. STATTMANN: Die proteolytischen Enzyme der weißen Blutkörperchen. Biochem. Z. 326, 252—259 (1955).

PFEIFER, G. W.: Proteinasenblockade bei abgestorbener Schwangerschaft. "Dead Fetus Syndrome." Dtsch. med. Wschr. 93, 479—484 (1968).

PFLEIDERER, TH.: Phänomenologie und Bedeutung der Lipidwirkung auf Thrombocyten. Habil.-Schrift Heidelberg 1966.

PICKERING, G.: Pathogenesis of myocardial and cerebral infarction: Nodular atherosclerosis. Brit. med. J. 1, 517 (1964).

POOLE, J. C. F.: Formation of artificial thrombi in vitro. In: Pathogenesis and treatment of occlusive arterial disease. Ed.: L. McDONALD. London: Pitman Medical Publishing Co. 1959, p. 40—53.

PROKOPOWICZ, J.: Distribution of fibrinolytic and proteolytic enzymes in subcellular fractions of human granulocytes. Thrombos. Diathes. haemorrh. (Stuttg.) 19, 84—93 (1968).

—, L. RENJNIAK, and S. NIEWIAROWSKI: Influence of cytostatic agents on fibrinolytic and proteolytic enzymes and on phagocytosis of guinea-pig leucocytes. Experientia (Basel) 23, 813 (1967).

—, and H. STORMORKEN: Studies on the fibrinolytic activity of leukocytes in smears of bone marrow and peripheral blood. Scand. J. Haemat. 1968 (im Druck).

QUINAN, M., T. P. BOND, and M. M. GUEST: Adsorption of urokinase on human fibrin. Fed. Proc. 26, 272 (1967).

RABEK, V., and V. MANSFELD: Gel filtration of protease inhibitors from potatoes. Experientia 19, 151—152 (1963).

RAPAPORT, S. I., and P. F. HJORT: The blood clotting properties of rabbit peritoneal leukocytes in vitro. Thrombos. Diathes. haemorrhag. (Stuttg.) 17, 222—236 (1967).

RATNOFF, O. D., and C. MENZIE: A new method for the determination of fibrinogen in small samples of plasma. J. Lab. clin. Med. 37, 316 (1951).

REGOECZI, E.: The use of ^{131}I-fibrinogen for in vivo studies. Proc. Conf. on Problems connected with the Preparation and Use of labelled Proteins in Tracer Studies. Pisa, 17.—19. Jan. 1966, p. 85—97.

— Occlusion of plasma proteins by human fibrin: Studies using trace-labelled proteins. Brit. J. Haematol. 14, 279—290 (1968).

REMMERT, L. F., and P. P. COHEN: Partial purification and properties of a proteolytic enzyme of human serum. J. biol. Chem. 181, 431 (1949).

RIDDLE, J. M., and M. I. BARNHART: Ultrastructural study of fibrin dissolution via emigrated polymorphnuclear neutrophils. Amer. J. Path. 45, 805—815 (1964).

—, N. A. ODLE, G. B. BLUHM, and M. I. BARNHART: Leucocyte-fibrin interactions. 15th Annual Symposium on Blood, Wayne State University College of Medicine Detroit (Mich.), 1967.

ROBBINS, K. G., and L. SUMMARIA: Purification of human plasminogen and plasmin by gel filtration on sephadex and chromatographie on diethylaminoethyl-sephadex. J. biol. Chem. 238, 952—962 (1963).

— —, D. ELWYN, and G. H. BARLOW: Further studies on the purification and characterization of human plasminogen and plasmin. J. biol. Chem. 240, 541 (1965).

— —, B. HSIEH, and R. SHAH: Recent studies on the biochemistry of human plaminogen and plasmin. 15th Annual Symposium on Blood, Wayne State University College of Medicine, Detroit (Mich.), 1967.

RODMAN, N. F., R. G. MASON, and K. M. BRINKHOUS: Some pathogenetic mechanisms of white thrombus formation: agglutination and self-destruction of the platelet. Fed. Proc. 22, 1356 (1963).

ROMPEL, K., u. G. SCOMAZZONI: Zur Brauchbarkeit eines histochemischen Trypsinnachweises. Ann. Histochim. 8, 391—394 (1963).

ROSKAM, J., J. HUGUES et Y. BOUNAMEAUX: L'hémostase spontanée: étude synthétique et analytique. J. Physiol. (Paris) 53, 175 (1961).

RUBIN, H., and N. D. RITZ: The inhibitory effect of sialic acid on fibrinolysis. Thrombos. Diathes. haemorrh. (Stuttg.) 17, 23—30 (1967).

SAINTE-MARIE, G.: A paraffin embedding technique for studies employing immunofluorescence. J. Histochem. Cytochem. 10, 250 (1962).

SALZMANN, E. W.: Measurement of platelet adhesiveness. J. Lab. clin. Med. 62, 724 (1963).

SANDRITTER, W.: Die pathologische Anatomie der Thrombose und Lungenembolie. Behring-Werk Mitt. 41, 37—67 (1962).

—, W. BENSTZ, G. SCHLÜTER u. A. K. KLEINSCHMIDT: Tierexperimentelle Untersuchungen zur Thrombolyse und Thromboseprophylaxe mit Nikotinsäure und Heparin. Med. Welt 1962, 1613—1619.

—, u. H. D. BERGERHOF: Morphologische Studien zur Fibrinolyse an experimentellen Gerinnungsthromben. Frankf. Z. Path. 65, 127—136 (1954).

— — Die Morphologie der fermentativen Auflösung von menschlichen Thromben. Frankf. Z. Path. 65, 330—341 (1954).

— — u. R. KROKER: Morphologische Untersuchungen zur Wirkung des Heparins auf experimentelle Abscheidungsthromben. Frankf. Z. Path. 65, 342—349 (1954).

—, u. H. HERMANN: Untersuchungen zur Fibrinolyse an experimentellen Gerinnungsthromben mit Thrombo-Stop. Klin. Wschr. 33, 808—811 (1955).

—, M. HUPPERT u. G. SCHLÜTER: Zur Frage der Fibrinolyse an experimentellen Gerinnungs- und Abscheidungsthromben. Klin. Wschr. 36, 651—655 (1958).

SAWYER, W. D., N. ALKJAERSIG, A. P. FLETCHER, and S. SHERRY: A comparison of the fibrinolytic and fibrinogenlytic effects of plasminogen activators and proteolytic enzymes in plasma. Thrombos. Diathes. haemorrh. (Stuttg.) 5, 149 (1960).

— Thrombolytic therapy: basic and therapeutic considerations. Arch. intern. Med. 107, 274 (1961).

SAYERS, D. C. J., H. M. TYLER, and C. H. LACK: The histological demonstration of cytokinase and tissue fibrinstabilizing factor. J. Path. Bact. 90, 551—556 (1965).

SCHALLOCK, G.: Zur Pathogenese der Arteriosklerose. Ther. d. Monats 8, 214 (1958).

— Neuere Untersuchungen zur pathologischen Anatomie der Gefäßwand. Nauheimer Fortbildungslehrgänge 23, 20 (1958).

— Zur pathologischen Anatomie der Arteriosklerose. In: Arteriosklerose und Ernährung. Wiss. Veröff. dtsch. Ges. Ernährung. Symposion Bad Neuenahr 17.—18. 10. 1958. Darmstadt: Steinkopff 1959.

— On the morphology of arteriosclerosis. J. atheroscler. Res. 2, 25 (1962).

SCHETTLER, G.: Arteriosklerose. Stuttgart: Georg Thieme 1961.

SCHIMPF, K.: A comparison of the procoagulative and the anti-coagulative actions of the wall of the rabbit aorta. J. atheroscler. Res. 7, 311—317 (1967).

SCHWICK, G.: Biochemie der Fibrinolyse. Behring-Werk Mitt. 44, 103—120 (1964).

—, TH. KRANZ, R. SCHMIDTBERGER u. R. STÖRIKO: Zur Immunologie des Fibrinogens und seiner Spaltprodukte. Behring-Werk Mitt. 43, 213—266 (1964).

SCOTT, G. B. D., and N. BLASCZYNSKI: Tissue activator of plasminogen. Possible relationship to the generalized Shwartzman reaction. Arch. Path. 80, 70 (1965).

SEEGERS, W. H., M. L. NIEFT, and J. M. VANDENBELT: Decomposition products of fibrinogen and fibrin. Arch. Biochem. 7, 15 (1945).

SHAINOFF, J. R., and I. H. PAGE: Cofibrins and fibrin intermediates as indicators of thrombin activity in vivo. Circulat. Res. 8, 1013 (1960).

SHERRY, S., and N. ALKJAERSIG: Biochemical experimental and clinical studies of proteolytic enzymes with particular reference to the fibrinolytic enzyme of human plasma. Ann. N. Y. Acad. Sci. 68, 52—66 (1957).

— — Studies on the fibrinolytic enzyme of human plasma. Thrombos. Diathes. haemorrh. (Stuttg.) 1, 264 (1957).

— — Fibrinolysis and fibrinolytic activity in man. Physiol. Rev. 39, 343 (1959).

—, R. I. LINDEMEYER, A. P. FLETCHER, and N. ALKJAERSIG: Studies on enhanced fibrinolytic activity in man. J. clin. Invest. 38, 810 (1959).

SHMERLING, D. H., E. JUNG u. F. DUCKERT: Eine neue familiäre Koagulopathie infolge Mangels an fibrinstabilisierendem Faktor. Helv. paediat. Acta 15 (5), 471—478 (1960).

SHULMAN, S., N. ALKJAERSIG, and S. SHERRY: Physiochemical studies on human plasminogen (profibrinolysin) and plasmin (fibrinolysin). J. biol. Chem. **233**, 91 (1958).

SMYRNIOTIS, F., A. P. FLETCHER, N. ALKJAERSIG, and S. SHERRY: Urokinase excretion in health and his alteration in certain disease states. Thrombos. Diathes. haemorrh. (Stuttg.) **3**, 257—270 (1959).

STEFANINI, M., and S. MURPHY: Human platelets as a source of antifibrinolysin. J. clin. Invest. **35**, 355 (1956).

STEICHELE, D. F., u. H. J. HERSCHLEIN: Untersuchungen über die Fibrinolyse bei Äquivalenten des Sanarelli-Shwartzman-Phänomens in der Geburtshilfe. Immunochemischer Nachweis von Fibrin(ogen)derivaten. Thrombos. Diathes. haemorrh. (Stuttg.) **18**, 462 (1967).

STORM, O.: Fibrinolytic activity in human tears. Scand. J. clin. Lab. Invest. **7**, 55 (1955).

STUDER, A., u. H. P. LOREZ: Intravasale Fibrinbildung und ihre Beziehung zur normalen und veränderten Aorta des Kaninchens. Path. et Microbiol. (Basel) **28**, 738—750 (1965).

— — Einfluß von Epsilon-Aminocapronsäure auf die nach intravenösen Thrombininfusionen am Kaninchen entsprechenden Veränderungen der Lungengefäße. Path. et Microbiol. (Basel) **28**, 425 (1965).

— — u. K. REBER: Experimentelle Untersuchungen zur Frage der Bedeutung intravasaler Fibrinabscheidung für die Entstehung arteriosklerotischer Wandveränderungen. Path. et Microbiol. (Basel) **27**, 287 (1964).

SUMMARIA, L., B. HSIEH, and K. C. ROBBINS: The specific mechanism of activation of human plasminogen to plasmin. J. biol. Chem. **242**, 4279—4282 (1967).

TAGNON, H. J., and G. E. PALADE: Activation of proplasmin by a factor from mammalian tissue. J. clin. Invest. **29**, 317 (1950).

TATARSKY, I., Z. SINAKOS, M. LARRIEU, and J. BERNARD: Leukocytes et fibrinolyse. II. Etude des Leukocytes pathologiques. Nouv. Rev. franç. Hémat. **7**, 95 (1967).

THOMAS, L., R. T. SMITH, and R. v. KORFF: Cold-precipitation by heparin of a protein in rabbit and human plasma. Proc. Soc. exp. Biol. Med. **86**, 813 (1954).

THOMAS, W. A., R. M. O'NEAL, and T. L. KYO: Thromboembolism, pulmonary arteriosclerosis and fatty meals. Arch. Path. **61**, 380 (1956).

TODD, A. S.: Fibrinolysis autographs. Nature **181**, 495 (1958).

— The histological localization of fibrinolysin activator. J. Path. Bact. **78**, 281—283 (1959).

— The tissue activator of plasminogen and thrombosis. In: Thrombosis and anticoagulant therapy. Ed. W. WALKER. London: Livingstone Co. 1960, p. 25.

— On the fibrinolytic activity of tissues. Thesis for M. D. degree, University of Durham 1961.

— Localization of fibrinolytic activity in tissues. Brit. med. Bull. **60**, 210—212 (1964).

TRIANTAPHYLLOPOULOS, E., and D. C. TRIANTAPHYLLOPOULOS: Micromolecular fragments split from fibrinogen. 15th Annual Symposium on Blood. Wayne State University College of Medicine, Detroit (Mich.), 1967.

TYLER, H. M., and C. H. LACK: A tissue fibrin-stabilizing factor and fibrinolytic inhibition. Nature **202**, 1114—1115 (1964).

VOGEL, R., I. TRAUTSCHOLD u. E. WERLE: Natürliche Proteinasen-Inhibitoren. Stuttgart: Thieme 1966.

VRIES, S. I. DE, M. A. J. BRAAT VAN STRAATEN, E. MÜLLER, and M. WETTERMARK: Antiplasmin deficiency in polycytemia: a form of thrombopathy. Thrombos. Diathes. haemorrh. (Stuttg.) **6**, 446 (1961).

WARBURG, O.: Versuche am überlebenden Carcinomgewebe. Biochem. Z. **142**, 317 (1923).

WARREN, B. A.: The structure and function of vascular endothelium. Thesis for D. Phil. degree, University of Oxford 1963.

— Fibrinolytic activity of vascular endothelium. Brit. med. Bull. **20**, 213—216 (1964).

WATTS, H. F.: Histochemical studies on the pathogenesis of human coronary artery atherosclerosis. Amer. J. Path. **35**, 719 (1959).

— Role of lipoproteins in the formation of atherosclerotic lesions. In: Evolution of the atherosclerotic plaque. Ed. R. J. JONES. Chicago and London: The University of Chicago Press 1963, pp. 117—132.

WERLE, E., I. TRAUTSCHOLD, H. SEBENING, H. FRITZ u. M. HUTZEL: Enzym-Inhibitoren des exokrinen Pankreas. Verh. dtsch. Ges. Inn. Med. **70**, 801—810 (1964).

WITTE, S., u. D. DRESSEL: Über die Gerinnungsfaktoren in der Cantharidenflüssigkeit. Dtsch. Arch. klin. Med. **205**, 200 (1958).

WOOLF, N.: The distribution of fibrin within the aortic intima. An immunohistochemical study. Amer. J. Path. **39**, 521 (1961).

—, and T. CRAWFORD: Fatty streaks in the aortic intima studies by an immunohistochemical technique. J. Path. Bact. **80**, 40 (1960).

—, and T. R. E. PILKINGTON: The immunhistochemical demonstration of lipoproteins in vessels walls. J. Path. Bact. **90**, 459—463 (1965).

YOUNG, M. C., and S. N. KOLMEN: Sustained lymphatic delivery of fibrinogen after induced afibrinogenemia. Thrombos. Diathes. haemorrh. (Stuttg.) **19**, 198—203 (1968).

ZINSERLING, W. D.: Vergleichende Untersuchungen über die Arterienpathologie bei Mensch und Tier. Beitr. path. Anat. **94**, 20—50 (1934/35).

ZUCKER, M. B., and J. BORELLI: Viscous metamorphosis of blood platelets produced by thrombin. Fed. Proc. **14**, 168 (1955).

— — Relationship of some blood clotting factors to serotonin release from washed platelets. J. appl. Physiol. **7**, 432 (1955).

— — Viscous metamorphosis, clot retraction and other morphologic alterations of blood platelets. J. appl. Physiol. **14**, 575 (1959).

Herstellung: Konrad Triltsch, Graphischer Betrieb, Würzburg